现代康复医学诊疗实践

主编 陈梅 杨亮 程帆 等

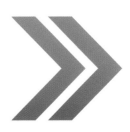

河南大学出版社
HENAN UNIVERSITY PRESS

· 郑州 ·

图书在版编目（CIP）数据

现代康复医学诊疗实践 / 陈梅等主编 . -- 郑州：
河南大学出版社 , 2020.12
ISBN 978-7-5649-4487-2

Ⅰ . ①现… Ⅱ . ①陈… Ⅲ . ①康复医学 Ⅳ . ① R49

中国版本图书馆 CIP 数据核字 (2020) 第 270152 号

责任编辑：张雪彩
责任校对：聂会佳
封面设计：陈盛杰

出版发行：河南大学出版社
　　　　　地址：郑州市郑东新区商务外环中华大厦 2401 号
　　　　　邮编：450046
　　　　　电话：0371-86059750（高等教育与职业教育出版分社）
　　　　　　　　0371-86059701（营销部）
　　　　　网址：hupress.henu.edu.cn
印　　刷：广东虎彩云印刷有限公司
版　　次：2020 年 12 月第 1 版
印　　次：2020 年 12 月第 1 次印刷
开　　本：880 mm×1230 mm　1/16
印　　张：11.5
字　　数：373 千字
定　　价：69.00 元

编　委　会

前　言

　　康复医学是一门新兴的学科，是 20 世纪中期出现的一个新概念。康复医学是以康复为目的而应用有关功能障碍的预防、诊断、评估、治疗、训练和处理的一门医学学科，与预防医学、保健医学、临床医学并称为"四大医学"。康复医学通过物理疗法、运动疗法、生活训练、技能训练、言语训练和心理咨询等多种方式使病、伤、残者在体格上、精神上、社会上和职业上得到康复，弥补和重建人体的功能缺失，设法改善和提高人的各方面功能，帮助人们发挥残留功能，恢复其生活能力、工作能力以重新回归社会。随着康复技术的进一步精确和简化，治疗方法多样化，为了满足社会发展的需要，普及康复医学知识，我们特组织一批学者编写了本书。

　　本书讲述了康复医学在现代医学中的作用、物理疗法、康复治疗技术、心脏康复、肺部疾病康复、内分泌疾病的康复、四肢手术后的康复、骨科疾病的术后康复、儿童疾病的康复、小儿脑性瘫痪的康复及常见疾病的针灸治疗等内容。文中资料新颖，内容丰富，覆盖面广，科学实用，充分吸收近几年的康复新理论、新知识和新技术。希望本书能为广大医务工作者处理相关问题提供参考。

　　在编写的过程中，由于参编人员较多，写作方式和文笔风格不一，再加上编校水平有限，文中难免存在疏漏和不足之处，望广大读者提出宝贵意见和建议，以便再版时修订。

编　者

2020 年 12 月

目　　录

第一章　康复医学在现代医学中的作用

第一节　康复医学在现代医学中的作用

一、医学模式的形成与转变

医学模式是人类对医学的总体认识，是以一定的观点和方法研究、处理健康与疾病问题的一种思维方式。它既表现了医学的总体结构特征，又是指导医学实践的基本观点。在医学发展的历程中，曾经出现神灵主义的医学模式、自然哲学的医学模式、机械论医学模式和生物医学模式，其中对现代医学起重要作用的是生物医学模式。

新医学模式的产生源于社会的不断发展。15世纪至20世纪初期，自然科学领域涌现出一系列重大发现，医学领域内解剖学、生理学、病理学、生物化学等技术的进步，促使人们开始运用生物医学的观点认识生命、健康与疾病，产生了以实验生理学和细胞病理学为基础的生物医学模式。在生物医学模式下现代医学在生命科学、临床治疗医学和预防医学三个方面都取得了重大成就，对解决人类健康问题做出了巨大贡献。但随着人类学、社会学、心理学的发展及其在医学领域的实践，生物医学模式逐渐显现出种种缺陷和局限性。例如，生物医学模式认为疾病是一种孤立存在的、几乎可以脱离患者的社会背景的自然实体；每种疾病都有特异性的致病因素和特异性治疗方法；精神和躯体的疾病可以分开考虑；在诊治过程中，医生通常是独立的观察者，而患者却是被动的接受者。然而，医学并非单纯的自然科学，单一的生物学的医学观点并不能圆满地解释疾病的发生、发展和转归，心理因素和社会因素在人们的健康和疾病中都有着重要的作用。

20世纪初，随着医学的发展和社会的进步，疾病谱发生了巨大的变化，传染病、营养不良等疾病退居次要，心理因素、环境因素和社会因素与疾病的关系日益受到人们的重视。1977年，美国精神病学教授恩格尔提出社会－心理－生物医学模式取代了生物医学模式，并迅速为人们所接受，成为医学教育、医学研究和临床服务的指导思想。社会－心理－生物医学模式认为，疾病不是单一因果关系链的结果，是多因素共同作用的复合物，是人与环境相互作用的产物，它涉及环境（物理、化学、生物、家庭、社会等）、精神（潜意识和意识）和躯体（系统、器官、组织、细胞、分子）等多方面；躯体和精神是有机联系的，两者相互影响、相互制约，不可分割；医疗服务是医患互动的一种过程，医生与患者都要主动参与。可见，新的医学模式使人们更全面地认识健康与疾病的问题，在治疗时充分考虑生物、心理、社会等多方面的因素，并据此探索出更全面、有效的疾病防治方法，促进了康复医学的发展。

二、健康概念与心理健康

（一）健康的概念

健康是一个动态的概念。人类的健康观是随着社会的发展和生活水平的提高而不断变化的。20世纪以前，人们片面地把"无病、无伤、无残"看作是健康的标准。随着社会的进步和医学模式的转变，人们对健康含义的理解也越来越深刻。1984年，WHO在其宪章中提出了著名的健康新概念："健康不仅仅是没有病和不虚弱，而且是身体上、心理上和社会适应能力上三方面的完美状态。"这一概念体现了医学的生物模式向社会－心理－生物模式的转变，改变了卫生医疗的方向和内涵，使医疗思维由传统的"治病－救人"转变为"治病－救人－功能"，强调了功能。1990年，WHO在对健康定义的阐述中，又增加了道德健康，指的是不能损害他人利益来满足自己的需要，能按照社会认可的道德行为规范准则约束自己及支配自己的思维和行为，具有辨别真伪、善恶、荣辱的是非观念和能力。2000年，WHO又提出了"合理膳食，戒烟，心理健康，克服紧张压力，体育锻炼"的促进健康新准则。健康概念的发展变化，表明人们传统的健康思维发生了变化，认识到只有在躯体健康、心理健康、社会良好适应能力和道德健康、生殖健康五方面都具备的情况下，才算得上是真正意义上的健康。

（二）心理健康

心理健康是一个包含有多种特征的复合概念，指的是对于环境及相互关系具有高效而愉快的适应，一般可理解为情绪的稳定和心理的成熟两个方面。心理健康的人，能保持平静的情绪、敏锐的智能、适应社会环境的行为和气质，不仅自我感觉良好，而且与社会协调、和谐，心理活动和心理特征相对稳定，能与客观环境统一和适应。

关于心理健康的标准，国内外心理学家有许多概述，概括起来基本上包括：良好的适应能力、良好的自我意识，能够保持人格的统一、保持和谐的人际关系和开朗的心境。

三、康复医学的重要性

（一）发展康复医学是老龄化社会的必然结果

随着社会的进步、经济的发展和人民生活水平的提高，人类平均寿命显著延长，老年人在人口中的比例显著增加，这为康复医学提出了严峻的挑战。一方面，人口的老龄化使老年残疾者的比例也相应地增加；另一方面，老年人是心脑血管疾病、肿瘤等疾患的高发人群，对康复的需求也较大。此外，在经济社会高速发展的今天，各种意外伤害的发生率也显著增加，如工业和交通事故、体育竞技意外损伤等，都使致残的人数明显增加，这也使康复医学的重要性更为突出。

（二）发展康复医学是促进患者康复的迫切需要

随着医学的发展、疾病谱的改变，传染性疾病已不再是威胁人类健康的头号杀手，心脑血管疾病、肿瘤和创伤等成了新的主要致死病因。但这些患者中，有相当大比例的患者还能存活很长时间，对于他们而言，康复医学具有重大的价值。例如，对于创伤患者而言，有报道显示，1950年前截瘫患者只能平均存活2.9年，且由于残疾，他们难以重返社会。而随着康复治疗的实施和康复工程的发展，1976年，已有53%的截瘫患者可以重返学习和工作岗位；1980年，这类患者达到了83%左右，不但没有成为家庭和社会的沉重负担，反而以不同的方式为社会做出贡献。又如，对心肌梗死存活者而言，进行积极的康复治疗可以明显增加患者的寿命；对肿瘤患者而言，积极的康复治疗，如心理治疗、作业治疗、物理治疗、整形治疗和康复工程等减轻了患者的心理负担和遗留的疼痛、虚弱等症，提高了患者的生活质量，有利于患者重返社会。

（三）发展康复医学是应对重大自然灾害和战争的必要准备

对于人类而言，火山喷发、地震等自然灾害和局部战争目前仍然是难以避免的，这就必然产生数量不小的伤残者。而对这些患者进行必要的康复治疗是非常重要的，这也是必须重视发展康复医学的主要原因之一。

基于上述原因，康复医学在世界各地都受到广泛的重视。我国也于2002年下发了《国务院办公厅转发卫健委关于进一步加强残疾人康复工作意见的通知》，显示了大力发展康复医学的决心和行动。

四、康复医学的主要原则

康复医学的主要原则包括功能训练、全面康复、重返社会和改善生活质量。

（一）功能训练

康复医学工作着眼于保存和恢复人体的功能活动，包括运动、感知、心理、言语交流、日常生活、职业活动和社会生活等方面的能力，重视功能的检查和评估，并采取多种方式进行功能训练。

（二）全面康复

全面康复是指从生理上（身体上）、心理上（精神上）、职业上和社会生活上进行全面整体的康复。康复的对象不仅是有功能障碍的器官和肢体，而更重要的是整个人。从这一意义上来说，全面康复就是整体康复。此外，全面康复也是指残疾人在医疗康复、教育康复、职业康复和社会康复等领域全面地进行康复，因而全面康复亦称综合康复。

（三）重返社会

人生活于社会之中，但残疾使人暂时离开社会生活的主流。康复的最终目的是使残疾者通过功能的改善或（和）环境条件的改变重返社会，参加社会生活，履行社会职责。

（四）改善生活质量

康复项目的早期介入对于预防患者可能出现的诸多并发症起到了关键的作用，从而改善了患者的生活质量，有利于患者参与社会生活，重新与社会结合。

第二节 康复医学的组成和工作方式

一、康复医学的组成

康复医学是一门跨学科的应用科学，涉及医学、生物工程学、心理学、教育学及社会学等多个学科。其内容主要包括康复预防、康复评定、康复治疗和临床康复四部分。

（一）康复预防

康复预防是康复医学的主要内容之一，主要结合康复实践研究残疾或功能障碍的流行病学、致残原因及预防措施。康复医学对象以功能障碍者为主，功能障碍是指身体上、心理上不能发挥正常的功能，这可能是潜在的或现存的、可逆的或不可逆的、部分的或完全的，也可以与疾病并存或为其后遗症。一旦出现残疾，往往需要花费大量的人力、财力、物力才能获得有效的康复，并且也很难达到原来的健康水平。因此，康复介入的时间不仅在功能障碍发生之后，更应在出现之前开始，此为康复预防。康复预防是康复的基本对策，是康复医学的发展方向之一。

康复预防分为三级，从三个不同层次预防伤残或功能障碍的发生。

1. 一级预防

一级预防是指预防能导致病损的各种损伤、疾病、发育缺陷、精神创伤等病损的发生。

2. 二级预防

二级预防是指病损发生后要积极开展临床治疗和康复治疗，防止功能障碍和残疾的发生。

3. 三级预防

三级预防是在功能障碍和残疾发生后要积极进行康复治疗以限制其发展，避免发生永久及严重的残疾。

在康复预防的前两个阶段，引起病损或功能障碍的诸多危险因素是可以预防的，已发生的功能障碍尚属可逆，及早采取有效的措施可以防止残疾的发展或减轻功能障碍的程度。在第三阶段，已发生的功能障碍已不易改善，可能成为永久性的残疾。因此，康复医学措施应在疾病的早期介入，才能获得良好的康复效果。

（二）康复评定

1. 康复评定的定义

康复评定是指测试和评估康复对象功能障碍的程度、范围的过程。康复评定是康复治疗的基础，相当于临床医学的临床诊断部分，但又不同于临床诊断，远比临床诊断细致详尽。在康复医学实施过程中，没有康复评定就无法规划治疗程序、评价康复疗效。康复医疗工作始于评定，止于评定。

2. 康复评定的主要内容与分期

康复评定的内容主要包括对患者的生理功能评定、心理功能评定、日常生活能力评定、社会参与能力评定等方面。康复评定分为三期：初期评定在患者入院初期完成，目的是全面了解患者功能状况和障碍程度、致残原因、康复潜力，据此确定康复目标和制订康复治疗计划。中期评定在康复治疗中期进行，目的是经过康复治疗后，评定患者的总体功能情况、有无康复效果，分析其原因，并据此调整康复治疗计划。中期评定可进行多次。后期评定在康复治疗结束时进行，目的是评定患者经过康复治疗后的总体功能状况，评价康复治疗的效果，提出重返家庭和社会或进一步康复治疗的建议。

3. 康复评定的工作形式

康复评定工作以康复评定会形式进行，主要完成的工作有：康复评定应当做出判断，以确定患者功能障碍的种类和主要的障碍情况；确定患者功能障碍程度；判断患者的代偿能力；确定康复治疗目标（包括近期目标、中期目标、出院目标和远期目标），并决定承担各种功能训练任务的专业成员、决定各种康复治疗措施、判定康复治疗效果、修改康复治疗计划、决定康复结局及转归。

（三）康复治疗

康复治疗是根据康复评定所明确的功能障碍的部位、程度，规划、设计、实施康复治疗方案的过程，包括有机、协调地应用各种治疗手段。在康复治疗方案中常用的治疗方法有以下几种。

1. 物理疗法

物理疗法包括运动疗法和物理因子治疗。物理因子治疗是指应用各种物理因子，如电、光、声、磁、蜡、水、压力等来预防和治疗疾病的方法。

2. 作业疗法

作业疗法是针对患者的功能障碍，从日常生活或文体活动中选择针对性强、能恢复患者功能和技巧的作业项目，按照指定的要求进行训练，以逐渐恢复其功能的方法。

3. 言语疗法

言语疗法是采用各种科学的方法对因听觉障碍、构音器官异常、脑组织损害等所致的言语障碍进行治疗，尽可能地恢复患者听、说、读、写和理解能力的过程。

4. 心理治疗

心理疗法是对有心理、精神、情绪和行为异常的患者进行精神支持疗法、暗示疗法、行为疗法和心理咨询等心理干预的方法。其目的在于解决患者的心理障碍，减少患者焦虑、忧郁、恐慌等精神症状，改善其不适应社会的行为，使其建立良好的人际关系，促进患者人格的正常化及发展。

5. 康复工程

康复工程是工程技术人员与康复工作者应用现代工程学的原理和方法，恢复、重建、代偿或补偿患者的功能，使其恢复独立生活、工作和回归社会。康复工程是工程学在康复医学临床中的应用。

6. 中国传统康复疗法

中国传统康复疗法是应用中国传统的医疗技术对患者进行康复治疗的方法，包括针灸、推拿、气功、传统运动疗法、中药、食疗和环境疗法等。

（四）临床康复

患者在临床各学科、各类疾病的各阶段出现功能障碍后进行的针对全面康复的过程称为临床康复，又称为专科康复。目前，临床康复已形成了多个临床康复亚专业，如神经康复、骨科康复、儿科康复等。

二、康复医学的工作方式

康复医学涉及医学的各个领域和不同的专业，通常采用多科联合建立工作团队的方式开展工作，如神经内外科、心血管内外科、骨科、风湿科、内分泌科、老年医学科等与康复医学科组成康复治疗组（工作团队）共同完成康复治疗目标。康复医学不仅仅只是针对功能障碍，同时也针对疾病的病理改变，着眼于整个人，从身体上、心理上、职业与社会活动能力上进行全面康复。

在康复治疗工作团队中，康复医师为该团队的领导，其他人员包括相关科室的医师、物理治疗师、作业治疗师、护理人员（包括一般护理人员和康复护理人员）、言语治疗师、心理治疗师、假肢与矫形器师、文体治疗师、社会工作者等。在康复医师的领导下，工作团队成员对患者功能障碍的性质、部位、严重程度、发展趋势、预后与转归充分发表各自的意见，提出相应的对策（包括近期、中期、远期的治疗方法和目标），然后由康复医师归纳、总结为一个完整的康复治疗计划，由各专业人员分头实施；治疗中期，再召开小组会议，对治疗计划的执行情况进行评价、修改、补充；治疗结束时再召开小组会对康复效果进行总结、评价，并为下阶段治疗或出院后的康复提出意见。

三、康复流程

伤病痊愈者往往不能马上恢复工作，所以痊愈出院不等于康复。康复工作必须从伤病的早期开始，直至回归社会和家庭。急性期的康复一般为 1~2 周，其后需要经过相对长时间的慢性康复阶段治疗，时间可能为数周至数月，目标是患者能生活、行动自理，从而可以回归社区，直至恢复工作。在回归家庭和社会之前，往往还需要一个过渡阶段。

有些伤病者可能只经历某一个阶段即可恢复工作。而有些伤残者虽经努力，仍不能生活自理，终生需要他人帮助。因此，所有在整个流程中的各种机构均应设置良好的康复设施，以满足伤残病者的需要。从医疗到社会均应有相应的结构来解决他们的问题。

从医疗机构方面来说，需要有急性病医院、慢性病医院、日间医院、护理中心或社区医疗站等系列机构，形成对同一个对象的相互联系、层层负责的网络体系。有些地区已经建立了这些网络体系，伤病残者的康复由此得到保障，对患者、社会、家庭都十分有利。对于需要终生护理的患者，社会应建立相应的机构收护。为伤残人员的再就业，社会应建立相应的教育培训机构。

四、康复医学的疗效评定等级

由于康复医学面对的是日常生活活动能力（ADL）、就业能力部分或完全丧失的患者，因此不能应用临床治疗的标准来衡量，可采用下列疗效分级标准。

（一）疗效标准

1. 完全恢复

治疗后的功能独立状态达到完全独立水平，日常生活活动能力评定所有项目均完全达到独立水平。

2. 明显有效

治疗后功能独立状态虽然达不到完全独立的水平，但较治疗前进步两个或两个以上级别；或者虽未达到两级，但达到有条件的独立水平。

3. 有效

治疗后的功能独立水平较治疗前进步一个级别，达不到有条件的独立水平。

4. 好转

治疗后日常生活能力有所增加，但功能独立级别无明显增加。

5. 无效

治疗后的功能独立水平与治疗前无变化。

6. 恶化

治疗后的功能独立水平较治疗前更差。

7. 死亡

治疗失败，患者死亡。

（二）疗效评定时所依赖的功能独立水平

1. 完全独立

在不需要他人帮助，也不需要辅助设备、药物或用品的情况下，能在合理时间内有规范地、安全地完成所有的活动。

2. 有条件的独立

在应用辅助设备或药物、比正常需要较长时间的情况下，能独立完成所有活动。

3. 需要不接触身体的辅助

患者基本上能独立，但为了进行活动，需要给予监护、提示或指导；或需要他人帮助患者做准备或传递必要的用品，但不接触患者。

4. 需要少量接触身体的辅助

患者只需要少量的接触性帮助，患者自己能付出 3/4 以上的努力。

5. 需要中度的辅助

患者需要中等程度的接触帮助，患者自己能付出的努力占 1/2 ～ 3/4。

6. 需要大量的辅助

患者需要的帮助程度较多，患者能付出自己的努力仅为 1/4 或不足 1/2。但通过康复训练，患者仍难达到独立。

7. 完全依赖

患者能付出的努力不到 1/4，因此患者的一切活动都依赖于他人的帮助。

此外，近几年临床上愈来愈多地采用综合性评定方法，如应用功能独立性评定法，康复后评分增加越多，表明康复效果越好。

第三节　康复医学的地位

一、康复医学在现代医学中的地位

（一）健康的新概念

健康是指一个人在身体、精神和社会等方面都处于良好的状态。传统的健康观是"无病即健康"，现代人的健康观是整体健康。WHO 对健康的定义：健康是指在身体、心理、社会上呈现一种完全舒适和谐的状态，而不仅仅是没有疾病或衰弱现象。这一概念强调了全面和功能上的健康，把健康看成是生理、心理和社会诸因素的一种完善状态。因此，现代健康内容包括躯体、心理、社会、智力、道德、环境等方面的健康。健康是人的基本权利，是人生的第一财富。

（二）医学模式的转变与康复医学

随着人们对健康观念的改变，医学模式也发生了深刻的变化。医学模式从单纯的生物医学模式发展为现代的生物 – 心理 – 社会的新医学模式。医学的根本目的不仅是预防和治疗疾病，而且还要保护和促进健康。疾病谱的改变使与心理和社会因素有关疾病的发病率明显增加，从而促成了医学模式的转变，如脑血管病、心脏病、肿瘤、精神性疾病等多发病均与心理和社会因素明显相关。

以功能障碍为对象、以康复为目的康复医学，其概念、基本观点和医学思维方式符合现代医学的生物 – 心理 – 社会模式，也满足了人类健康这一概念对医学发展的要求。康复医学的对象是各种功能障碍者或残疾者。也就是说，只要把功能障碍或残疾这一核心问题放到整个人类社会中去考虑，就会发现它与生物、心理、社会的联系比健全人或一般患者都密切。康复医学也正是从生物学、心理学和社会学的观点来看待残疾和处理残疾的。医学模式的转变和人类对健康要求的提高与康复医学的基本原则和目的相符合，顺应了医学的发展，体现了医学预防和治疗疾病、促进健康功能的目的。

二、康复医学与临床医学的关系

预防医学、保健医学、临床医学和康复医学是现代医学的四大组成部分，它们之间相互联系成为一个统一体系。在整个体系中，康复医学占有十分重要的地位。随着医学科学的发展及人类对生活质量要求的提高，医学的目的不仅是治愈疾病，更主要的是应使患者整体功能达到尽可能高的水平，提高其生存及生活质量，使其在社会上发挥应有的作用。因此，康复医学与临床医学既有联系又有区别。

（一）康复医学与临床医学的联系

康复医学是以康复为目的，应用医学方法研究患者功能障碍以及伴发功能障碍而产生的各种残疾的预防、诊断、评定、治疗和训练的一门医学学科。康复医学与临床医学有着不可分割的联系，一方面，临床医学的迅速发展，促进了康复医学的发展，并为康复医学的发展提供了良好的基础和可能性。同样，康复医学的发展也推动了临床各学科的发展。例如，临床抢救存活率的明显提高，有功能障碍和遗留各种后遗症的患者随之增多；随着疾病结构谱的变化，慢性病和老年性疾病的发病率的增加，需要长期治疗的患者也增多，这都为康复医学的发展提供了可能。另一方面，康复医疗贯穿于临床医学实践的全过程，使临床医学更加完善。各种疾病的临床治疗后都有一个康复过程，特别是一些损伤较大的疾病如截肢、烧伤、颅脑外伤、器官移植、关节置换等，以及各种慢性病、难治的疾病都会在不同程度上造成各种功能上和精神上的障碍。一些障碍通过康复的早期干预完全可以预防，对已发生的功能障碍，通过积极有效的康复训练，能使患者的功能获得最大限度的恢复。从这一意义上来说，在整个医疗活动中，康复医疗与临床医疗是紧密结合的。

康复专家 Howard A. Rusk 指出：“康复应该是每位医师的职责，而不能只是从事康复医学专科医师的事。应当使康复的观点和基本技术成为所有医院医疗计划的一个组成部分，同时也应当成为所有医师的医疗手段的一个组成部分。”如果患者的功能不能得到很好的发挥，不能正常的生活和工作，这将意味着医疗工作还没有结束。

（二）康复医学与临床医学的区别

在医疗实践中，康复医学与临床医学是相互渗透、相辅相成的。然而，康复医学与临床医学有着明显区别。临床医学的目的在于治愈疾病或稳定病情，而康复医学则着眼于功能恢复。与临床医学所采取的各种措施相比，康复治疗具有明显的专业要求和特性。

1. 具有主动参与性的要求

临床医学的各种治疗方法的实施使患者多处于被动的地位，而康复治疗则要求患者必须主动、积极地参与，这是康复治疗成败的关键所在。

2. 具有教育的特性

康复治疗的一个特点是由治疗师与患者一对一的方式实施治疗，引导患者进行各种功能的学习和再学习，因而具有教育的特性。

3. 具有多科性、广泛性的特性

康复治疗采取具有专门技能、多学科协作的工作小组形式来实施，以解决因各种功能障碍所带来的复杂问题。

4. 具有在疾病治疗从始而终的特性

康复治疗不是临床治疗后的延续，更不是临床治疗的重复。康复治疗是一种综合的治疗措施，在伤、病、残的不同时期应用不同的手段和方法促进患者康复，从伤病的急性期开始进行，并贯穿于治疗的始终。

三、临床医师与康复

在患者全面康复的过程中，临床医师起着非常重要的作用。临床医师应充分认识到康复的内涵和重要意义，掌握康复医学的基本理论和基本技能，并把康复的理念贯穿于临床治疗的始终，服务于患者的康复。

（一）正确理解康复医学的理念

临床医师应具有完整的现代医学体系观念，认识到康复医学与临床医学同样是现代医学的主要组成部分。临床医师应理解健康新定义的内涵，即健康是指人在身体、心理、社会上呈现一种完全舒适和谐的状态，而不仅仅是没有疾病或衰弱现象；理解生理 - 心理 - 社会医学模式对医学发展提出的要求；理解疾病的治疗不仅停留在治愈层面，更重要的是提高患者的生活能力和生存质量，促进患者回归社会。

（二）在临床医疗过程中履行康复职责

临床医师在患者康复的过程中担当着重要的职责，应该掌握康复医学的基本理论和基本技能。临床医师在决定给患者做手术治疗时，必须确信障碍的功能存在康复的希望，如对断肢再植手术指征的把握，如果再植的肢体仅仅成活而没有功能，这并不意味着手术成功。临床医师在选择治疗方法的时候，应当把有利于患者的康复作为一个重要因素来考虑。只要患者的全身和局部情况允许，康复治疗开始的时间越早，患者功能的恢复越好。患者在住院期间就应当开始接受一系列康复治疗，为了做到这一点，除说服患者给予配合外，临床医师与康复医师密切合作尤为重要。康复治疗提倡康复医师参与临床查房，了解患者存在的主要问题、治疗愿望与要求，以及临床上准备采取的医疗措施，从而制订康复治疗计划，确定康复治疗开始实施的最佳时间。临床医师应主动、及时地向主管的康复医师通报患者的病情，使他们心中有数，做到有所为和有所不为。康复治疗开始后，临床医师与康复治疗师应共同对患者功能的恢复进程做出评估，进行必要的调整，使患者的功能得到最大限度的恢复。

（三）医学生与康复医学

作为医学生，在校学习期间就应该掌握康复医学的基本理论和基本技能，主动适应新的医学模式。医学生毕业后面对的不仅是要求治好疾病的人群，而且面对着社会与患者的全面而强烈的康复需求，所有类别的医疗机构中的任何患者都需要康复。随着科技的进步和医学的发展，人们伤病后的成活率越来越高；另外，随着疾病谱的变化，创伤、慢性病患者日益增多，这部分患者不仅要生存，而且要高质量地生活。因此，需要康复的人数将越来越多。医学生在临床实践过程中，感叹于一些急性病的神奇疗效；同时对一些亚急性疾病、慢性病患者的处理办法少、疗效差感到困惑。因此，医学生应该掌握必要的康复医学知识，以便能在将来的工作中解决这些问题，通过学习，医学生应该能够选择适当的疾病、恰当的时机进行或者转诊康复；采用恰当的方法开始床边早期康复；选用适当的矫形器，早期做二级预防。

第二章 物理疗法

第一节 概述

物理疗法简称理疗，是研究应用人工的和自然的物理因子（如电、光、声、磁、热等）来防治疾病的一门学科，是康复医学的重要手段之一。物理疗法的研究内容包括各种物理因子的物理性质、作用机制、理化作用、生理作用、生物学效应、治疗作用、应用方法、操作技术及临床应用等。物理因子的种类很多，用于康复治疗的可分为两大类：自然的物理因子，包括矿泉疗法、气候疗法、日光疗法、空气疗法、海水疗法等；人工的物理因子，包括电疗法、光疗法、超声波疗法、磁疗法、传导热疗法、冷疗法、水疗法、生物反馈疗法等。

一、理疗对骨科疾病的作用

1. 物理治疗（理疗）

可用作骨科疾病的辅助治疗，其治疗作用包括：

（1）消炎：理疗对骨科的感染性和非感染性急、慢性炎症均有治疗作用。

（2）镇痛：多种物理因子都有较好的镇痛作用，如果治疗方法、剂量和治疗部位选择适当，疗效就更为显著。

（3）改善血循环：几乎所有的物理因子（水、蜡、光、直流电、高频电、日光、矿泉等）都可以引起组织充血反应，其中以温热疗法最为明显。

（4）兴奋作用：理疗可兴奋神经及肌肉组织，增强肌肉收缩功能，防治肌萎缩。

（5）促进组织再生：理疗可促进上皮、骨痂、肉芽组织，以及神经纤维的再生。

（6）促进瘢痕软化吸收，促进粘连松解。

（7）调节中枢神经系统及自主神经系统功能：很多物理因了可以通过对神经系统的作用，起镇静、安眠作用。通过物理因子对反射区的刺激，可对自主神经功能和内脏神经功能起调节、平衡作用。因此理疗在各种创伤治疗中具有重要地位，是急性或慢性颈、肩、腰、腿痛及软组织损伤的重要疗法。

2. 物理预防

适当的理疗措施可增强机体的免疫功能，增强抗病能力。例如，在托儿所给幼儿集体照射紫外线不仅可以增强对流感的抵抗力，并可预防佝偻病。适当的理疗措施可以减轻骨科手术后的并发症及后遗症。

3. 物理康复

理疗可动员机体各种后备力量，增强代偿功能，促进骨、关节、肌肉、周围神经或中枢神经系统病变引起的运动功能障碍的恢复。因此，理疗在骨科康复领域中具有重要地位。在病伤残后能及早应用理疗，则有助于病伤早日康复，并对预防后遗症、促进肢体功能恢复、降低致残率、提高劳动能力等都有显著效果。

二、理疗的作用机制

1. 反射作用

反射作用是物理因子作用于机体的主要途径，物理因素作用于人体时，电、光、声、热、机械等物理能可刺激机体内、外感受器，引起体内各种感受器的兴奋（如皮肤、黏膜中的温觉、触觉、痛觉等感受器）并发出冲动，冲动由神经末梢传入神经纤维，传至相应的脊髓节段，再由脊髓后索和侧索向上传递，进入脑干或皮质下中枢，有的直达大脑皮质，在皮质内进行分析综合后，通过全身性反射、节段反射或轴突反射再发出神经冲动，沿传出神经纤维到达身体各部位的效应传入到反应器发生反应产生治疗作用。根据反射发生于中枢不同水平，可分为脊髓反射、皮质下中枢反射和皮质中枢反射等。因此，当皮肤、肌肉、内脏器官受到刺激时，就会发生皮肤反射、肌肉反射、皮肤内脏反射。理疗主要靠这些反射来保持机体的生理平衡，消除病理过程。理疗在很多情况下要经过一个疗程才能形成条件反射，而且理疗的场所、时间、环境及工作人员亦可成为条件刺激，多次理疗后也可形成条件反射，从而增强理疗的作用。

2. 体液作用

理疗所产生的反应是机体对外界环境适应的表现，不仅有神经系统，而且也有体液系统参与。许多物理因素作用于人体后，引起一系列的物理和化学变化，其产物可通过体液系统而产生局部或全身反应。如短波或超短波作用于脑垂体，可促使肾上腺皮质激素分泌增多。如各种高频电流作用于脑垂体，可使其分泌的 ACTH 增多，促使肾上腺皮质激素分泌增加，使机体产生过敏反应和渗出降低；低频电引起肌肉活动时，可产生三磷酸腺苷和乳酸，致使血管扩张，局部血液循环加强，营养代谢改善，水肿渗出消退，缺氧改善，使肌肉营养改善，促进肌肉功能恢复。刺激周围神经，可使神经释放乙酰胆碱和 P 物质。直流电刺激皮肤，通过轴突反射、组胺酶释放，致使血管扩张后引起一系列相应的效应。在紫外线照射时，刺激组织细胞而释放组胺，使组胺酶增多，细胞和体液免疫功能受刺激，前列腺素释放，形成非特异性炎症等一系列反应。这些体液改变可加强血液循环，消除致痛化学物质，改善组织营养，改变机体反应性等。总之，物理因子作用于人体时，可引起体液的很多变化，通过对体液的影响而发挥其作用。

3. 直接作用

直接作用又分为对机体组织器官和对致病因子的作用两种。

（1）对机体组织器官的直接作用：在直流电疗时，由于直流电场的作用，组织中的离子向着与自身带电符号相反的电极移动，结果使组织中化学成分发生改变而产生疗效。又如组织在短波和超短波电场作用下，使组织中带电粒子发生振荡、快速旋转或钟摆状摆动，使带电粒子之间及与周围媒质发生摩擦，而产生高频电流的热效应，产生了治疗作用。

（2）对致病因子的直接作用：紫外线、超短波、微波、超声波等，均具有直接杀菌及抑制细菌繁殖、减弱或破坏细菌产生的毒素作用，紫外线对霉菌、病毒亦有杀灭作用。对感染性疾病采用抗生素离子导入或某些中药成分作离子导入，对机体表浅组织中致病菌有较强的杀菌或抑菌作用。

如上所述，物理因素作用于人体主要通过神经－体液系统引起应答性反射而产生效应。如产生能够消除病理过程中的应答性反射，使人体内环境与外环境达到平衡状态；通过代偿、营养、修复、生物免疫机制、中枢神经系统兴奋与抑制的调节、防御能力改变等，能使人体局部和全身状态、病理生理发生转化，消除病因及促进机体的康复。但直接作用的效应也不应忽视。各种物理因子的作用有其共性和特性，同一物理因子又可因其强度、方法、技术、作用部位、病情的不同而产生不同的疗效。由于人体对物理因子的刺激会产生适应性，因此治疗到一定次数后即使再增加治疗剂量或延长治疗次数，也不再出现疗效。所以理疗要分疗程进行，在两个疗程之间要有一定的间歇期。物理因子可以治病、防病，但使用不当也可产生相反的结果。为了使理疗获得满意的疗效，必须在诊断明确的前提下，正确掌握理疗的剂量与疗程。

关于物理治疗的作用机制，除用上述理论解释外，还有用自主神经反射学说、间生态学说、巴甫洛夫学说、应激反应学说、闸门控制学说、内源性啡肽类物质释放及经络学说来解释不同的理疗机制。此外，尚有生物控制论以及分子生物学说来说明一些理疗机制，但至今还没有一个学说能全面、完整地解释理疗防治疾病的机制，尚有待于进一步研究。

三、物理治疗的主要适应证

（1）炎症：如急性、亚急性和慢性炎症，包括化脓性或非化脓性、体表和深部炎症。

（2）各类损伤：软组织损伤、神经损伤。

（3）粘连及瘢痕：术后粘连、瘢痕增生。

（4）溃疡：皮肤溃疡、胃溃疡、伤口未愈合。

（5）功能障碍性疾病：肌肉、关节、血管、内脏、代谢、内分泌功能障碍及神经官能症。

物理治疗的主要禁忌证包括严重的心脏病和动脉硬化、动脉瘤、出血倾向、高热、恶病质、活动性肺结核及癌肿。其禁忌证也是相对的，如射频发热、大剂量超声波、某些磁疗可用于癌肿的治疗。某些理疗也有其特定的禁忌证。物理治疗属无损伤性手段，易被病伤残者所接受。物理治疗的作用广，不仅可用于对症治疗，而且可作为某些疾病的病因治疗。若能正确选择应用各种物理疗法，可收到提高疗效、缩短疗程、减少并发症及后遗症的效果，有利于患者及伤残者的康复。我国在40余年的物理治疗应用中已取得不少经验，尤其把现代的物理因素与祖国医学相结合，使物理因素在康复领域发挥更大的治疗作用，使之成为具有中国特色的康复治疗手段。物理治疗种类多，适应范围广，随着科学技术的发展，将会不断有新的物理因素参与康复治疗，为康复治疗增加新的有效方法。由于现代物理学、生物学的迅速发展，物理治疗日益受到重视，已成为临床综合治疗及康复医疗中的一个重要组成部分。对于临床康复医学工作者，应懂得常用的物理因素的特性、治疗方法、适应证及禁忌证。在康复治疗过程中，广泛应用各种物理治疗，以不断提高医疗质量及康复效果。

第二节　电疗法

一、直流电疗法

直流电是一种电流方向不随时间改变而改变的电流，应用较低电压（50～80 V）的直流电作为治疗疾病的方法，称为直流电疗法，又称为贾伐尼电疗法。电流强度不随时间变化的电流称平稳直流电；若电流方向不变，电流强度随时间变化，称脉动直流电；若周期性通断电，则称断续直流电。

（一）直流电对机体的生理作用和治疗作用

1. 影响通透性

影响组织离子浓度和细胞膜通透性。

2. 直流电能扩张血管

在直流电场作用下，局部皮肤充血，血管舒张，血流增加，尤以阴极为明显。直流电阴极能改善局部组织血循环、营养、代谢和含水量，具有消炎、刺激组织再生、促进溃疡愈合、软化瘢痕的作用。直流电阳极有消炎消肿作用。

3. 对神经系统的影响

（1）中枢神经系统：直流电可因其极性、刺激强度、持续时间不同，对中枢神经产生兴奋或抑制作用。直流电阳极能降低组织兴奋性，具有镇静、镇痛作用。直流电阴极能提高组织兴奋性，具有兴奋刺激作用。

（2）自主神经系统：直流电能调节自主神经功能状态，并能通过自主神经系统引起相关内脏组织器官发生功能改变。

（3）对运动神经及肌肉的影响：平稳直流电不能兴奋运动神经，不产生横纹肌收缩。断续直流电能兴奋运动神经，引起肌肉收缩，具有增强肌肉收缩功能、防止肌萎缩的作用。直流电阴极可促使神经再生。

（4）对感觉神经及其他器官的影响：直流电对皮肤感觉神经末梢有刺激作用，阴极下产生针刺感，阳极下有烧灼感。直流电刺激鼻嗅膜引起嗅觉，刺激视神经能产生光感。

4. 促进骨折愈合

近年来研究表明,直流电阴极有促进骨折愈合的作用,而阳极无效,甚至有害。治疗时阴极(针状电极)应置于骨折线内,阳极置于离开骨折线一定距离的表皮上或插入骨内,电流强度 $10 \sim 20 \mu A$ 效果最好。直流电阴极促进骨折愈合的机制尚不十分清楚。由于电解作用,直流电阴极引起的低氧、偏碱和高 Ca^{2+} 浓度的环境,可能是促进骨质增长的原因。

5. 对静脉血栓的影响

直流电对静脉内形成的血栓有独特的作用。在组织学上发现,直流电作用 2 日后,成纤维细胞开始增生,接着在内膜和内膜下层的表面形成肉芽,5 日后毛细血管和成纤维细胞自内膜长入血凝块中,最后血栓机化,体积皱缩,血栓从阳极松脱,向阴极退缩,当退缩到一定程度时,血管重新开放。

6. 微弱直流电对心脏的影响

将直流电的阳极置于心前区,电流强度 $1 \mu A/cm^2$,接近生物电的电流强度,可反射性地对异常的冠状动脉进行调节,改善心肌缺血和促进心肌兴奋性、传导正常化,消除心律不齐和恢复心室收缩功能。

7. 治癌作用

由于直流电的电解、电泳、电渗结果,造成高酸、高碱、脱水、水肿、低氧和离子分布失衡等不利肿瘤生存的条件,最终导致肿瘤组织变性、坏死。治疗时用铂电极插入肿瘤的中心和周边,$20 \sim 60 \text{ mA}$,通电 30 分钟。适用于直径 6 cm 以下的外周性肺癌、浅表性肝癌、局限性乳癌、皮肤癌等。

(二)骨科电疗法的适应证及禁忌证

1. 适应证

骨折、骨折延迟愈合、周围神经损伤、神经痛、神经炎、术后瘢痕粘连等。

2. 禁忌证

急性湿疹、急性化脓性炎症、恶病质、高热、心力衰竭、出血倾向、对直流电不能耐受者。

二、直流电药物离子导入疗法

用直流电将药物离子通过皮肤、黏膜、伤口等导入体内的方法称为直流电药物离子导入疗法。

(一)治疗原理

直流电药物导入是利用直流电的电场作用和直流电同性相斥、异性相吸的特性来进行的。带负电荷的药物被直流电场的阴极推斥进入人体,带正电荷的药物被直流电场的阳极推斥进入人体。在直流电场作用下,药物离子通过皮肤的汗腺、皮脂腺开口、毛囊进入体内。药物离子导入后,一部分药物离子停留在皮肤的表层,形成所谓皮肤离子堆,由于药物离子浓度高,排除慢,以后可逐渐进入深层内发挥作用,故作用时间长。部分离子进入体内可立即被血液和淋巴液带至全身或选择性地停留在脏器内(如碘离子最后蓄积在甲状腺内,磷蓄积在中枢神经系统及骨骼等组织)。部分离子进入体内后,失去或得到电荷变为原子或分子,立即与组织发生化学反应。

(二)直流电药物离子导入法的作用和特点

(1)本疗法具有直流电与药物的双重治疗作用。

(2)可将药物直接导入治疗部位(浅表层),并可保持较高的局部浓度。

(3)由于皮肤浅层形成"离子堆",且排除慢,故药物持续作用时间长。

(4)药物离子导入法仅是导入发挥治疗作用的药物离子部分,而口服或注射方法给药,往往引入体内的还有大量没有治疗意义的溶媒和基质。

(5)本疗法不引起疼痛和肠道反应。但本疗法导入的药量少,其量又无法精确计算,因而不能代替口服和注射用药。此外,本疗法作用浅表,电流强度小,缺乏深部的热作用,也是本疗法的不足之处。

药物离子的直接导入,一般只能达到皮肤浅层,但也有少数实验发现药离子可深入组织达 1 cm 以上者。直流电离子导入法作用于机体部位虽浅表,但由于电流刺激神经系统、血流和淋巴流又可把离子带至机体的深远部分,因而可引起广泛反应。药物离子导入量的一般规律是导入液药物浓度高、通电时间长、电流强度大,则导入药量多。此外,根据不同药物配成其适宜的酸碱度,尚可增加导入的药量;

而寄生离子的形成则可明显减少药物离子导入量，简单的无机离子导入量多，复杂的有机离子则导入量明显减少。总之，药物离子导入量是受多种因素影响的，实验研究发现，在普通技术条件下，无机化合物离子导入量大致为衬垫上所用药总量的 1% ～ 10%，而有机化合物离子的导入量则低于此值。直流电药物离子导入液的浓度以 5% ～ 10% 为佳。

（三）适应证与禁忌证

骨科离子导入法的适应证为周围神经炎、神经痛、骨折、术后瘢痕粘连、周围神经损伤等。禁忌证同直流电疗法。此外不能用过敏性药物作离子导入。

（四）临床应用

仪器采用直流电疗机，衬垫法是用薄铅片或导电橡胶电极，外包 1 cm 厚吸水衬垫，用温水或电解液浸湿后在治疗部位对置或并置，电流强度 0.03 ～ 0.1 mA/cm²，每天一次，20 ～ 25 分钟 / 次，12 ～ 18次 / 疗程；还可用电水浴法、体腔法和创面、穴位直流电或直流电离子导入疗法等。离子导入法常用药物有盐酸普鲁卡因、硫酸庆大霉素、小檗碱液、醋酸氢化可的松、陈醋、原醋等。

三、低频脉冲电疗法

应用频率 1 000 Hz 以下的脉冲电流治疗疾病的方法称为低频脉冲电疗法。常用的波形有三角波、方波、梯形波、正弦波、双向脉冲波、阶梯波等。其单向脉冲电流按一定规律出现，时间短，方向不变，故有一定的电解作用；双向脉冲电流则是非极化电流，电解作用不明显。低频脉冲电流分为调制型和非调制型两种，频率可调。低频脉冲电流对感觉神经和运动神经都有强烈的刺激作用。

（一）低频脉冲电流主要的生理作用与治疗作用

（1）能兴奋神经和肌肉组织。

（2）能促进局部组织的血液循环和淋巴循环，改善组织营养和代谢。

（3）能降低感觉神经末梢的兴奋性，有较好的镇痛作用。

（4）镇静作用。

（5）对非特异性炎症具有消炎作用。

（二）禁忌证

恶性肿瘤、急性化脓性疾病、出血性疾病、心力衰竭、装有心脏起搏器者、有植入电极区、未固定的骨折区。

（三）骨科康复常用的低频脉冲电疗法

1. 感应电疗法

利用两个线圈的互感作用，使次级线圈产生与初级线圈方向相反的感应电流来治疗疾病，称为感应电疗法。

（1）治疗作用。

①防治肌萎缩：应用感应电流刺激那些神经和肌肉本身均无明显病变但暂时丧失运动的肌肉，如失用性肌萎缩的肌肉，使之发生被动收缩，从而防治肌萎缩。

②防治粘连和促进肢体血液和淋巴循环：感应电刺激激发肌肉的活动，增加组织间的相对运动，可使轻度的粘连松解；肌肉收缩也可促进静脉和淋巴管的挤压排空，肌肉松弛时，静脉和淋巴管随之扩张和充盈，改善了血液和淋巴循环。

③止痛：感应电刺激穴位或病变部位，可降低神经兴奋性，产生镇痛效果。

（2）治疗方法：感应电治疗的操作方法和注意事项与直流电疗法基本相似，唯衬垫可稍薄些。感应电流的治疗剂量不易精确计算，一般分强、中、弱 3 种，强量可见肌肉出现强直收缩，中等量可见肌肉微弱收缩，弱量则无肌肉收缩但患者有感觉。常用治疗方法如下：

①固定法：两个等大的电极（点状、小片状或大片状电极）并置于病变的两侧或两端（并置法）或在治疗部位对置（对置法）或主电极置神经肌肉运动点、副电极置有关神经肌肉节段区。

②移动法：手柄电极或滚动电极在运动点、穴位或病变区移动刺激（也可固定做断续刺激），另一

片状电极（约 100 cm² ）置相应部位固定。

③电兴奋法：两个圆形电极（直径 3 cm）在穴位、运动点或病变区来回移动或短暂固定某点做断续刺激。

（3）适应证：失用性肌萎缩、肌无力、知觉障碍、周围神经麻痹、急性腰扭伤等。

（4）禁忌证：同低频脉冲电疗法。

2. 失神经支配肌电刺激疗法

对于失神经支配肌宜选用具有选择性刺激病肌作用的三角波脉冲电流来做电刺激，它既能使失神经支配病肌充分收缩，尽可能地不引起皮肤疼痛，以及不引起肌肉疲劳，同时又避免使非病变的拮抗肌产生收缩。对部分失神经肌，脉冲前沿取 50 ~ 150 ms，间歇时间 1 000 ~ 2 000 ms；对完全失神经支配肌，脉冲前沿取 150 ~ 600 ms，间歇时间 3 000 ~ 6 000 ms。一般都采用运动点刺激法。

骨科适应证：常用于治疗下运动神经元病损所致失神经支配肌肉，病程在 3 个月以内者可延缓肌肉萎缩；3 个月至 1 年者，可防止肌肉纤维化；3 年以内虽预后不良，但仍有恢复的可能性。

3. 神经肌肉功能性电刺激疗法

功能性电刺激（FES）是用电刺激作用于丧失功能的器官或肢体，以其产生的即时效应来代替或纠正器官和肢体功能的一种方法。

（1）治疗技术：功能性电刺激采用的频率范围属低频电范畴，电脉冲的频率、波形、波宽、刺激强度和通断电的时间或时机等物理参数均可根据病情需要进行调控。FES 的研究除包括对运动系统的神经肌肉电刺激外，还包括人工心脏起搏器即通过电刺激来补偿病窦综合征等患者所丧失的心搏功能，刺激膈神经以调整呼吸功能，刺激膀胱有关肌肉以改善排尿功能等。

（2）临床应用：当脑血管意外或其他原因导致上运动神经元损害时，下运动神经元是完好的，但它失去了来自上运动神经元的运动信号（神经冲动），不能产生正常的随意肌收缩运动。这时如给予恰当形式、适量、适时的电刺激，就可以产生相应的肌肉收缩，以补偿所丧失的肢体运动。神经肌肉功能性电刺激的应用，是在刺激运动神经肌肉的同时，也刺激传入神经，经脊髓投射到高级中枢，促进功能重建。

常用的偏瘫患者的垂足刺激器，触发开关设在鞋底里跟部，患者足跟离地时，开关接通，位于鞋跟部的触发刺激盒发出低频脉冲电流，通过刺激电极刺激腓总神经使足背屈，直到患者足跟再次着地，开关断开，刺激才停止，下次迈步时又重复。采用患侧上肢刺激器，可使偏瘫患者要抓握物品时，触发刺激桡神经，使伸肌群伸展手掌抓握物品。

采用 FES 技术制造的横膈膜起搏器，可以控制调节呼吸运动，改善呼吸功能，该装置可经植入的电极刺激两侧的膈神经，也可以利用皮表电极置于颈部膈神经运动点上进行功能性电刺激。

对存在排尿功能障碍的患者可进行 FES 康复治疗，即植入电极刺激逼尿肌，刺激时，脉冲频率 20 Hz，脉宽 1 ms，幅度适中可调；适用于运动和感觉功能丧失、无反射膀胱控制的瘫痪患者，但必须脊髓圆锥体功能完好、能实现导尿管连续或间歇排尿、肾功能正常。

利用低频电刺激咽部肌肉，改善脑损伤引起的吞咽障碍是近年来国外发展起来的一项新技术。治疗时，将治疗仪用的表面电极放在咽喉部的表面，当电流刺激咽喉部肌肉时，由于肌肉收缩，迫使患者出现吞咽的动作，达到改善吞咽功能的目的。

4. 间动电疗法

间动电流是将 50 Hz 正弦交流电整流后叠加在直流电上而构成的一种脉冲电流，又称 Bernard 电流，将该电流用于临床治疗，即为间动电疗法。间动电疗机可输出密波、疏波、疏密波、间升波、断续波、起伏波及直流电流，波型和波幅能经常变换使用，故可防止或延迟适应现象的产生。

（1）治疗作用：①止痛作用。间动电流的止痛作用明显，以间升波、疏密波为佳，密波与疏波次之。间动电流引起的明显震颤感是一种强刺激，可通过掩盖效应而达到镇痛目的，可通过兴奋粗纤维关闭"疼痛闸"而止痛。②扩张血管，促进周围血液循环。其扩张血管的作用与降低交感神经的兴奋性有关。③调节神经肌肉组织的紧张度、100 Hz 的正弦电流最易兴奋神经肌肉组织。

（2）适应证：扭挫伤、肌肉劳损、失用性关节强直、肩周炎、网球肘、颈神经综合征、失用性肌萎缩、神经炎、神经痛、神经根病变。

（3）禁忌证：同低频脉冲电疗法。

5. 经皮神经电刺激疗法（TENS）

经皮神经电刺激疗法是一种以治疗疼痛为主的无损伤性治疗方法，对不同性质的疼痛都有显著疗效，在急性躯体疼痛或根性疼痛加剧时，其疗效最好。

（1）镇痛机制：TENS 的电流适中地刺激了感觉神经粗纤维，兴奋了疼痛闸门控制系统，关闭了闸门，阻止疼痛向中枢传导。TENS 电流的刺激兴奋了周围神经的粗纤维，使脑内释放出内源性啡肽样物质。

（2）治疗方法：临床可采用专门的 TENS 治疗仪，也可用常规的低频脉冲电疗仪，通过调节脉冲波形和电流强度即可进行此治疗。所采用的电极同直流电疗法。电极放置方法常用有以下几种：

①放于特殊点：即触发点，有关穴位和运动点。因为这些特殊点的皮肤电阻低，对中枢神经系统有高密度输入，这些点是放置电极的有效部位。

②放在病灶同节段上：因为电刺激可引起同节段的内啡肽释放而镇痛。

③放于颈上神经节（两侧乳突下第二颈椎横突处）或使电流通过颈部：通过对中枢神经系统或传导路的电刺激，也可达到较好的镇痛效果。频率选择多依患者感到能缓解症状为准，慢性痛宜用 14 ~ 60 Hz，术后痛宜用 50 ~ 150 Hz，疱疹性痛宜用 15 ~ 180 Hz，周围神经损伤后痛用 30 ~ 120 Hz 等，波宽一般 0.1 ~ 0.3 ms。电流强度以引起明显的震颤感而不致痛为宜，一般为 15 ~ 30 mA，依患者耐受而定。治疗时间：对灼性神经痛，一般为 20 分钟，也可酌情增加时间。

（3）适应证：网球肘、脊椎压缩性骨折、肿瘤痛、肩袖撕裂伤、颈肩腰腿痛、肌筋膜疼痛综合征、肢体残端痛、韧带损伤、术后刀口痛、钙化性腱鞘炎等。

（4）禁忌证：装有心脏起搏器者、妊娠、颈动脉窦部位。

6. 超刺激电疗法

应用超出一般治疗剂量的低频方波脉冲电流治疗疾病的一种方法，称为超刺激疗法，是一种镇痛疗法，也称为刺激电流按摩疗法。超刺激电流的实质为低频直角脉冲电流，波宽为 2 ms，频率为 5 ~ 143 Hz，电流密度高达 0.3 mA/cm^2。这种电流强度远大于一般低频脉冲电流的治疗剂量。

（1）治疗作用：主要作用为镇痛和改善血循环。临床上主要用于镇痛。每次治疗后镇痛作用可持续 3 小时左右，皮肤充血反应可持续 5 小时左右。

（2）骨科适应证：颈椎病、腰椎间盘突出症、灼性神经痛、软组织劳损等；禁忌证同低频脉冲电流疗法。

7. 断续直流电疗法

在直流电路中串联一断续器便可获得断续直流电。断续直流电的波形似矩形，但波峰圆钝，不成直角状，脉冲持续时间在 100 ~ 300 ms。

（1）治疗作用：对运动神经、肌肉具有兴奋作用，对正常神经支配肌肉引起闪电样收缩，对失神经支配肌肉引起蠕动样收缩。这种刺激作用以在阴极通电时最强。

（2）骨科适应证：下运动神经元损伤所致的弛缓性麻痹、改善肌肉组织营养、提高肌张力、防止肌萎缩等；禁忌证同低频脉冲电疗法。

8. 低周波脉冲调制电流疗法

本疗法是应用调制型的低频低压脉冲电流来治疗疾病的一种方法。输出的调制波组有锯齿波、可调波、疏密波、断续波。

（1）治疗作用：提高神经肌肉紧张度，促使肌肉产生良好的收缩；止痛；改善周围血液循环，增强代谢，改善神经肌肉营养，促进神经、肌肉的再生及其功能恢复，防止肌萎缩。

（2）骨科适应证：软组织扭挫伤、腰腿痛、中枢及周围性瘫痪、神经痛等；禁忌证同低频脉冲电疗法。

四、中频电疗法

应用频率 1 ~ 100 kHz 的交流电治疗疾病的方法称为中频电疗法。

1. 生物物理作用特点及其机制

①无电解作用：中频电疗法采用正弦交流电，临床治疗时无正负极之分，故无电解效应；②作用较深：机体组织对交流电显示的容抗（Xc）可用公式 $Xc = 1/2\pi fC$ 表示，中频电的频率（f）较高，Xc 较小，作用较深；③低频调制的中频电兼有低、中频电流的特点。

2. 生理作用特点及其机制

①特殊的神经肌肉刺激作用：与低频电相比，中频电需综合多个电脉冲才能引起一次兴奋，即中频电刺激的综合效应。低频电只能兴奋正常的神经肌肉，而中频电有可能兴奋变性的神经肌肉，尤其是 6 000 Hz 以上的中频电，使用较大的电流强度可使肌肉强烈收缩而不致疼痛，即肌肉收缩阈和痛阈的分离现象。②镇痛：其中以低频调制的中频电镇痛作用最明显。③促进血液循环：通过轴突反射、刺激局部神经释放出血管活性物质、肌肉活动代谢产物的堆积和对自主神经的作用等使局部小血管扩张。④软化瘢痕和松解粘连：以音频电疗法的效果最为显著，机制尚不详。

3. 干扰电流疗法

干扰电流疗法是将两组频率不同的正弦电流（4 000 ± 100 Hz）交叉输入人体，在电力线交叉部位产生低频调制（差频变化 0 ~ 100 Hz）的中频电流（差频电流），用以治疗疾病的一种方法。该疗法兼有低、中频电疗的特点。

（1）治疗技术：治疗时，差频可固定于 0 ~ 100 Hz 的任一值，也可在任一范围内变动（扫频），不同的差频选择可用于不同的治疗目的；当输出两组等幅中频电流时为静态干扰电，若输出两组中频电流的幅度在一定范围内自动变化即为动态干扰电，可提高该疗法的选择性和疗效。近年来开展的立体动态干扰电疗法是将 3 组 5 000 Hz 等幅中频电流立体交叉地输入人体，利用星形电极产生高负荷的中频电流，发生三维效应，其特点为立体、多组小刺激、电流的动态性等。电极和治疗方法：一般电极要求同直流电和低频电，但衬垫可以较薄，用于固定法治疗；四联电极是在一块绝缘垫上镶嵌 4 个电极，通过多芯线和多脚摆头与主机连接，用于小部位治疗；手套电极可做移动治疗用；吸盘式电极用于抽吸法治疗，可产生干扰电流和负压按摩的综合治疗作用。

（2）临床应用：可用于治疗失用性肌肉萎缩、内脏平滑肌肌张力低下（尿潴留、便秘、大小便失禁等）、胃肠功能紊乱、关节软组织的损伤和疼痛等。对急性炎症、出血、严重心脏病、局部有金属等患者禁用。

4. 调制中频电疗法

调制中频电疗法是使用低频调制的中频电流治疗疾病的方法。其频率为 2 000 ~ 5 000 Hz，调制频率 10 ~ 150 Hz，调制深度 0 ~ 100%。

（1）调制中频电疗法的主要波形：①连续调制波（连调）即调制波连续出现，用于止痛和调整神经功能以及刺激自主神经节；②间歇调制波（间调）即调制波间歇出现，适用于刺激神经肌肉；③交替调制波（交调）指调制波和未调制波交替出现，变频调制波（变调）即两种频率不同的调制波交变出现，交调和变调波有显著的止痛、促进血液循环和炎症吸收的作用。

（2）对神经肌肉的作用：采用不同波型和频率交替出现，可以克服神经肌肉对电流的适应性；调制深度小（25% ~ 50%），电流的兴奋作用弱，调制深度大（75% ~ 100%），电流的兴奋作用强；波型中有可调的通断电时间，以防止过度刺激引起肌肉疲劳，因此可用于正常神经支配和失神经支配的肌肉训练。

（3）抗肌痉挛的作用：脑卒中所致的痉挛性和混合性轻瘫也可应用间调波，作用于痉挛肌的拮抗肌。

（4）脊髓损伤所致的神经源性膀胱功能障碍：可用间调波 30 Hz ~ 20 Hz，80% ~ 100%，通断比 5 : 5（s）。

（5）促进淋巴回流作用：30～50 Hz 交调波，通断比 1：1（s），调幅 100%，5 分钟；150 Hz 和 50 Hz 变调波，通断比 1：1（s），调幅 100%，5 分钟；100 Hz 间调波，通断比 3：3（s），调幅 100%，5 分钟。采用以上电流作用可使淋巴管径增大，对促进瘫痪肢体的淋巴回流有较好作用。

（6）选用半波的调制波型电流有类似间动电或直流电的作用：可以作药物离子导入临床治疗。

（7）临床应用：适用范围基本同干扰电流疗法，还可用作神经肌肉电刺激、药物离子导入（半波），并且可治疗小腿淋巴淤滞、输尿管结石和眼部疾病等。禁忌证同干扰电流疗法。

5. 等幅中频电疗法

应用频率为 1 000～5 000 Hz（常用 2 000 Hz）的等幅中频正弦电流治疗疾病的方法为等幅中频电疗法，又称音频电疗法。

（1）治疗技术：电极要求同直流电和低频电，但衬垫可以较薄，每次治疗 20～40 分钟，10 次为一疗程，可根据病情连续 2～3 个疗程。

（2）临床应用：主要适用于术后和烧伤疤痕的镇痛、止痒、消炎消肿，具有软化疤痕和松解粘连、促进毛发生长等作用。也用于肌腱粘连、关节僵硬、肠粘连等病症的治疗。禁忌证同干扰电疗法。

6. 中频电疗法的一些新技术

（1）音乐电疗法：该疗法是一面听音乐，一面将音乐电流作用于人体的治疗方法。这种音乐电流是将音乐的声信号经过放大转换而成，其节奏、强度和速度随音乐变化而改变，其所用频率（27～7 000 Hz 电流）跨越了低、中频范围。通过不同乐曲对高级中枢神经系统的影响，以及音乐电流的刺激作用，对各种神经症有独特的疗效。

（2）双动态调制中频电疗法：双动态调制中频电流是一种新型的由低频调制的中频电流，载波频率 2.5～5 kHz，变化范围和幅度可任意设定，调制频率 25 Hz、50 Hz、100 Hz，调制波形有正弦波、方波、三角波等，与单动态的调制中频电不同，而且已研制成由电脑程序控制的仪器应用于临床。由于该疗法具有宽频带、多波形的"双动态"的低频调制中频电流的物理特点，因此能有效地扩展机体受作用的层次和深度，机体不易产生耐受性，治疗电流的耐受量较大等。在临床应用中显示出对瘫痪肌肉的力量和耐力训练、软组织和骨关节病变的治疗等具有较好的疗效。

五、高频电疗法

频率在 100 kHz 以上的交流电为高频电流。用高频电作用人体防治疾病的方法即为高频电疗法。

1. 作用特点

属于交流电而不产生电解作用；频率高、刺激持续时间短（< 0.01 ms）、不引起神经肌肉兴奋；作用机体时的容抗（Xc）小、电极可以离开皮肤（中波疗法的频率较低而仍需接触皮肤）。

2. 疗法分类

（1）按波长：目前临床应用的有共鸣火花、中波、短波、超短波、微波。

（2）按波形：减幅正弦电流（如共鸣火花）、等幅正弦电流（如中波、短波、超短波、微波）、脉冲正弦电流（如脉冲短波、超短波、微波等）。

（3）按功率：中小功率（如大、小超短波等）、大功率（如射频疗法等）。

（4）按治疗方法。①直接接触法：电极与皮肤或黏膜直接接触，如中波疗法；②电容电场法：电极与体表有一定距离，使人体在电容电场中接受作用，如短波、超短波疗法；③电缆法（电感场法）：用电缆将人体或肢体围绕数圈，通过的高频电流使线圈内产生电磁场，引起人体内产生涡电流，达到治疗目的；④辐射电磁场法：频率很高的高频电流，其波长接近光波，兼有电磁波与光波的物理特征，在空间沿直线传播，并能反射、折射、聚焦；需用特制的传输系统（如同轴电缆）和辐射器。如微波疗法。

3. 作用基础和生物物理学效应

主要包括热效应和非热效应。

（1）热效应：高频电引起人体组织内带电微粒运动而产热。

（2）非热效应：当高频电引起人体组织内带电微粒运动的强度不足以产热时，仍可产生生物学效应，即电磁振荡效应。如共振吸收产生的选择性点状产热，体内带电微粒沿电力线的重新排布，体内导磁物质的磁化改变，高频电场使细胞超微结构和分子水平的改变等。高频电治疗中，采用的频率越高、剂量越小，非热效应越明显；反之，则热效应明显或非热效应被热效应掩盖。

（3）治疗作用：中小剂量的高频电疗法主要是通过温热效应和非热效应产生改善血液和淋巴循环、解痉、镇痛、消炎、促进组织修复和调节免疫功能等作用；治疗剂量、部位和方法的不同选择又可以对不同疾病、不同器官和系统产生特殊的治疗作用。大剂量高频电疗法产生的高热主要用于治疗恶性肿瘤和肢体深部霉菌病等。

4. 共鸣火花疗法

共鸣火花疗法是用火花放电所产生的高频电流，通过共振和升压电路获得高电压、低电流强度、断续、减幅的高频电流，采用特殊电极进行治疗的方法。波长 2 000 ～ 3 000 m。

（1）治疗技术：该疗法采用特殊的玻璃电极，具有不兴奋神经肌肉、热作用不明显、有独特的火花放电刺激、局部产生 O_3 有化学刺激性等特点。

（2）临床应用：主要适用于头痛，失眠，偏头痛，雷诺病，神经痛，神经炎，幻肢痛，面肌痉挛，神经性耳聋，癔症性瘫痪，癔症性失语，脑外伤后遗症等。对头面部疾病用共鸣火花治疗方便有效。治疗功能性疾病如癔症性瘫痪、癔症性失语等可用大剂量作用于瘫痪肢体，同时配合暗示，往往能收到理想的效果。对化脓性疾病、肿瘤、出血性疾病等患者禁用。

5. 短波疗法

频率 3 ～ 30 MHz、波长 10 ～ 100 m 的电流为短波电流，应用该电流治疗疾病的方法即为短波疗法。临床常用频率波长：13.56 MHz（22.12 m）、27.12 MHz（11.06 m）。

（1）治疗技术：治疗方法包括电感场法和电容场法。电感场法采用电缆（线圈）、电缆盘或涡流电极三种治疗电极；电容场法采用电容电极。治疗剂量根据患者在治疗中的温热感觉、氖灯管的启辉程度和机器仪表指针参数（mA）等分为无热量、微热量、温热量和热量。

（2）临床应用：适用于运动系统、周围神经和其他器官系统的各种亚急性和慢性炎症，以及疼痛、肌肉痉挛、骨关节损伤、肢体水肿等。对活动性结核病、出血倾向、心肺衰竭患者禁用，对装起搏器者、体内有金属异物者、孕妇应慎用，对恶性肿瘤患者禁用中小剂量。

6. 超短波疗法

频率 30 ～ 300 MHz、波长 1 ～ 10 m 的电流为超短波电流，应用该电流治疗疾病的方法即为超短波疗法。临床常用频率和波长：38.96 MHz（7.7 m）、40.68 MHz（7.37 m）、42.85 MHz（7.0 m）、50.0 MHz（6.0 m）。

（1）治疗技术：以电容场法为主；小功率机（50 W 左右）浅治疗时电极的气距 0.5 ～ 1 cm，深部治疗 2 ～ 3 cm；大功率机（200 ～ 300 W）表浅治疗 3 ～ 4 cm，深部治疗 5 ～ 6 cm；电极放置方法有对置法、并置法、交叉法和单极法（适用于小而浅的病变）等；治疗剂量的选择同短波疗法。

（2）临床应用：适用于一切炎症疾病，尤其是对急性和亚急性炎症效果更好；各种疼痛性疾病；血管运动神经和一些自主神经功能紊乱性疾病，如症状性高血压、胃肠道疾病、肾炎、肾衰竭等。禁忌证同短波疗法。

7. 微波疗法

频率为 300 ～ 300 000 MHz、波长 1 mm ～ 1 m 的电流为微波电流，应用该电流治疗疾病的方法即为微波疗法。临床常用频率和波长：①分米波：300 ～ 10 000 MHz；②厘米波：10 000 ～ 30 000 MHz；③毫米波：30 000 ～ 300 000 MHz。

（1）治疗技术：厘米波和分米波治疗时需用同轴电缆（波导管）将微波电流传输至辐射器内的天线上进行辐射，借反射罩集合电磁波辐射于治疗部位。各种辐射器有相应的治疗方法，包括：①有距离辐射：可用球形、圆形、矩形和马鞍形辐射器，气距 7 ～ 10 cm；②接触辐射：可用聚焦辐射器紧贴面积相当的病区，用体腔辐射器作体腔内治疗，如直肠、尿道和耳道内辐射治疗等；③还有隔沙、隔水袋辐射法等。

（2）临床应用：微波疗法非热效应更加明显；热效应方面微波具有减轻脂肪产热的优点；在微

波波段，波长越短，作用深度（半价层）越浅，一般认为分米波作用深度为 5 ~ 7 cm，厘米波为 3 ~ 5 cm，毫米波仅作用体表。长期和大剂量接受微波辐射对机体有一定伤害作用，如晶体混浊、生殖系统损害、中枢神经系统和自主神经系统的功能紊乱，腹部治疗不当可引起胃肠壁的坏死、溃疡和穿孔等。因此治疗时应注意防护治疗剂量分级同超短波。适应证和禁忌证同超短波。

第三节　光疗法

光疗法是利用各种光源的辐射能或太阳能，作用于人体来达到防治疾病与康复目的的一种物理疗法。在康复医学中主要借助于光的热及化学作用来促进机体功能的恢复，应用比较广泛。光是一种频率很高的电磁波，位于无线电波和 X 线之间。光是一种辐射能，具有电磁波的波动性及微粒子流两重性质。光的频率不同而形成不同波长的光。光的波长与频率成反比，波长 = 速度 / 频率，光在空气中传播速度为30 万 km/s。光的波长愈长，其能量就愈小。如红外线波长较长，它的能量就较小，紫外线波长短，其能量就较大。太阳的光谱为太阳发出的白光，是由红、橙、黄、绿、青、蓝、紫七色组成，能使视网膜产生光感，称为可见光线。阳光中还有不可见光线，由红光以外的红外线及紫光以外的紫外线组成。红外线有强烈的热效应，紫外线则有明显的化学和生物学效应。光线具有反射、折射、吸收和透过、衰减、光电及光化学效应等性质。根据光的波长或频率，将各种光线排列起来，这种图或表称为光谱。光谱是电磁波谱的一小部分，包括红外线、可见光线和紫外线三部分，故光疗一般也分为红外线、可见光线、紫外线三种疗法。在 20 世纪 60 年代，又出现了新的光源——激光，激光光源不同于一般光源的自发辐射，而是受激辐射，其辐射的光谱限制在狭小的范围或辐射单一波长的潜线。现已应用于国防建设、工农业生产及科学实验研究，而且在医学领域中应用亦十分广泛。

一、红外线疗法

应用光谱中波长为 760 nm 至 400 μm 的辐射线照射人体治疗疾病，称为红外线疗法。红外线是不可见光线，在光谱上和红光相邻。任何物体的温度高于绝对零度（ > -273℃）时，均可辐射出红外线。红外线的穿透力决定于它们的波长，波长为 760 nm 至 1.5 μm 的称为近红外线（短波红外线），穿透力较强，可透入组织 3 cm 以上，可由伴发可见光的白炽灯获之。波长为 1.5 ~ 400 μm 的称为长波红外线，穿透力较弱，只透入组织 0.5 cm，而大部分被皮肤表层所吸收。波长 > 2.5 μm 的红外线又称为远红外线。长波红外线可由不伴发可见光的或仅发红光的热辐射线获之。红外线被物体吸收后转为热能，水则是吸收红外线的良好物质。

1. 红外线的作用

红外线波长长，量子能量低，被组织吸收后一般不产生电子激发过程，不引起光化学效应和光电效应。红外线辐射物体时，主要引起分子或原子运动加速，即引起分子转动能级的跃进，从而产生热，使组织温度升高，故红外线主要生物效应是热。人体热辐射波长 9 ~ 12 μm，人体对远红外线的吸收比近红外线为好，远红外线的生理和治疗作用比近红外线强。红外线对人体的治疗作用主要是热作用。

（1）促进血液循环：局部组织吸收红外线后，可引起组织温度升高，血管扩张，血流及淋巴循环加速，代谢增强，组织营养改善，并能促进组织中异常产物的吸收和清除。

（2）消炎作用：在红外线热作用后，血液循环加速，可加速炎性产物及代谢产物的吸收，皮肤乳头层水肿，周围白细胞浸润，网状内皮系统吞噬能力增强，人体免疫力提高，对慢性及浅表性炎症有明显的消炎作用。

（3）改善肌肉痉挛：红外线使皮肤温度升高，通过热传递使肌肉温度升高，降低肌梭中 γ 纤维兴奋性，使牵张反射减弱，肌肉张力下降，肌肉松弛。同时红外线照射也可使胃肠道平滑肌松弛、蠕动减弱。

（4）促进组织再生：红外线可提高组织细胞活力和再生力，能促进肉芽组织、上皮组织生长。

（5）促进粘连吸收，增进关节功能。

（6）止痛作用：热作用可降低感觉神经的兴奋性，并通过缓解肌痉挛、消炎和改善血液循环而治疗各种类型的慢性炎症。

（7）其他：红外线照射后能使排汗增多，体温升高，呼吸加快，氧化代谢加强，肾血管反射性扩张，使尿分泌增多。

2. 红外线疗法在骨科疾病中的适应证

（1）亚急性或慢性软组织损伤、扭伤、拉伤、肌肉劳损。

（2）各部位关节痛及慢性关节炎。

（3）浅表性神经炎和神经痛，如面神经炎、多发性末梢神经炎。

（4）周围血液循环障碍、静脉炎、Raynaud 病、冻疮、血栓闭塞性脉管炎（可在近端或对侧肢体上照射）。

（5）在关节功能障碍做运动疗法前配合红外线治疗。禁忌证：恶性肿瘤、出血倾向、活动性肺结核、高热、重度动脉硬化、代偿功能不全性心脏病。

二、紫外线疗法

应用人工紫外线照射人体来防治疾病，称紫外线疗法。紫外线是不可见光，具有较高的量子能量，可引起显著的光化学效应以及一系列生物学作用。用于医疗的紫外线其波长范围是 400 ~ 180 nm。一般把紫外线分为三部分：长波紫外线，波长为 400 ~ 320 nm，生物作用弱，色素作用较强，主要是荧光作用；中波紫外线，波长 320 ~ 180 nm，生物作用明显；短波紫外线，波长 280 ~ 180 nm，具有较强的杀菌作用。照射到人体的紫外线几乎全被表皮吸收，深度只有 0.2 ~ 0.5 cm。皮肤各层吸收紫外线的量与波长有关，波长越短，透入越表浅。短波和中波紫外线很大部分被角质层和棘细胞层吸收，因而光化学效应主要在这些浅层组织中发生。紫外线的治疗作用包括：

（1）抗炎作用：紫外线能改善局部组织血液和淋巴循环，提高局部皮肤组织网状内皮系统功能，使吞噬能力增强，白细胞计数增加，抗体增多，故能明显提高机体的防御免疫功能。紫外线又具有显著的杀菌和抑菌作用，因而紫外线红斑量照射是强力的抗炎因子，尤其对皮肤浅层组织的急性感染性炎症效果显著。

（2）镇痛作用：通过局部病灶的治疗作用缓解疼痛，并且抑制感觉神经的兴奋性，同时红斑反应产生的反射机制具有中枢镇痛的效果。紫外线红斑对交感神经节有"封闭"作用。

（3）加速组织再生，促进创口愈合：紫外线红斑所产生的细胞分解产物类组胺物质是一种刺激生物的活性物质，它能加强组织的再生能力，如促进结缔组织和上皮细胞的生长，因而有促进创口和溃疡愈合的作用。

（4）脱敏作用：应用紫外线对人体进行多次红斑量治疗可产生脱敏作用。其理由是紫外线照射后，机体对变态反应源的敏感性降低；体内具有抗原作用的组胺及类组胺物质增多；体内具有中和组胺作用的组胺酶增多；肾上腺皮质功能增强；增强了机体对钙的吸收，而钙离子能降低血管渗透性及神经兴奋性。

（5）增强免疫功能：紫外线能激活免疫系统，提高 T、B 淋巴细胞及白细胞的作用。

（6）抗佝偻病作用。

（7）能加强药物的治疗作用：如风湿性关节炎用紫外线照射，可提高水杨酸钠的疗效。在用紫外线照射时，应注意防止紫外线对眼球损伤，如产生不同程度的强光性眼炎、角膜损伤，治疗时应戴护目镜；紫外线照射前局部皮肤或创面不能涂油膏等外用药。紫外线红斑反应临床上可不必处理。若照射面积过大，有类组胺过量反应，应予以治疗。用常用的紫外线剂量照射时，紫外线对切断的 DNA 键有修复功能，故不会引起皮肤癌变。

紫外线疗法在骨科疾病的适应证：各种感染性疾病、防治术后感染、神经痛、神经炎。

禁忌证：活动性肺结核、恶性肿瘤、红斑狼疮、光敏性皮炎、甲状腺功能亢进、肝肾功能不全、色素性干皮病、出血倾向、重症动脉硬化和高血压、口服易引起光过敏的药物（奎宁、磺胺等）者。

三、可见光疗法

应用可见光线治疗疾病的方法，称可见光疗法。可见光指肉眼看得见的普通照明光源发出的光线，其光源发出的可见光仅占 4.8%，而短波红外线占 94% ~ 95%，因此可见光疗法实质上与发光的红外线灯治疗相近。

1. 治疗原理

（1）温热作用：各种颜色的光被组织吸收均可产生热效应，红光穿透组织较深，可引起深部组织血管扩张，血液循环增强，组织充血。蓝紫光有镇静、抑制作用。

（2）光化学作用：应用可见光中的蓝紫光可治疗高胆红素血症即核黄疸，其治疗原理胆红素对蓝紫光有强烈的吸收作用，在蓝紫光线作用下，胆红素分解成无毒的胆绿素及水溶性低分子量化合物，从尿便排泄体外，经光化学作用后从而降低血清中胆红素的含量，而使黄疸消退，促使血中胆红素含量下降，胆汁排出胆红素增多。

2. 临床应用

与红外线治疗基本相同，适用于慢性炎症、神经炎、带状疱疹、软组织损伤、肌纤维组织炎、关节痛等，其禁忌证与红外线疗法亦相同。如用蓝紫光治疗核黄疸患儿时一定要保护婴儿的眼睛。距离不宜太近以免烫伤，其他注意事项同红外线疗法。

四、激光疗法

应用物体受激光辐射所产生的光能来治疗疾病，称为激光疗法。激光是一种光，它是由处在谐振腔中的某些物质，在外界能源的激励作用下，发生粒子反转并被激发，在大量粒子从高能级跃迁回低能级时，经过谐振腔振荡放大发射出来的光线。激光除具有普通光的特性之外，尚具有方向性好、亮度高、单色性好、相干性好的特性。按激光器内工作物质不同，可将激光器分为：气体激光器（氦 – 氖激光、二氧化碳激光、氮分子激光、氢离子激光）、液体激光器（有机染料激光、螯合物激光）及固体激光器（红宝石激光、掺钕钇铝石榴石激光）。

1. 激光的生物学效应

（1）热效应：激光照射组织，光能转为热能，使组织温度升高。其功率足够大时，在数秒钟内就可使组织温度升达摄氏几百度，甚至几千度以上，足以使组织蛋白变性、凝固、炭化乃至气化。应用激光的热效应可以破坏肿瘤，以及制成激光刀进行手术切割。

（2）机械效应（光压作用及压力效应）：激光照射后产生强大的辐射压力，其次激光的热作用又可使组织急剧膨胀而产生压力效应，这两种压力也可使组织破坏、蛋白质分解和组织分离。

（3）光化学效应：机体吸收激光的能量后产生热能、自由基等，从而引起分解及电解等效应，影响机体的代谢、蛋白质合成，以及酶的活化等。

（4）电磁效应：激光是一种很强的电磁波，伴随着激光的存在必然产生电磁场。当激光的强度为 0.1×10^{12} W/cm^2 时，电磁场强度可达 1×10^6 V/cm^2，这种强度的电磁场作用于血液时，在一个红细胞上就相当于 6 000 V 的电压梯度，足以使组织分子离化和产生自由基。

2. 激光的治疗作用

这里仅指散光照射的治疗作用，理疗常用氦 – 氖激光器和小功率 CO$_2$ 激光器、氮分子激光器。

（1）消炎作用：激光照射后，能刺激机体产生较强的防御免疫功能，如增强体液杀菌能力、增强吞噬细胞功能、增加免疫球蛋白、增强肾上腺皮质功能、提高淋巴细胞转化能力等。此外，激光照射又可增强血液循环及淋巴回流，促进病理炎性产物的吸收，故具有消炎、消肿作用。

（2）止痛作用：激光能降低感觉神经兴奋性，因而有镇痛的功效。

（3）促进组织再生：氦 – 氖激光能增强胶原纤维及毛细血管的再生能力，小功率激光能促进上皮生长，加速溃疡创面的修复和愈合。

（4）降压作用：其降压作用可能与激光降低交感神经兴奋性、改善血管舒缩功能有关。激光疗法在骨科的适应证：伤口及其感染、扭挫伤、腰肌劳损、神经炎、神经痛、肩周炎。禁忌证：理疗用的激光疗法，目前尚无明确的禁忌证。

第四节　磁疗法

利用磁场作用于人体治疗疾病，称为磁疗法。当应用磁场做穴位治疗时，称为磁穴疗法。磁疗沿用2 000余年，据中外史书记载，多用于消肿、止痛和镇静。20 世纪 70 年代以来，对磁性材料、磁疗器材、治疗技术和临床应用研究较多，促进了磁疗的发展，临床也取得了较好的疗效，磁疗是现代理疗常用的方法。

一、磁场的生物学作用

人体各种体液都是电解质溶液，在交变磁场中，磁力线做切割导体的运动，将产生感生电流；在恒定磁场中，由于血管内血流的运动，对磁力线进行切割，也将在体内产生电流，这些微电流可影响体内电子运动的方向和细胞内外离子的分布、浓度和运动速度，改变细胞膜电位，影响神经兴奋性，改变细胞膜的通透性、细胞内外的物质交换和生物化学过程。磁场方向还可影响体内类脂质、肌浆蛋白、线粒体等以及大分子的取向而影响酶的活性和生物化学反应。磁场可以通过对神经的刺激反射作用于全身，或通过对经穴的刺激影响经络的传感。

二、磁疗对机体的作用

较复杂，但其主要是对体内生物电流方向、细胞内外离子分布状态、细胞膜电位和通透性、细胞器和酶的功能等方面的影响，使组织器官产生相应的反应。

（1）对心血管的影响：调节和改善心功能状态。临床报告，因磁场强度为 0.1 ~ 0.15 T 的磁片贴敷于心俞、内关和膻中等穴位或心前区，可使隐性冠心病患者不正常的心电图好转或恢复。改善局部血管舒缩功能，使血管扩张，血流加速。而对淤滞性扩张的小血管，则使之收缩，故对不同状态的小血管有双向调节作用，可改善局部营养代谢、消除水肿。文献报道，磁片贴敷治疗海绵状血管瘤，有较好的疗效，体积小者可以治愈。

（2）对神经肌肉的影响：降低末梢神经对外界刺激的反应，提高痛阈，而有止痛作用。磁场抑制中枢神经兴奋性，改善睡眠，降低血压，解除痉挛，降低运动神经兴奋性，故可缓解肌肉痉挛，改善过劳肌肉的血液循环和营养，促进局部代谢产物的吸收，加速疲劳肌肉的恢复。局部磁疗可促进损伤的肌肉修复。

（3）对组织代谢的影响：动物实验和临床观察证实，磁场可促进脂肪代谢，降低血脂。磁场还可以影响一些酶的活性，进而改善营养和代谢，有助于病损组织恢复。

（4）对免疫功能的影响：实验证明，磁场可提高人体细胞免疫和非特异性免疫功能。

（5）对消化系统的影响：提高胃生物电活动，影响胃肠蠕动。当平滑肌出现病理性功能低下时，磁场使之增强。反之，则使之抑制。磁场还能促进消化腺的分泌和吸收功能。由于上述各种作用，临床常用磁疗止痛、镇静、消炎、促进吸收、解痉和促进修复。

三、主要治疗作用

（1）镇痛作用：磁场能提高痛阈，对创伤性、神经性、炎性及癌性的疼痛均有较好的镇痛作用。

（2）镇静作用：磁场有促进入睡、延长睡眠时间、缓解肌肉痉挛的作用。

（3）消炎、消肿：磁场通过改善局部血循环，促进渗出物的吸收与消散，并能提高机体非特异性免疫力，增强吞噬细胞的吞噬能力，故有消炎、消肿的作用。

（4）其他作用：磁场能降血压、降血脂，并对皮肤浅表毛细血管瘤及乳腺小叶增生有治疗作用。

四、适应证及禁忌证

瘫痪患者的肢体水肿采用磁疗可以收到较好的临床疗效；对软组织扭挫伤、血肿、关节僵硬强直和高血压、神经衰弱等与瘫痪有关的病症也有较好疗效；另外还可用于浅表性毛细血管瘤、单纯性腹泻、乳腺小叶增生、耳郭浆液性软骨膜炎、婴儿腹泻、胃肠功能紊乱、尿路结石等治疗。近年来有研究表明脉冲磁场可使脑损伤急性期和恢复期患者脑脊液中 IGF-1 含量升高，增强脑损伤后内源性的神经保护和修复作用，有助于受损神经组织的修复。高热、出血倾向、孕妇、心脏衰竭、极度虚弱、皮肤破溃等患者禁用。少数患者磁疗后可出现无力、头昏、失眠、嗜睡、皮炎、水泡、心悸、恶心、血压波动等反应，停疗后即消失。

五、治疗技术

1. 治疗剂量

按磁场强度分为 3 级：

（1）弱剂量 < 100 mT，适用于头颈背胸部和老年幼儿及体弱者。

（2）中剂量 100 ~ 300 mT，适用于四肢、背、腰和腹部。

（3）强剂量 > 300 mT，适用于肌肉丰满部位和肿瘤。

2. 治疗方法

（1）静磁场法：磁场强度恒定不变，多采用磁片或磁珠敷贴于体表病变部位或穴位，或将磁片置于背心、乳罩、腰带、护膝、枕头、表带等生活用品上间接敷贴。也可采用直流电恒定磁疗机治疗。

（2）动磁场法包括以下几种方法。

交变磁场法：磁场强度与方向均随时间而变化，采用电磁感应治疗机，异名极并置于电动机上，旋转磁片后，即可产生交变磁场。

脉冲磁场法：采用不同波形和频率的脉冲电流通过电磁铁的线圈即产生脉冲磁场。

脉动磁场法：磁场强度随时间而变化但方向不变，如同极异名旋磁机、磁按摩机。

电磁法：是以低频中频电流与静磁场联合治疗，治疗时以磁片为电极，通以低频脉冲电流、音频电流、调制中频电流贴在皮肤上直接治疗。

磁针法：将针与磁联合治疗。治疗时将皮内针或耳针刺入穴位，然后将磁片贴在针柄上，或将两片磁片夹持针柄，或同时通以低频脉冲电流治疗。

磁处理水疗法：将水缓慢通过磁水器进行处理后，患者每天饮用 1 500 ~ 2 000 mL，最好早晨空腹时饮用。

第五节　传导热疗法

一、概述

传导热疗法是利用特定的已加热的导热载体（介质）的温热效应作用于人体治疗疾病的方法。临床常用的疗法有石蜡疗法、泥疗法、砂浴疗法、温水浴等。它与光疗的辐射热和高频的内生热不同。传导热疗的热源一般是热容量大、导热性小的物体，要求保温时间长，又不致烫伤皮肤。传导热的热源有热的水、泥、地蜡、沙、蒸汽、坎离砂、酒以及化学热袋等。其中某些介体如海泥、石蜡、地蜡等除温热作用外，还有机械和化学刺激等综合作用。温热疗法设备简单、操作容易、应用方便、疗效较高，可在各种医疗机构或家庭中进行。

1. 治疗作用

温热不但作用于人体局部，还影响全身的功能。

（1）对皮肤的作用：皮肤为温热治疗首先作用的部位。皮肤的血管丰富，对机体血液分布影响较大。

热作用于皮肤，使局部皮肤的血管扩张、充血，同时刺激神经系统，使远隔部位血管扩张，皮肤血液循环增加，局部营养得到改善，代谢增强，分泌和排泄功能提高，修复与生长能力增强，免疫功能提高。

（2）对心脏和血管的影响：皮肤血管和内脏血管对温热反应不同，受热时皮肤血管收缩而内脏血管扩张，温热对心脏的作用表现为心率增加；而温度较高作用时间又较长，则引起心率增加而收缩力降低。

（3）对神经系统的作用：局部短时间的温热作用可使神经感应性提高，作用时间长神经感应性减低；若作用时间较长热量又高，则神经感应性被阻抑。温热作用于局部，通过反射又作用于全身，这在温热治疗中很重要。

（4）对肌肉系统的作用：适量的温热能松弛肌肉，改善血液循环，促进代谢产物的排泄。对肌肉（包括平滑肌）有解痉作用。

（5）对血液的作用：一般情况下热作用能很快增加血液中的抗毒素、溶菌酶及其他抗体。若出汗较多可能影响血液浓度。

（6）对呼吸系统的作用：短时间弱热刺激后，开始呼吸加深，继之呼吸加快。若热刺激量大而且作用时间又长，则呼吸变浅。

（7）对代谢的作用：热作用于局部，使组织温度升高，在一定范围内组织细胞的生命活动变得活跃，化学反应过程加速，氧化过程增加，血管扩张，血流加速，代谢旺盛。若高温作用时间过长，则血液循环的调节功能丧失，局部组织发生代谢障碍甚至引起组织破坏。

（8）对排泄功能的作用：热作用于人体后出汗增多，代谢产物的排泄增加，适量的温热可使排尿增加。

2. 常见热疗的临床应用

（1）适应证：各种类型的关节炎，各种肌肉、肌腱和韧带的扭伤和挫伤，神经痛，神经炎，肌纤维组织炎，肩周炎，颈椎病和肢体功能障碍，外伤性关节疾病，手术后粘连瘢痕挛缩，新鲜创面，慢性炎症和溃疡，冻伤，慢性盆腔炎等。

（2）禁忌证：严重动脉硬化，局部化脓性炎症和出血倾向，高热，传染性疾病及恶性肿瘤患者。

3. 常见的传导

热疗法有热水袋治疗、蜡疗、沙浴疗法、坎离砂疗法、湿热敷法、芬兰浴等。下面以石蜡疗法和坎离砂疗法为例进行介绍。

二、蜡疗法

利用加热溶化的石蜡作为温热介质接触体表，将热能传到机体治疗疾病，称为石蜡疗法，是常用的一种传导热疗法。

1. 物理特性

石蜡的热容量大，导热性小，因其不含水分及其他液体物质，热量几乎不对流，故有很大的蓄热性能。加热的石蜡冷却时，能释放出大量的热能，因其没有对流，散热过程慢，故患者可以耐受较高的温度而不至于烫伤。石蜡具有良好的可塑性和黏滞性，能与皮肤紧密接触，更好地发挥治疗作用。

2. 治疗作用

（1）温热作用：由于石蜡具有较大的热容量，导热系数极低，没有热的对流等特点，因而人体能耐受较高温度（55～60℃）的蜡疗，且保持较长的时间。石蜡的温热作用较深，可透入皮肤0.2～1.0 cm，引起舒适感觉。在石蜡持久而较深的热作用下，皮肤血管明显扩张，血流加速，排汗增加。由于血循环增快，细胞通透性增强，有利于血肿吸收和水肿消散。石蜡的热作用又能增强网状内皮系统功能，提高局部新陈代谢，故又具有消炎作用。此外，石蜡含有油质，对皮肤有润泽作用，能使皮肤柔软，富有弹性，对瘢痕组织及肌腱挛缩等也有软化及松解作用。蜡疗能改善皮肤营养，加速上皮生长，促进再生过程及骨痂的形成，有利于创面、溃疡和骨折的愈合。不仅如此，蜡疗还具有镇痛解痉作用。

（2）机械压迫作用：由于石蜡具有良好的可塑性及黏稠性，能与皮肤紧密接触，在逐渐冷却的过程中，体积逐渐缩小，加压于皮肤及皮下组织，因而产生柔和的机械压迫作用，能防止组织内的淋巴液和血液的渗出，促进渗出物吸收，并使热作用深而持久。

（3）其他作用：石蜡含有油质，对瘢痕有润泽作用，可使之柔软、富有弹性。加入放射性物质，能使石蜡具有放射性作用。组成石蜡的碳氢化合物能刺激上皮生长防止细菌繁殖，促进创面愈合。蜡疗对神经系统有调节作用，并能使周围血液中的白细胞数量增加。

3. 治疗技术

（1）刷蜡法：平毛刷浸沾加热到 55 ～ 65℃的石蜡，在治疗部位的皮肤上迅速而均匀地涂抹几层薄蜡，这几层蜡迅速冷却后，即凝结成紧缩的软蜡壳形成一层导热性低的保护层，再反复涂刷，直至蜡膜增厚至 1 ～ 2 cm 时即行保温治疗或外加一层蜡饼后再行保温治疗。本法适用于四肢，多为加强石蜡的机械压迫作用，如对急性外伤（扭伤、挫伤等）常用此法。

（2）浸蜡法：用特制的木盒或瓷盆盛装加热溶解的 55 ～ 60℃石蜡，用刷蜡法在四肢的治疗部位涂敷石蜡，形成一层软蜡壳后再浸入前述容器中。本法常用于四肢部位。

（3）蜡饼法：将已溶解成液体的石蜡倾倒入铺有胶布的木、搪瓷或铝盘中，厚 2 cm 左右，待表层石蜡冷却凝结后，连同胶布一起取出放在治疗部位上。也可将石蜡放在无胶布的容器中，待冷却凝固成饼状以后，用刀将石蜡与盘边分开后取出放于治疗部位上。然后盖上胶布，再用棉被或毛毯捂好保温。

（4）蜡袋法：是以塑料袋装蜡代替蜡饼的一种方法。将成品蜡袋放入热水中使蜡吸热到 55 ～ 60℃溶解，取出之后放于待治疗部位即可进行治疗。此法的温热作用比蜡饼法强，操作简便，清洁且易于携带，不浪费石蜡，但不能发挥石蜡的机械性压迫作用。各种蜡疗方法每次治疗 20 ～ 30 分钟，每天或隔日一次，20 ～ 30 次为一疗程。

4. 适应证和禁忌证

（1）适应证：关节扭挫伤，术后粘连、瘢痕强直，新鲜创面和溃疡面肉芽组织生长缓慢的营养性溃疡，退行性关节炎和慢性或亚急性关节炎，软组织和关节疼痛等。

（2）禁忌证：高热、肿瘤、急性感染期、结核病活动期、出血性疾病和出血倾向、脑动脉硬化、心功能不全、肾衰竭、温热感觉障碍患者和一岁以下婴儿。

三、泥疗法

采用各种泥类物质加热后作为介体，涂敷在人体一定部位上，使热传导至体内以达到治疗作用的方法称为泥疗法。泥疗所用的治疗泥是含有矿物质、有机物、微量元素和某些放射性物质所具有医疗作用的泥类，如海泥、矿泥、煤泥、淤泥、火山泥、黏土泥和人工泥等。

1. 治疗作用

（1）温热作用：是泥疗的主要作用。温热作用使治疗部位毛细血管扩张，血液和淋巴循环增强，组织营养改善，促进炎症消散和组织修复，并缓解肌肉痉挛和肌紧张，缓解和消除疼痛。

（2）机械作用：主要是治疗泥对组织的压力作用和泥颗粒的分子运动与皮肤之间的摩擦引起的电荷运动。压力作用对组织的末梢感受器产生刺激作用，能促进组织间渗出吸收，组织痉挛缓解。电荷运动可使末梢神经的兴奋域改变，并能使皮肤对治疗泥中某些化学物质的通透性升高，使泥对机体的化学作用加强。

（3）化学作用：泥中各种盐类、有机物质、胶体物质、挥发物质、气体、激素、维生素等被皮肤吸收，进入机体或吸附在皮肤和黏膜的表面，作用于化学感受器产生化学作用。

（4）其他作用：在某些治疗泥中，含有放射性物质或抗菌物质，则对机体产生放射或抗菌作用。

2. 治疗技术

泥疗的治疗方法主要有两种：一种是泥浴，另一种是泥包裹。

（1）泥浴：常分为全身浴、半身浴和局部浴。①准备工作：首先将开采到的治疗泥粉碎，放入搅拌槽中加入矿泉水或自来水搅拌均匀，再用间接加热法加热到预定温度，也可用热矿泉水或热水直接搅拌加热，加水量以手指在治疗泥上写字而字不立即消失为宜。将制备好的治疗泥送入浴槽即可入浴。②泥浴方法：泥浴温度应根据所治疗的疾病和患者的体质进行调节，一般从 37℃开始，逐渐达到治疗疾病所需的温度，也可以先进行矿泉浴适应几分钟后再进行泥浴。每次 8 ~ 20 分钟，可逐渐延长。每天或隔日一次，12 ~ 18 次为一疗程。可以进行全身或半身浸浴，也可以进行患肢的局部浸浴。

（2）泥包裹。①准备工作：先在泥疗床上铺好毡子或毛巾被，上面再铺一层塑料布，用泥浴热泥加温制备方法制备治疗泥，不同要求是治疗泥的硬度要较泥浴时硬一些，以能够成型不流动为宜。②治疗方法：治疗是在床上放置一块比治疗部位稍大的塑料布，取 4 ~ 6 cm 厚的热泥，置于治疗部位并用白布包裹，再包上塑料布，盖上毛巾被保温。泥温为 46 ~ 52℃，时间为 15 ~ 20 分钟，每天一次，12 ~ 18 次为一疗程。泥包裹疗法多用于局部治疗，也可进行全身泥包裹，需要时可将治疗泥装入特制的塑料袋中，放入直肠、阴道中进行局部治疗。

3. 适应证与禁忌证

（1）适应证：慢性风湿性关节炎，类风湿性关节炎，增生性关节炎，痛风性关节炎，腰背痛，坐骨神经痛，末梢神经麻痹，软组织损伤，闭合性骨折，肌腱滑膜慢性炎症，血栓闭塞性脉管炎，雷诺氏病，慢性盆腔炎，慢性前列腺炎，外伤与手术后的瘢痕挛缩和粘连，肌肉痉挛疼痛等。

（2）禁忌证：急性发热性疾病，结核、肝炎及皮肤传染性疾病，严重的心血管和呼吸系统疾病，二期以上的高血压，肾炎，重度贫血，出血性疾病，全身衰竭等。

四、砂疗法

用加温的海砂、河砂、田野砂作为导热介质向机体传热达到治疗目的的方法称为砂疗法。

1. 物理特性

用于治疗的砂是清洁的干海砂、田野砂或河砂，砂粒直径最好在 0.25 mm 左右，其中不应混有小石块和贝壳等杂质。砂有一定的蓄热性和导热性，并有较好的吸附性和吸湿性，能吸收砂疗时机体所排出的汗水。

2. 生理治疗作用

由于砂浴的温热特性和患者体表所受到的压力，砂疗的治疗作用主要为温热作用和机械压力的共同作用。砂浴能增强机体的代谢过程，有明显的排汗作用，能使呼吸心跳加快，有利于改善呼吸循环功能，促进组织的生长修复。局部砂浴的温热作用可使局部的血管扩张，血流增加，排汗增强，有明显的消炎消肿和止痛作用。

3. 治疗技术

（1）全身治疗法：在海滨、河滩或特选的砂浴场，采用天然日晒加温法，对预选好的砂子进行加温，经日光加热到所需温度（40 ~ 45℃）后，让患者躺在砂上，用热砂撒在除面、颈、胸和上腹部以外的全身各部。砂的厚度为 10 ~ 20 cm，头部遮阴，心区和额部冷敷，每次治疗 30 ~ 90 分钟，也可根据患者的实际情况决定，以患者能够耐受为原则。

（2）局部治疗。四肢部位砂浴治疗：将治疗部位置于槽形容器中，用加热好的砂子包埋覆盖，砂厚10 cm 左右，砂温 50 ~ 60℃，时间约 1 小时。腰部砂浴治疗：在治疗床上铺棉垫、床单、油布，再在其上敷 10 cm 厚加温 50 ~ 60℃的热砂，患者腰部卧于其上进行治疗，每次治疗时间约 1 小时。治疗每天或隔日进行一次，15 ~ 20 次一个疗程，每次治疗结束后用温水冲洗干净，在阴凉处休息半小时左右，喝一杯温开水或凉开水，无头晕、心慌等不适即可离开。

4. 适应证与禁忌证

可用于软组织扭挫伤，非感染性关节炎，软组织的慢性无菌性炎症，骨折后软组织和关节肿胀，骨关节、软组织和神经痛，慢性盆腔炎和佝偻病等。对急性炎症、慢性消耗性疾病、心功能不全、高热、虚弱、肿瘤、结核病及出血性疾病和出血倾向者禁用。

五、水疗法

利用水的温度、压力、浮力和所含成分，以各种方式作用于人体治疗疾病的方法称为水疗法。

1. 水疗种类及其特点

水的热容量大，导热性强，又是良好的溶剂，因此可以利用水的温度、机械性质和所含的化学成分的刺激作用，达到治疗疾病的目的。水疗法的种类很多，常用的水疗方法有以下几类。

（1）水的温度分类包括：冷水浴（低于25℃）、低温水浴（25～32℃）、不感温水浴（33～35℃）、温水浴（36～38℃）、热水浴（38℃以上）等。

（2）按水中成分分类包括下列几种。①淡水浴：一般的自来水或河水洗浴。②药物浴：包括中药浴、松脂浴、硫黄浴、盐水浴、碳酸氢钠浴等。③气水浴：二氧化碳浴、硫化氢浴、氡气浴。④矿泉水浴：用含有不同化学成分的天然矿泉水洗浴治疗，矿泉水通常为自动涌出或人工开采的地热资源。⑤海水浴：天然海水洗浴治疗。

（3）按作用的部位分类：包括全身水浴、局部水浴（其中包括半身浴、手浴、足浴、坐浴、局部冲洗浴、局部擦浴等）。

2. 治疗作用

（1）水温作用：不同温度对患者的治疗作用不同，如温热的水作用于人体后可以使血管扩张，血液循环加快，新陈代谢过程加强，有利于代谢产物和有毒物质排出体外，使组织损伤的修复过程加快，同时可使肌肉韧带的紧张度降低，缓解痉挛，减轻疼痛；冷水擦浴或浸泡能够降低体温，使机体的代谢过程减慢，并使局部毛细血管和小血管收缩，可以减轻局部软组织的出血和肿胀，能刺激神经系统使兴奋性增强，肾上腺素分泌增加。

（2）机械作用：水疗的机械作用主要表现在以下几方面。

静水压力作用：静水压压迫体表的血管和毛细血管，使体液的回流量增加，特别是在坐浴或在水中站立时，下肢承受的压力最大，腹部承受的压力大于胸部，使静脉回流变得容易，回心血量增加，心排出量增大，并引起体内的体液重新分配。同时静水压对胸腔和腹腔的压迫作用促使呼吸运动加强，使肺组织的弹性和膈肌运动加强，使呼吸功能和循环功能都得到了锻炼。

水流的冲击作用：用多个2～3个大气压的定向水流冲击人体，这种机械性刺激可以引起明显的周围血管扩张，神经系统的兴奋性增强，使神经血管的功能活动得到改善。

浮力作用：由于浮力作用，人体在水中失去的重量约等于体重的9/10，使肌肉、骨骼的负荷很轻，使肌张力降低，全身大部分关节处于松弛状态，运动阻力减小，有利于水中运动疗法治疗骨关节和软组织运动障碍性疾病。

化学作用：水疗的化学作用取决于水中所含的微量离子和药物以及水的pH值，各种矿泉水所含的微量元素不同，治疗作用也有很大的差别，如碳酸泉浴时溶于水中的二氧化碳迅速被机体吸收，进入体内的二氧化碳作用于肺感受器可使呼吸变深变慢，改善气体代谢。另外，硫化氢、氡、钠、钙、碘、低铁等活性离子也可经皮肤进入体内而发挥作用。

3. 治疗技术

（1）水中运动疗法：在水池中进行运动训练治疗骨关节和软组织运动功能障碍性疾病的方法称为水中运动疗法。

治疗作用：水中运动疗法兼有水浴和运动疗法的双重作用。水的温热作用和浮力作用可使血管扩张，神经肌肉兴奋性降低，使疼痛减轻，肌肉韧带、关节囊紧张度降低；浮力可使浸入水中的身体组织重量减轻，使在大气中运动困难的肢体借助水的浮力可以比较容易地进行活动，同时水的阻力作用可限制肢体的运动速度，不至于有过快过猛的运动造成损伤。

治疗方法：先在池中注入37～41℃的温水，夏天也可用30℃左右的凉水，再将患者由斜坡或升降机放入水中，根据患者功能障碍部位和程度选择适当的器械和锻炼方法，进行水中运动锻炼。每次治疗30～60分钟，或视患者具体情况而定，每天一次，10～12次一疗程。

临床应用：适用于骨及软组织损伤后遗症，骨关节运动功能障碍；失用性和不完全性失神经所致肌肉萎缩无力；骨关节退行性炎症，风湿、类风湿性关节炎，强直性脊柱炎；中枢及周围神经损伤引起的运动功能障碍；重病后身体虚弱体能恢复，减肥，特殊部位的肌力训练等。对皮肤外伤未愈或有感染，传染性皮肤病，有比较严重的呼吸和心血管疾病，身体极度虚弱者，二便不能控制者，有出血性疾病或出血倾向者，活动性肺结核和肝炎、痢疾、伤寒等传染性疾病患者禁用。

（2）矿泉水疗：用天然矿泉水浸浴治疗疾病的方法称为矿泉水疗法。矿泉水一般为天然或人工开采的热泉水，不同地域或不同深度的矿泉水所含的微量化学元素不同，其治疗作用也不尽相同。矿泉水疗既有普通水疗的温热作用、浮力作用、机械作用，又有矿泉水独特的微量元素和离子的特殊治疗作用。矿泉水所含的离子不同其治疗的适应证也有很大的差别。例如氡泉浴，其医疗效果产生于氡及其子代产物放射出的 α、β、γ 射线的电离作用，其中起主要作用的是仅辐射。它可以使水分子电离、组织细胞中氢氧根和过氧化氢等氧化物增加，并激活机体蛋白质分子中巯基等活性基团，使体内多种酶类、核酸等蛋白质分子的活性或结构发生变化，使机体的代谢过程增强。

（3）脉冲水疗：又称为旋涡浴、涡流浴，是一种用脉冲旋涡水流冲击人体治疗疾病的方法。脉冲水疗兼有水浴和机械脉冲刺激的双重治疗作用，同时还有气泡浴的一些治疗特点。机械脉冲作用是指由喷水嘴喷射出的水流作用于人体时有较强的机械刺激和按摩作用，可以促进肌体组织的血液循环加快，局部组织的代谢增强，改善肌肉及其他软组织的营养，防止或减轻肌肉和韧带等软组织的萎缩和挛缩。水浴作用与前述水疗的治疗作用相同。治疗方法：可将浴槽注满 38～42℃的温水，患者的肢体或全身浸入水中，开动电机，调节喷水强度和喷水方向，使水射向治疗部位，人体承受多方位射来的旋涡脉冲水流，产生治疗作用。每次治疗 10～20 分钟，每天或隔日一次，15～20 次为一疗程。临床上适用于骨关节和软组织的慢性损伤疼痛，截瘫，中枢和周围神经损伤的恢复期和后遗症期，慢性神经炎和神经痛，周围血管性疾病，关节挛缩、肌肉萎缩无力等病症。禁忌证同其他水疗法。

第三章　康复治疗技术

第一节　体位转移技术

体位转移是指人体从一种姿势转移到另外一种姿势的过程，或从一个地方转移到另外一个地方的过程。体位转移一般包括床上转移、卧坐转移、坐位下的转移和坐站转移等。

依据转移时力量的来源，体位转移可分为主动转移、辅助转移和被动转移3大类。主动转移是指患者独自完成、不需他人帮助的转移方法；辅助转移是指由治疗师或其他人员协助的转移方法；被动转移是指患者因瘫痪程度较重而不能对抗重力完成独立转移及辅助转移时，完全由外力将患者整个抬起从一个地方转移到另一个地方的转移方法。体位转移技术是物理治疗师的基本功，本节重点介绍在他人帮助下如何完成被动体位转移。

一、主动转移技术

（一）主动转移基本原则

1. 等高原则

水平转移时，相互转移的两个平面之间的高度应尽可能相等，尤其对四肢瘫的患者。

2. 稳定原则

相互转移的两个平面的物体应稳定。轮椅转移时必须先制动，活动床转移时应先锁住床的脚轮，椅子转移时应将其置于最稳定的位置。

3. 靠近原则

相互转移的两个平面应尽可能靠近。若两者之间有距离，可使用转移滑板。

4. 硬度原则

床垫和椅面应有一定的硬度。一般越硬越利于转移。

5. 利用体重原则

应当教会患者利用体重转移。如利用倾斜力、翻滚力、摆动惯性等以增加起身的动量。

6. 把握时机原则

患者学习独立转移的时机要适当。太早容易失败使患者失去信心，太晚则因依赖而失去兴趣。

7. 安全容易原则

有多种转移方法可供选择时，以最安全、最容易的方法为首选。例如患者应尽量避免被家具或轮椅大轮、脚踏板碰伤肢体或臀部。在轮椅和床之间转移时，靠床一侧的扶手要拆下，轮椅脚踏板要向侧边移开或拆除，否则可能会碰到患者踝部，导致皮肤擦伤。

（二）床上转移活动

脑、脊髓及肌骨系统损伤患者的床上转移活动，包括床上翻身、床上移动及坐卧转移等活动。

（三）两椅间坐位转移活动

在坐位下进行椅–椅之间转移时，不需要患者站起来。对于使用轮椅的截瘫患者，掌握了这些基本技术后，可以完成轮椅到床、座厕、地面、浴盆等处的转移，大大提高了生活的独立性与活动空间。为了叙述的方便及便于理解，下面将患者正在坐的椅子称为第一张椅子，将要转移过去的椅子称为第二张椅子，常用有下述几种方法。

1. 成角转移

两椅前缘之间夹角30°～45°，若是轮椅，需要拆除两轮椅间的扶手。步骤如下：①患者向椅前移动，并将双足放好。②靠近第二张椅子的扶手后握着第二张椅子最远侧或者扶手，另一只手握着第一张椅子。若两腿不能站立，在转移前，把两腿搬到第二张椅子前。③患者用两手撑起身体（腿可以辅助）将臀部摆到第二张椅子上面。④两手握着第二张椅子扶手，两脚进行适当调整至舒适的位置。

2. 侧方转移

两椅并排放，如果使用轮椅，两轮椅之间的扶手要拆除。步骤如下：①患者身体向第二张椅子侧斜，握着该座位的远侧扶手或座位边缘，另一只手握着第一把椅子扶手；②患者将臀部从第一把椅子横过到第二把椅子上；③调整两脚姿势慢慢坐下。

3. 滑板转移

此方法适用于两椅高度不同，或两椅间有一定距离。步骤如下：①两椅并排放着，如果使用轮椅，两椅间扶手应去掉；②滑板放在两椅间，患者坐在其中一端；③将板和椅子固定住，患者横过滑板；④移到第二把椅子后，调整两腿，然后去掉滑板。

4. 错车式转移

两椅面相对，第一把椅子略偏左（或右）侧，如果使用轮椅，应将脚踏板拉向旁边或卸掉。步骤如下：①患者向椅子左（或右）侧迈双腿，使两椅尽可能靠在一起；②患者向椅前移，将左（或右）手放在第一把椅子扶手上，右（或左）手放在第二把椅子座位后面；③两手向下用力抬起臀部，然后摆过来坐到第二把椅子上，把第一把椅子搬走（如果是轮椅，可将其推开），调整两脚及臀部，使其处于舒服位置。

（四）床–椅转移技术及方法

上述椅–椅转移技术同样适用于床边到轮椅的转移，对偏瘫患者，已足够使用，但对于那些双下肢不能支撑地面的截瘫患者，完成这种床–椅转移有一定困难，需要用前向转移方法，步骤如下：①轮椅放置于床边，膝能接触到床边时，锁住车闸；②患者头、躯干前屈，为防止跌倒，用一手钩住扶手，另一手放在同侧下肢膝下，将该下肢抬起放在床上，用同样方法，更换另一侧，将另侧下肢抬起放到床上；③将脚踏板搬开或卸掉，打开车闸与床边对接，再锁住车闸，两手握住扶手，头、躯干后倾，撑起将身体移至床上；④两手移至床上，整理坐姿或躺至床上。

二、被动转移技术与方法

功能障碍比较重，不能进行主动转移的患者，通常需要他人扶抱才能完成转移活动，称为被动转移或扶抱转移。

（一）扶抱的原则及必要准备

1. 基本原则

①扶抱者应分腿站稳；②利用下肢肌肉承担重量，避免只用腰背力来扶抱患者；③身体循着扶抱方向移动；④扶抱中保持患者身体两边对称。

2. 扶抱前的准备

①先要计划移动方向和方法；②预备足够的空间，使扶抱过程得以安全地进行；③若要由床移往椅或由椅移往轮椅，要先将椅或轮椅放在适当的位置，以缩短距离及减少转换方向；④对坐轮椅或在活动床上的患者要锁上轮椅或活动床，拆去阻碍移位的扶手及脚踏板；⑤倘若扶抱过程需要两位或多位扶抱者，则每一位都必须清楚地了解整个程序。开始时，由其中一位喊口号，如"一、二、三、起"，然后同时把患者扶起。

3. 扶抱时的注意事项

①扶抱者在扶抱前需要了解患者的体形、体重；②患者的瘫痪程度，如果患者具有一定的能力，则应告诉患者尽力维持姿势平衡；③扶抱者本身的能力，并能认识到在某种情况下需要其他助手；④在进行扶抱前，应做自我介绍并向被扶抱者清楚解释目的和扶抱程序；⑤留意突然或不正常行动，如卒中患者的不随意动作。

（二）常用扶抱技术与方法

1. 床边坐起与躺下

患者侧卧位（健侧、患侧均可）两膝屈曲。扶抱者先将患者双腿放于床边，然后一手托着肩部，另一手接着患者位于上方的股骨大转子或骨盆，命令患者向上侧屈头部，扶抱者抬起下方的肩部，以骨盆为枢纽转移成坐位，在转移过程中，鼓励患者用健侧上肢支撑。此法用于偏瘫及下肢骨折患者。对于截瘫患者，扶抱者可面对患者，扶抱两肩部拉起成坐位。

2. 坐位间转移

常用以下方法。

（1）骨盆扶抱法：①患者坐在椅子前边，身体稍前倾，两足分开，健侧脚稍后放置。②扶抱者面对患者，一膝顶着患者前面的膝使之不会倾倒，另一足适当分开放置以保持稳定。③扶抱者屈曲双膝，下蹲，腰背挺直，双臂置于患者双臀下，双手置于患者双髋下。如果扶抱者双手不够长，可把一手置于髋下，另一手抓住患者腰部的衣裤和腰带。④扶抱者让患者在口令下同时站起，然后帮助患者把髋部摆向另一个位置。

（2）前臂扶抱法：①如前所述患者做好站立的准备；②扶抱者站在患者前面，顶住患者一侧膝部，腰背伸直同时抬起双臂，患者双手置于扶抱者肘上，而扶抱者把双前臂置于患者前臂下，双手置于患者肘下扶住患者；③嘱患者屈肘并听从扶抱者口令一起站起，同样地如果要从一个坐位转移至另一个坐位，扶抱者帮助患者在坐下前摆动双髋到另一个坐位。

（3）臂链扶抱法：①如前所述患者做好站立的准备工作；②扶抱者站立在患者一侧（这里以站在患侧为例）：如前所述，扶抱者用膝顶着患者的膝，让患者把双手置于扶手上（可能的话），然后一手穿过患者较近侧的腋窝下，手置于患者肩胛上，另一只手稳定患者的骨盆或置于髋下帮助患者准备站起；③听扶拖者的口令一起站立。

（4）肩胛后扶抱法：①患者坐在椅子的前沿，双肘前伸，双手合在一起放在双膝之间，受累侧拇指置于最上边；②扶抱者面对患者顶住患者一侧膝部，双手置于患者肩后，双手掌置于患者肩胛骨上；③听扶抱者的口令一起站立。使用这种方法，扶抱者牵拉患者患侧肩胛骨，可以达到减轻痉挛的作用。

3. 双人帮助站立技术

两位帮助者分别站在患者两侧，每人以臂绕过患者背后支撑，另一臂在患者屈曲的肘部、前臂和手掌下扶住；患者两脚向前触地，身体微向前倾，在两个人帮助下站起。

三、抬起技术与方法

在转移过程中，患者的瘫痪程度不能对抗重力，需在帮助下转移时，扶抱者必须把患者整个抬起从一个地方转移到另一个地方。

（一）抬起前准备

1. 扶抱者准备

需要 2 个或以上人员帮助转移时，必须指定一个人发口令，以保持相互之间的协调。抬起患者前，两位扶抱者两手腕应相互握住，组成抬起杠杆。常用的握腕法有单腕握、双腕握、指握、双手握持等方法。

2. 患者准备

首先应放松，对扶抱者有信心，抬起时向前看，不要看地板或扶抱者。如果病情允许，在抬起时全力保持自己身体的位置。

（二）常用抬起技

1. 标准式或椅式抬起法

这种扶抱法的优点是在整个过程中可观察到患者的表情和反应；对胸部和上肢疼痛的患者特别适用。两位扶抱者面对面站立，尽量靠近患者，双脚前后分开，前脚向着预定移动方向，屈膝半蹲，保持腰背挺直及抬起头部。一手扶着患者背部下端，另一手腕握，承托着大腿靠近臀部部分。患者交叉双臂于胸前或绕着扶抱者的肩部，被抱起时用脚跟向床面推，伸直双腿，帮助移动。扶抱者用下肢的力量站起将患者抬离床面，循着预定的方向把患者的重量由后脚移至前脚，到达目的地后缓缓放下。

2. 穿臂抱法

这种方法要求患者的双臂或至少一只手臂或手掌较为强壮，因此偏瘫、截瘫、脑瘫患者均可适用。患者在胸前两手交叉握着自己的手腕（同上述几种握法），扶抱者或抬起者站在患者后面，两手穿过患者腋下，握着患者前臂，身体贴近他的背部。若需要两位，则另一位扶抱者两手放在患者膝下或小腿处。使用此方法，可由一人完成患者的床上转移，两位帮助者可完成患者床椅、厕所等两地间的转移。

3. 肩膊抬起法

这种扶抱法适用于多种情况及扶抱比较重的患者。其优点：①扶抱者只需用一只手臂进行移动，空出的手可用来稳定轮椅或开门或控制患者的头部及上身；②扶抱者可面向移动方向，所以可走较长的距离及上落楼梯、巴士或坐厕等；③扶抱者与患者距离极接近，从力学上分析，这是最省力的方法。患者坐直；两位扶抱者肩对肩站立在患者的后侧，双脚前后分开，前脚向着预定移动方向；面背着患者，屈膝半蹲下，挺直腰背及抬起头；肩膊承托着患者腋下，让他的手臂垂于扶抱者背部，一手（腕握）承托着患者大腿靠近臀部部分，另一手可扶椅或患者背部；扶抱者利用腿力站起，循着预定方向把重量由后脚移往前脚将患者抬起。

四、脑瘫婴幼儿扶抱方法

前述扶抱及抬起方法主要适用于成人瘫痪者，有些方法也可适用于痉挛型、僵直型、徐动型等脑瘫患儿，但脑瘫在婴幼儿时期有其自身的特点，因此与扶抱正常婴幼儿不同。

1. 扶抱屈曲型患儿

屈曲型患儿的身体过于卷曲，往往不能自动抬起头部或挺直腰背。扶抱时鼓励患儿控制头部位置及伸直腰背和髋部。

2. 扶抱僵直型患儿

僵直型患儿的身躯笔直，非常僵硬，不能前后弯曲。扶抱时要防止患儿猛力将身体向后弯及鼓励患儿控制头部位置，扶抱者的手可以抱着或托着患儿的膝部，或空出一只手来。

3. 扶抱偏瘫或胯臀僵硬患儿

将患儿较差的一只手微屈放在扶抱者的肩膊上，并要保持患儿的手向上及向外伸，同时将其双腿分开骑跨在扶抱者的腰间。

五、借助过床板转移技术与方法

过床板由两部分构成，一是两块长约 90 cm、宽 60 cm 的塑料板，质地坚硬、光滑，中间一般由皮质材料相连，方便折叠；另一是光滑的尼龙套，它正好套在塑料板上，可在塑料板上滑动。

1. 过床板的作用

过床板可轻松地实现瘫痪患者在卧位下从一张床转移到等高的另一张床，适用于早期的瘫痪患者或不能通过坐位转移的瘫痪严重的患者。

2. 借助过床板转移的方法

以从患者躺着的床（第一床）转移到另一床（第二床）为例来说明转移的步骤：①将第一床与第二床平行对接，两床调至等高，并将带活动轮的床锁死；②把患者从仰卧位翻到侧卧位，将过床板放到患者身下，然后让患者再回到仰卧位，使得其有一半身体置于过床板上；③把患者的两脚放于过床板上；

④转移者把手置于患者的肩部和髋部，推动患者从第一床滑到第二床。若患者有颈部损伤，转移时一定要固定稳或有专人稳定头颈部；⑤再把患者从仰卧位翻到侧卧位，将过床板从患者身下拿出，并调整好患者卧姿。

六、借助升降机等机械性的转移技术

此处所指的升降机是指一种用于转移和/或吊起四肢瘫、重度颅脑损伤等严重残疾无法用人力长期进行转移的患者的机械装置，除动力装置外，还有合适的吊带及固定的坐套，它可以将患者从一个地方转移到另一个地方，如从床上到坐厕椅或到浴池等，如果患者及家人能正确操作使用，将会给他的生活带来极大方便。常用的升降机有移动式、固定式等类型。

第二节　关节活动技术

一、解剖及运动学

1. 关节解剖

关节由基本结构和辅助结构组成。前者包括关节面、关节囊、关节腔，后者包括滑液囊、滑膜皱襞、关节盂缘、关节内软骨和关节韧带等。依运动轴的数目和关节面的形状，关节分为单轴、双轴和多轴关节。关节的运动发生在构成关节的两骨关节面之间，是关节在不同的平面内围绕着基本轴发生的运动。人体有3个相互垂直的运动平面，即矢状面、额状面、水平面。与基本平面相适应，人体也有3个相互垂直的基本轴，即矢状轴、额状轴、垂直轴。

2. 关节运动

关节的运动方向包括屈和伸、内收和外展、旋转、翻转4种。根据关节运动的动力来源，关节的运动可以分为：①主动运动：关节的活动完全由肌肉收缩完成，没有任何外界的帮助；②被动运动：关节的活动完全由外力来完成，肌肉没有任何收缩；③主动助力运动：是指肌肉虽然收缩但不能做全范围的运动，需要借助外力的帮助才能完成，外力可以是徒手的或机械的，也可以是他人的或自身的健侧肢体。

根据关节运动发生的范围，关节的运动还可以分为生理运动和附属运动两类。生理运动是指关节在其自身生理允许的范围内发生的运动，通常为主动运动，如前面介绍的屈和伸、内收和外展、旋转、翻转等。附属运动是关节在生理范围之外、解剖范围之内完成的一种被动运动，是关节发挥正常功能不可缺少的运动，通常自己不能主动完成，由他人或健侧肢体帮助完成。例如，关节的分离、牵拉，相邻腕骨或跗骨间的滑动等。关节的附属运动是西方关节松动技术的基本操作手法。

3. 关节活动的末端感觉

末端感觉是指被动活动关节，在终末端时稍微施加压力所获得的感觉。

（1）正常的末端感觉：①软：由于关节两端的肌肉比较丰富，当被动活动关节到末端时，肌肉限制了其进一步活动，此时是一种软感觉，如肘关节或膝关节的屈曲；②韧：当关节活动到末端时，由于关节囊和关节周围韧带等软组织的牵拉所遇到的感觉，如肩关节和髋关节的旋转；③硬：这是关节活动到末端，骨与骨相互碰撞的感觉，如伸肘和伸膝时的感觉。

（2）异常的末端感觉：①松弛：关节活动到末端时无任何阻力，活动范围明显超过正常，常见于神经麻痹；②痉挛：当关节活动到末端时，由于肌肉痉挛而产生的一种回弹感觉，如脑卒中时的肢体痉挛；③阻滞：关节开始活动正常，突然不能活动，有一种被卡住的感觉，如关节内骨刺、游离体等；④其他异常感觉还有：发条感，如半月板损伤；泥泞感，如关节内积液等。

二、关节活动异常原因

1. 关节及周围软组织疼痛

由于疼痛导致了主动和被动活动均减少。如骨折、关节炎症、手术后等。

2. 软组织

关节周围的肌肉、韧带、关节囊等软组织挛缩时，主动和被动活动均减少。如烧伤，肌腱移植术后，长期制动等。中枢神经系统病变引起的肌肉痉挛，常为主动活动减少，被动活动大于主动活动，如脑损伤引起的肌肉痉挛。关节或韧带损伤引起的肌肉痉挛，主动和被动活动均减少。肌肉无力时，如中枢神经系统病变、周围神经损伤，肌肉、肌腱断裂，通常都是主动活动减少，被动活动大于主动活动。

3. 关节

关节内渗出或有游离体时，主动活动和被动活动均减少。关节僵硬时主动和被动活动均丧失。例如，关节骨性强直、关节融合术后。

三、改善关节活动的技术与方法

1. 主动运动

最常用的是各种徒手体操。根据患者关节活动受限的方向和程度，设计一些有针对性的动作，内容可简可繁，可以个人练习，也可以把有相同关节活动障碍的患者分组集体练习。适应面广，不受场地限制，但在重度粘连和挛缩时治疗作用不太明显。

2. 主动助力运动

常用的有器械练习和悬吊练习。

（1）器械练习：是借助杠杆原理，利用器械为助力，带动活动受限的关节进行活动。应用时应根据病情及治疗目的，选择相应的器械，如体操棒、火棒、肋木，以及针对四肢不同关节活动障碍而专门设计的练习器械，如肩关节练习器、肘关节练习器、踝关节练习器等。器械练习可以个人参加，也可以小组集体治疗，由于趣味性大，患者很愿意参加。

（2）悬吊练习：利用挂钩、绳索和吊带将拟活动的肢体悬吊起来，使其在去除肢体重力的前提下进行主动活动，类似于钟摆样运动。悬吊练习的固定方法可以分为两种，一种为垂直固定，固定点位于肢体重心的上方，主要用于支持肢体；一种是轴向固定，固定点位于活动关节的上方主要是使肢体易于活动。

（3）滑轮练习：利用滑轮和绳索，以健侧肢体帮助对侧肢体活动。

3. 被动运动

根据力量来源分为两种，一种是由经过专门培训的治疗人员完成的被动运动，如关节可动范围内的运动和关节松动技术；一种是借助外力由患者自己完成的被动运动，如滑轮练习、关节牵引、持续性被动活动等。

（1）关节可动范围运动：是治疗者根据关节运动学原理完成的关节各个方向的活动，具有维持关节现有的活动范围、预防关节挛缩的作用。

（2）关节松动技术：主要利用关节的生理运动和附属运动被动地活动患者关节，以达到维持或改善关节活动范围、缓节疼痛的目的。常用手法包括关节的牵引、滑动、滚动、挤压、旋转等。由于澳大利亚的治疗师 Maitland 发展了这一技术，故又称为"澳式手法"或"Maitland 手法"。

（3）关节牵引：是应用力学中作用力与反作用力的原理，通过器械或电动牵引装置，使关节和软组织得到持续的牵伸，从而达到复位、固定，解除肌肉痉挛和挛缩，减轻神经根压迫，纠正关节畸形的目的。

牵引的治疗作用主要为：①解除肌肉痉挛，改善局部血液循环，缓解疼痛；②松解组织粘连，牵伸挛缩的关节囊和韧带，矫治关节畸形，改善或恢复关节活动范围；③增大脊柱的椎间隙和椎间孔，改变突出物（如椎间盘、骨赘）与周围组织的相互关系，减轻神经根受压，改善临床症状。

牵引的种类根据牵引部位可以分为颈椎牵引、腰椎牵引、四肢关节牵引；根据牵引的动力可分为徒手牵引、机械牵引、电动牵引；根据牵引持续的时间可分为间歇牵引和持续牵引；根据牵引的体位可分为坐位牵引、卧位牵引和直立位牵引。

（4）持续性被动活动（continuous passive motion，CPM）：利用机械或电动活动装置，使手术肢体在术后能进行早期、持续性、无疼痛范围内的被动活动，主要用于四肢关节术后及关节挛缩的治疗，例如关节内骨折和干骺端骨折，创伤性关节炎经关节囊切除或关节松解术后，类风湿性关节炎和血友病性关节炎滑膜切除术后，关节外粘连松解术后，膝关节的内侧副韧带重建术后等。

第三节　关节松动技术

关节松动技术（joint mobilization）是现代康复治疗技术中的基本技能之一，用来治疗关节功能障碍如疼痛、活动受限或僵硬的一种非常实用、有效的手法操作技术，是运动疗法的重要组成部分，具有针对性强、见效快、患者痛苦小、容易接受等特点。

一、基本概念

关节松动技术是治疗者在关节活动允许范围内完成的一种针对性很强的手法操作技术，属于被动运动范畴，在实施时其操作手法的速度比推拿术要慢，具体应用时常选择关节的生理运动和附属运动作为治疗手段。

1. 生理运动

关节在生理范围内完成的运动，如屈、伸、内收、外展、旋转等。生理运动可以由患者主动完成，也可以由治疗者被动完成。

2. 附属运动

关节在自身及其周围组织允许范围内完成的运动，是维持关节正常活动不可缺少的一种运动，一般不能主动完成，需要由其他人帮助才能完成。例如：一个人不能主动地使脊柱任何一个关节发生分离，或者相邻椎体发生前后移位、旋转，但他人可以很容易完成上述活动，这些活动就属于关节的附属运动。

3. 生理运动与附属运动的关系

当关节因疼痛、僵硬而限制了活动时，其生理运动和附属运动均受到影响。在生理运动恢复后，如果关节仍有疼痛或僵硬，可能附属运动尚未完全恢复正常。通常，在改善生理运动之前，先改善附属运动；而附属运动的改善，又可以促进生理运动的改善。

4. 手法等级

关节松动技术的一个最大特点是对操作者施加的手法进行分级。这种分级具有一定的客观性，不仅可以用于记录治疗结果，比较不同级别手法的疗效，也可以用于临床研究。手法分级中以澳大利亚麦特兰德的4级分法比较完善，应用较广。

Ⅰ级：治疗者在关节活动的起始端，小范围、节律性地来回推动关节。

Ⅱ级：治疗者在关节活动允许范围内，大范围、节律性地来回推动关节，但不接触关节活动的起始端和终末端。

Ⅲ级：治疗者在关节活动允许范围内，大范围、节律性地来回推动关节，每次均接触到关节活动的终末端，并能感觉到关节周围软组织的紧张。

Ⅳ级：治疗者在关节活动的终末端，小范围、节律性地来回推动关节，每次均接触到关节活动的终末端，并能感觉到关节周围软组织的紧张。

上述4级手法中，Ⅰ级、Ⅱ级用于治疗因疼痛引起的关节活动受限；Ⅲ级用于治疗关节疼痛并伴有僵硬；Ⅳ级用于治疗关节因周围组织粘连、挛缩而引起的关节活动受限。手法分级范围随着关节可动范围的大小而变化，当关节活动范围减少时，分级范围相应减小，当治疗后关节活动范围改善时，分级范围也相应增大。

二、治疗作用及临床应用

（一）治疗作用

1. 缓解疼痛

当关节因肿胀或疼痛不能进行全范围活动时，关节松动可以促进关节液的流动，增加关节软骨和软骨盘无血管区的营养，缓解疼痛；同时防止因活动减少引起的关节退变，这些是关节松动的力学作用。

关节松动的神经作用表现在松动可以抑制脊髓和脑干致痛物质的释放，提高痛阈。

2. 改善关节活动范围

动物实验及临床均发现，关节不活动可以引起组织纤维增生，关节内粘连，肌腱、韧带和关节囊挛缩。关节松动技术，特别是Ⅲ级、Ⅳ级手法，由于直接牵拉了关节周围的软组织，因此，可以保持或增加其伸展性，改善关节的活动范围。

3. 增加本体反馈

目前认为，关节松动可以提供下列本体感觉信息：关节的静止位置和运动速度及其变化，关节运动的方向，肌肉张力及其变化。

（二）临床应用

1. 适应证

关节松动技术主要适用于任何因力学因素（非神经性）引起的关节功能障碍，包括关节疼痛、肌肉紧张及痉挛，可逆性关节活动降低，进行性关节活动受限，功能性关节制动。对进行性关节活动受限和功能性关节制动，关节松动技术的主要作用是维持现有的活动范围，延缓病情发展，预防因不活动引起的其他不良影响。

2. 禁忌证

关节松动技术的禁忌证为关节活动已经过度、外伤或疾病引起的关节肿胀（渗出增加）、关节的炎症、恶性疾病以及未愈合的骨折。

三、操作程序

（一）治疗前准备

1. 患者体位

治疗时，患者应处于一种舒适、放松、无疼痛的体位，通常为卧位或坐位，尽量暴露所治疗的关节并使其放松，以达到关节最大范围的被松动。

2. 治疗者位置

治疗时，治疗者应靠近所治疗的关节，一手固定关节的一端，一手松动另一端。为叙述方便，本节中凡是靠近患者身体的手称内侧手，远离患者身体的手称外侧手，靠近患者头部一侧的手为上方手，靠近患者足部一侧的手为下方手。其他位置术语与标准解剖位相同，即靠近腹部为前，靠近背部为后，靠近头部为上，靠近足部为下。

3. 治疗前评估

手法操作前，对拟治疗的关节先进行评估，分清具体的关节，找出存在的问题（疼痛、僵硬）及其程度。根据问题的主次，选择有针对性的手法。当疼痛和僵硬同时存在时，一般先用小级别手法（Ⅰ级、Ⅱ级）缓解疼痛后，再用大级别手法（Ⅲ级、Ⅳ级）改善活动。治疗中要不断询问患者的感觉，根据患者的反馈来调节手法强度。

（二）治疗中手法应用

1. 手法操作的运动方向

操作时手法运用的方向可以平行于治疗平面，也可以垂直于治疗平面。治疗平面是指垂直于关节面中点旋转轴线的平面。一般来说，关节分离垂直于治疗平面，关节滑动和长轴牵引平行于治疗平面。

2. 手法操作的程度

不论是附属运动还是生理运动，手法操作均应达到关节活动受限处。例如：治疗疼痛时，手法应达到痛点，但不超过痛点；治疗僵硬时，手法应超过僵硬点。操作中，手法要平稳，有节奏。不同的松动速度产生的效应不同，小范围、快速度可抑制疼痛；大范围、慢速度可缓解紧张或挛缩。

3. 手法操作的强度

不同部位的关节，手法操作的强度不同。一般来说，活动范围大的关节（如肩关节、髋关节、胸腰椎），手法的强度可以大一些，移动的幅度要大于活动范围小的关节，如手腕部关节和颈椎。

4. 治疗时间

治疗时每一种手法可以重复 3 ~ 4 次，每次治疗的总时间在 15 ~ 20 min。根据患者对治疗的反应，可以每天或隔 1 ~ 2 天治疗一次。

（三）治疗反应

一般治疗后即感到舒服，症状会有不同程度的缓解，如有轻微的疼痛多为正常的治疗反应，通常在 4 ~ 6 h 后应消失。如第二天仍未消失或较前加重，提示手法强度太大，应调整强度或暂停治疗一天。如果经 3 ~ 5 次的正规治疗，症状仍无缓解或反而加重，应重新评估，调整治疗方案。手法治疗有时也可以引起疼痛，轻微的疼痛为正常的治疗反应。若治疗后 24 h 疼痛仍不减轻，甚至增加，说明治疗强度过大或持续时间过长，应降低治疗强度或缩短治疗时间。

四、脊柱关节松动及四肢大关节的操作要领

（一）脊柱

1. 颈椎

（1）分离牵引：患者去枕仰卧，头部伸出治疗床外。治疗者右手托住患者头后部，左手放在下颌，双手将头部沿长轴向后牵拉，持续数秒钟后放松还原。如果是上段颈椎病变，可以在颈部中立位牵引；中下段病变，头前屈 10° ~ 15° 体位牵引。

（2）侧屈摆动：患者体位同上。向右侧屈时，治疗者右手放在枕后及颈部右侧，示指和中指放在拟发生侧屈运动的相邻椎体横突上，左手托住下颌，上身左转，使颈椎向右侧屈。向左侧屈时则相反。

（3）旋转摆动：患者体位同上。向左旋转时，治疗者右手放在枕骨上托住头部，左手放在下颌，双手同时使头部向左转动。向右旋转时则相反。

（4）后伸摆动：患者体位同上。治疗者一侧大腿向前放在患者头后部支撑。双手放在颈部两侧向上提使患者颈椎后伸。

（5）垂直按压棘突：患者去枕俯卧位，双手五指交叉，掌心向上放在前额，下颌稍内收，以减轻颈椎的生理性屈曲。治疗者双手拇指并排放在同一椎体的棘突上，将棘突向腹侧垂直推动。松动上段颈椎时指背相对，松动下段颈椎时指尖相接触。C_2 棘突在体表比较容易摸到，C_1 和 C_3 棘突则不容易摸到。操作时可以 C_2 为准，向枕骨方向移动则为 C_1 棘突，向胸部方向移动则为 C_3 棘突。如果颈部症状单侧分布或以一侧症状为重，操作时一手固定，一手推动棘突；如果症状偏向于头侧或足侧，松动手法可以相应地偏向头侧或足侧。

（6）垂直按压横突：患者体位同上。治疗者双手拇指放在同一椎体的一侧横突上，指背相接触，将横突垂直向腹侧推动。如果疼痛明显，外侧手的拇指靠近横突尖，这样，轻微的松动即可产生明显的力学效应；如果关节僵硬明显，外侧手的拇指靠近横突根部。上述手法适用于症状单侧分布的患者，如果症状双侧分布，治疗者可以将双手虎口交叉放在拟松动的脊椎上，拇指分别放在同一脊椎的两侧横突上，四指放在颈部侧将横突向腹侧推动。双侧松动的手法强度应比单侧松动的手法强度要小，主要用于缓解疼痛。对关节僵硬者还是以单侧松动手法为好。

（7）垂直松动椎间关节：患者去枕俯卧位，双手拇指交叉放在前额上，治疗者一手拇指放在棘突上，一手拇指放在同一椎体的横突上，然后让患者向患侧转动约 30°，治疗者双手拇指同时向中间靠拢向腹侧推动。

2. 胸腰椎

（1）垂直按压棘突：患者去枕俯卧位，腹部垫一枕头，上肢放在体侧或垂于治疗床沿两侧，头转向一侧。治疗者下方手掌根部放在胸腰椎上，豌豆骨放在拟松动的棘突上，五指稍屈曲，上方手放在下方手腕背部将棘突垂直向腹侧按压。

（2）垂直按压横突：患者体位同上。治疗者双手拇指放在拟松动胸腰椎的一侧横突上，指背相接触或拇指重叠将横突向腹侧推动。

（3）旋转摆动：胸椎旋转时，患者坐在治疗床上，双上肢胸前交叉，双手分别放在对侧肩部。向右

旋转时，治疗者左手放在其右肩前面，右手放在左肩后面，双上肢同时用力，使胸椎随上体向右转动；向左旋转时则相反。

腰椎旋转时，患者健侧卧位，下肢屈髋、屈膝。屈髋角度根据松动的腰椎节段而定，节段越偏上，屈髋角度越小，节段越偏下，屈髋角度越大。治疗者双手放在上方髂嵴上将髂骨向前推动。如果关节比较僵硬，治疗者可以一手放在髂嵴上，一手放在上方肩部内侧，双手同时反方向来回用力摆动，这一手法对中段腰椎病变的效果比较好。如果是下段胸腰椎病变，可以让患者将上方下肢垂于治疗床沿一侧，借助下肢的重力来增加摆动幅度。

（二）上肢

1. 肩关节

（1）分离牵引：患者仰卧，肩外展约50°内旋。治疗者外侧手托住上臂远端及肘部，内侧手四指放在腋窝下肱骨头内侧，拇指放在腋前，向外侧持续推肱骨，然后放松，重复3～5次。操作中要保持分离牵引力与关节盂的治疗平面相垂直。

（2）前屈向足侧滑动：患者仰卧，上肢前屈90°，屈肘，前臂自然下垂。治疗者双手分别从内侧和外侧握住肱骨近端，同时向足的方向牵拉肱骨。

（3）外展向足侧滑动：患者仰卧，上肢外展，屈肘，前臂旋前放在治疗者前臂内侧。治疗者外侧手握住肘关节内侧，稍向外牵引，内侧手虎口放在肱骨近端外侧，四指向下向足的方向推动肱骨。患者也可以取坐位，上肢外展90°，前臂旋前放在治疗者的前臂上。治疗者面向患者站立，外侧手托住肘关节和肱骨远端固定，内侧手放在肱骨近端，手指向内，将肱骨近端向地面方向推动。

当关节疼痛剧烈或明显僵硬，上肢不能前屈或外展，上述两种手法都难以操作时，可让患者仰卧，上肢放于体侧或外展至最大范围，肘关节伸、屈均可。治疗者双手拇指放在肩峰下肱骨头上，向足的方向推动肱骨。

（4）前后向滑动：患者仰卧，上肢休息位。治疗者下方手放在肱骨远端内侧，将肱骨托起并固定，上方手放在肱骨头上，将肱骨向后推动。如果关节疼痛明显，也可以双手拇指放在肱骨头上操作。患者也可以仰卧，上肢前屈90°，屈肘，前臂自然下垂。治疗者下方手放在肱骨近端内侧，将肱骨向外作分离牵引，上方手放在肘部，向下推动肱骨。

（5）后前向滑动：患者仰卧，上肢放在体侧，屈肘，前臂放在胸前。治疗者双手拇指放在肱骨头后方，其余四指放在肩部及肱骨前方，将肱骨头向前推动。患者也可以仰卧，上肢稍外展，屈肘，前臂放在治疗者肘窝处。治疗者站在患肩外侧，内侧手握住肱骨远端向足的方向作长轴牵引，外侧手握住肱骨近端，向前推动肱骨。

如果患者不能仰卧，可以取俯卧，患肩放在治疗床边缘，肩前方垫一毛巾，上肢外展，上臂放在治疗者内侧大腿上。治疗者外侧手放在肱骨远端后面固定，内侧手放在肱骨近端后面，向前推动肱骨。

（6）侧方滑动：患者仰卧，上肢前屈90°，屈肘，前臂自然下垂。治疗者外侧手握住肱骨远端及肘部固定，内侧手握住肱骨近端内侧并向外侧推动肱骨。如果关节僵硬明显，治疗者也可以用双手握住肱骨近端，颈肩部抵住肱骨远端外侧。松动时，双手向外，肩部向内同时推动肱骨。

（7）后前向转动：患者健侧卧位，患侧在上，肩稍内旋，稍屈肘，前臂放在身后。治疗者双手拇指放在肱骨头后面，其余四指放在肩部及肱骨近端前面，由后向前转动肱骨。

（8）前屈摆动：患者仰卧，上肢前屈至受限处，屈肘90°，治疗者外侧下肢屈髋屈膝放在床上与患侧上臂接触，内侧手握住患者腕部，外侧手握住肘部，在活动受限处摆动。

（9）外展摆动：患者仰卧位，肩外展至活动受限处，屈肘90°，前臂旋前。治疗者内侧手从肩背部后方穿过，固定肩胛骨，手指放在肩上，以防耸肩的代偿作用。外侧手托住肘部，并使肩稍外旋和后伸，将肱骨在外展终点范围内摆动。如果患者肩关节外旋没有困难，前臂能接触床面，治疗者也可以在此位置上将肱骨作外展摆动。

（10）水平内收摆动：患者坐位，肩前屈90°，屈肘，前臂旋前，手搭在对侧肩上。治疗者同侧手托住患侧肘部，对侧手握住患侧手部，将患侧上肢水平内收摆动。

（11）内旋摆动：患者仰卧，肩外展 90°，屈肘 90°，前臂旋前。治疗者上方手握住肘窝部固定，下方手握住前臂远端及腕部，将前臂向床面运动，使肩内旋。患者也可以取坐位，肩外展 90°，屈肘 90°。治疗者内侧手握住肱骨远端固定，外侧手握住前臂远端及腕部，将前臂向下后摆动，使肩内旋。

（12）外旋摆动：患者仰卧，肩外展，屈肘 90°。治疗者下方手放在肱骨头前面固定肩部并稍向下加压，上方手握住前臂远端及腕部，将前臂向床面运动，使肩外旋。

（13）松动肩胛骨：患者健侧卧位，患侧在上，屈肘，前臂放在上腹部。治疗者上方手放在肩部，下方手从上臂下面穿过，拇指与四指分开，固定肩胛骨下角。双手同时向各个方面活动肩胛骨，使肩胛骨做上抬、下降、前伸（向外）、回缩（向内）运动，也可以把上述运动结合起来，做旋转运动。

2. 肘关节

（1）分离牵引：患者仰卧位，屈肘 90°，前臂旋后位。治疗者下方手握住前臂远端和腕部背面尺侧，上方手放在肘窝，手掌接触前臂近端，掌根靠近尺侧向足侧推动尺骨。

（2）侧方滑动：患者仰卧位，肩外展，伸肘，前臂旋后。治疗者上方手放在肱骨远端外侧固定，下方手握住前臂远端尺侧向桡侧推动尺骨。

（3）屈肘摆动：患者仰卧位，肩外展，屈肘，前臂旋前。治疗者上方手放在肘窝固定，下方手握住前臂远端稍做长轴牵引后再屈曲肘关节。

（4）伸肘摆动：患者仰卧位，肩外展，前臂旋后。治疗者上方手放在肘窝，下方手握住前臂远端尺侧在伸肘活动受限的终点摆动。

（三）下肢

1. 髋关节

（1）长轴牵引：患者仰卧位，下肢中立位，双手抓住床头，以固定身体。治疗者双手握住大腿远端，将小腿夹在内侧上肢与躯干之间。双手同时用力，身体后倾，将股骨沿长轴向足部牵拉。

（2）分离牵引：患者仰卧位，患侧屈髋 90°，屈膝并将小腿放在治疗者的肩上，对侧下肢伸直。双手抓住床头，以固定身体。治疗者上身稍向前弯曲，肩部放在患腿的腘窝下，双手五指交叉抱住大腿近端。上身后倾，双手同时用力将股骨向足部方向牵拉。

（3）后前向滑动：患者健侧卧位，患侧下肢屈髋屈膝，两膝之间放一枕头，使上方下肢保持水平。治疗者站在患者身后，双手拇指放在大腿近端后外侧，相当于股骨大转子处，其余四指放在大腿前面用力将股骨向腹侧推动。

（4）屈曲摆动：患者仰卧位，患侧下肢屈髋屈膝，健侧下肢伸直。治疗者上方手放在膝关节上，下方手托往小腿，双手同时将大腿向腹侧摆动。

（5）旋转摆动：患者仰卧位，患侧下肢分别屈髋、屈膝 90°，健侧下肢伸直。治疗者上方手放在髌骨上，下方手握住足跟。内旋时，上方手向内摆动大腿，下方手向外摆动小腿；外旋时，上方手向外摆动大腿，下方手向内摆动小腿。

（6）内收内旋摆动：患者仰卧位，患侧下肢屈髋屈膝，健侧下肢伸直。治疗者上方手放在患侧髋部，下方手放在患膝外侧将大腿向对侧髋部方向摆动。

（7）外展外旋摆动：患者仰卧位，患侧下肢屈髋屈膝，足放在对侧膝关节上，健侧下肢伸直。治疗者上方手放在对侧骨盆上，下方手放在患侧膝关节将膝关节向下摆动。

2. 膝关节

（1）长轴牵引：患者坐在治疗床上，患肢屈膝垂于床沿，腘窝下可垫一毛巾卷，身体稍后倾，双手在床上支撑。治疗者双手握住小腿远端，身体下蹲，将小腿向足端牵拉。

（2）前后向滑动：患者仰卧位，患侧下肢屈髋屈膝。治疗者上方手放在大腿远端，下方手掌根部放在小腿近端大约胫骨结节处将胫骨向背侧推动。

（3）后前向滑动：患者仰卧位，患侧下肢屈髋屈膝，足平放床上，健侧下肢伸直。治疗者坐在治疗床一侧，大腿压住患者足部，双手握住小腿近端，拇指放在髌骨下缘，四指放在窝后方将胫骨向前推动。

（4）伸膝摆动：患者仰卧位，患侧下肢稍外展，屈膝。治疗者将患侧下肢置于上方上肢与躯干之间，双手握住小腿远端稍将小腿向下牵引后向上摆动。

（5）旋转摆动：患者坐位，小腿垂于治疗床沿。治疗者面向患者坐在一矮凳上，双手握住小腿近端稍向下牵引。内旋时，双手向内转动小腿；外旋时，向外转动小腿。

第四章　心脏康复

第一节　概述

心血管疾病是世界范围内严重威胁人类健康、引起死亡的首要原因，其中大多数死亡发生在低至中等收入国家。开始于 1949 年的美国 Framingham 研究是国际上最著名的心血管病流行病学研究，研究者们根据他们的研究结果于 1962 年提出了冠心病危险因素的概念。美国有研究报道，心血管病的广泛流行与多种危险因素（2 型糖尿病、肥胖、久坐不动的生活方式、高血压等）以及人口老龄化有关。现已证实，通过预防和干预这些危险因素，可降低冠心病的发病率和病死率。鉴于以上危险因素的特点以及它们的综合负面影响，建立积极有效的心脏康复及二级预防体系已经刻不容缓。

心脏康复最早源于针对急性心肌梗死（AMI）患者开展的早期活动。1944 年，Levine 提出对急性心肌梗死患者解除严格长期卧床的建议，并提倡一种新的治疗方法即"椅子疗法"；20 世纪 50 年代，在坐式体位相对于半卧位或者仰卧位能减少静脉回流从而使心脏负荷减轻的假说基础之上，Levine 和 Lown 开始对急性心肌梗死患者在发病 1 周后施行"椅子疗法"，证明此种疗法具有良好的安全性和有效性。20 世纪 60 年代，早期的活动分级方案提出，并正式应用于出院后的康复计划。20 世纪 70 年代，依托运动疗法，一种针对急性心肌梗死患者的心脏康复程序疗法被欧美专家首次发表，被视为心血管疾病康复治疗的里程碑，具有重要的临床意义。20 世纪 80 到 90 年代，在工业发达国家，以运动为核心的心脏康复疗法得以迅速发展，成为心血管疾病治疗的重要手段之一。中国，则是在 20 世纪 80 年代末、90 年代初开始引入心脏康复的。近年来，对心脏康复的认识与研究呈不断增多的趋势。

自 1964 年世界卫生组织（WHO）成立心血管康复委员会并提出心脏康复的定义，历经数十年发展，2007 年美国心肺康复协会 / 美国心脏协会（AACVPR/AHA）将心脏康复定义为综合的长期计划，其内容包括医疗评价、运动处方、纠正心血管疾病危险因素、教育、咨询及行为干预等。其最终目的在于限制心血管疾病对患者的心理生理影响，控制心血管疾病的症状，稳定并逆转疾病的进程，提高患者的生活质量，促使其重返社会，减少猝死及再发急性心血管事件的风险。目前，心脏康复的裨益已为大量研究所证实，且心脏康复适用于所有病情稳定的心血管疾病患者，包括女性及老年患者。为此，2012 年最新急性 ST 段抬高型心肌梗死及心血管疾病预防的欧洲指南已将心脏康复列为正规治疗方案之一。

康复的目的不仅在于训练那些因心血管病致残的患者适应环境，而且要干预他们所置身的环境和社会，促使他们成为社会的一员。所以，现在心脏病康复的适应证范围已扩展到所有心脏病患者，包括合并心功能不全和心律失常的患者。心脏康复的含义不仅包括临床症状得到控制和改善，也包括患者的生理功能的恢复、心理状态的健康和接近以往的社会工作和能力。因此，作为康复医学分支的心脏康复医学，不仅包括了运动康复，还涉及心身医学、社会医学、营养卫生学、环境医学、老年医学等领域，包括了心理社会康复和职业康复等问题；心脏康复的意义还包括二级预防的作用，包括通过宣传和心理咨询等方法使者戒烟酒和控制不良的习惯、调整心理状态等，以达到控制易患因素，减低复发率。

一、心脏康复的获益

（一）对病死率及远期预后的影响

相关文献数据显示心脏康复可将心血管疾病病死率降低 25% 左右，然而随着新的治疗手段如 PCI 技术的蓬勃发展，有人开始怀疑心脏康复能否真正对改善患者的病死率和患病率有额外帮助。有数据显示心脏康复对冠脉再通以及其他接受药物治疗或起搏器治疗的患者同样有益处。在一项有 601 099 人参与的大型医学研究中，Suaya 等评估了心脏康复的作用。该项研究的参与者均为冠心病患者或冠脉再通术后，并都是心脏康复的适宜人群。研究者们发现，相对于未参与者，参与了心脏康复的人群病死率有明显下降（21% ~ 34%）。心脏康复同样有剂量效应，参与了更多疗程的人群有更好的预后。我国尚缺乏关于心脏康复对患者病死率影响的大型研究。

除了降低病死率，心脏康复同样可通过提高运动能力，改善职业状况，从而提高患者的生活质量。心脏康复参与者的焦虑症状同样有所改善。有证据显示心脏康复可通过提高老年人做家务的能力从而增加他们的独自生活能力。

（二）改善血脂水平

很多冠心病患者高密度脂蛋白胆固醇（HDL-C）、低密度脂蛋白胆固醇（LDL-C）及甘油三酯（TGs）水平控制欠佳。有证据显示，心脏康复可改善患者的这些指标。参与心脏康复后 HDL-C 平均增加 6%，TGs 平均下降 15%。李寿霖等的一项研究表明心脏康复 3 个月后 HDL-C、TC/HDLC 均可得到明显改善。

（三）对肥胖的影响

腹型肥胖、低水平 HDL-C、高水平 TGs、高血糖、高血压在同一患者身上聚集被称为代谢综合征。近年来，多项研究证明肥胖个体更倾向于罹患高血压、胰岛素抵抗、血脂紊乱及心衰。心脏康复对于超重或肥胖的冠心病患者的潜在益处就是减轻体重。

有研究已经证实，体重减轻对于冠心病二级预防的重要性。美国一项研究显示，超重 / 肥胖个体减轻体重可明显改善其他冠心病危险因素，包括血脂、空腹血糖以及炎症水平。

（四）心脏康复的社会心理作用

医学上，尤其在心血管病领域，患者的心理焦虑问题往往被忽视。最新数据显示冠心患者普遍存在心理焦虑问题，而心脏康复后患者的心理问题可得到明显改善。胡大一等提出"双心医学"的概念，其关注的是心血管疾病和心理障碍，强调治疗患者躯体上存在的心血管疾病的同时，关注患者的精神心理问题，尊重患者的主观感受，遵循社会 – 心理 – 生物医学模式。

在一项由 522 名参与心脏康复的患者和 179 名不参与心脏康复的患者组成的研究中，参与心脏康复后患者的心理焦虑得到了明显缓解。在后续随访中，未参与任何正规形式心脏康复的患者由于抑郁问题病死率达 30%，而参与了心脏康复项目的患者病死率仅为 8%。此外，在对参与了心脏康复的患者后续 3 年随访中，仍然有抑郁问题的患者病死率是没有抑郁问题的患者的 4 倍。值得注意的是，心脏康复后运动能力（以峰值氧耗量衡量）没有明显提高的患者仍有较高的抑郁程度及病死率。

相反，心脏康复后峰值氧耗量有轻微（< 10%）或明显（> 10%）提高的患者其抑郁程度及病死率均有明显下降。该研究证明，运动能力的轻度提高即可大大降低抑郁相关死亡风险。

在另一项最新研究中，研究者们观察了心脏康复对左室射血分数明显降低的缺血性心力衰竭患者病死率及抑郁程度的影响。研究发现心脏康复后患者的抑郁程度下降了 40%，由 22% 降至 13%。该研究最后总结认为缺血性心力衰竭患者的抑郁程度与其病死率有关，而运动训练可以减轻抑郁症状，从而提高远期存活率。

二、心脏康复的适宜人群

1. 冠心病病情稳定者

对冠心病患者而言，心脏康复与控制心血管疾病危险因素、优化药物治疗方案一样重要，可有效抑制病情的进展。Seki 等探讨了Ⅲ期心脏康复项目对冠心病患者的获益情况。据称同对照组相比，经 6 个月运动康复训练，实验组的体重、腰围显著下降，骨骼肌的灵活性明显增加，血脂谱也得以改善。而 Onishi 等的一项关于急性心血管事件发生 6 个月后，病情稳定的患者行院外康复运动的试验，终点结果证实康复组的不良心血管事件发生率远低于非康复组。此项研究同时也阐述了心脏康复对改善患者长期预后、降低心血管事件发生率及病死率的有益性。

以有氧运动为核心的心脏康复项目主要通过控制心血管疾病的危险因素来阻止病程的进展，如康复运动有助于戒烟，可控制血压、血糖、血脂及降低体重等。目前已证实运动量少是心血管疾病发生发展的一项独立危险因素。Wise 等和 Swift 等分别总结了冠心病患者的运动处方，并论述了运动对冠心病患者的获益情况，包括运动可改善冠心病患者病理生理进展，控制危险因素及提高患者身心健康等。除此之外，目前认为多数冠心病患者存在焦虑、抑郁倾向，尤其是老年患者表现更为明显。心脏康复作为冠心病二级预防方案之一，本身包含心理康复等内容，故其有助于患者改善精神心理症状，且运动亦可促进患者改善心理健康状况，益于其重返社会。

2. 急性心肌梗死及再灌注治疗

随着医学的发展，急性心肌梗死经历了从绝对卧床休息到 1960 年代开始认识到的早期进行适量运动。目前，以有氧运动为核心的心脏康复项目已成为急性 ST 段抬高型心肌梗死的标准治疗方案之一。所有病情稳定的患者都推荐尽早行心脏康复训练，包括大面积心肌梗死患者。据 Kim 等报道，急性心肌梗死患者发病 10 到 14 天后即进行心脏康复训练，与对照组相比，6 个月的康复训练可使实验组患者的射血分数得到显著改善，且对这些患者而言早期进行心脏康复运动无明显不良影响，也不增加病死率。

尽管早期行有氧运动对急性心肌梗死患者的获益机制仍不十分明确，但已有很多研究对此做出了探讨。据 Martinez 等报道，心肌梗死后常伴交感神经系统激活，而运动可抑制其活性，从而起到减慢心率、降低血压、减少电风暴发生的可能性。

从分子角度上来讲，Wu 等报道运动可诱导血管生成因子的表达，进而改善血管内皮功能，有利于缺血区域血管的生成。Brehm 等和 Koutroumpi 等分别报道了心肌梗死后，常规有氧运动可使骨髓源性循环祖细胞（CPC）及内皮祖细胞（EPC）的功能增强，并诱导其向心肌缺血区域迁移，促进缺血区域的血管生成，从而达到改善心脏功能及长期预后的目的。

而对于急性心肌梗死后行血运重建者，包括经皮冠状动脉介入治疗（PCI）及冠状动脉旁路移植术（CABG）后患者，心脏康复亦可获益。Kim 等报道了 PCI 术后的急性心肌梗死患者进行 6 周快速行走运动后，实验组较对照组的最大摄氧量及代谢当量均有改善，提示急性心肌梗死患者在血运重建后，进行运动对改善症状及提高生活质量有重要意义。Golabchi 等同样报道了 PCI 及 CABG 后患者行 8 周有氧运动训练，实验组较对照组在静息心率、最大心率及运动耐量等方面均得到了显著改善。

3. 心力衰竭

心力衰竭是所有心脏病发展的终末阶段，在所有心血管疾病病死率中占重要比例。心力衰竭患者活动耐量显著降低，气促、水肿等临床症状反复出现，尤其是顽固性心力衰竭严重影响患者的生活质量。而心脏康复对病情稳定的心衰患者而言是一种安全的非药物治疗措施，对降低发病率、提高生活质量有重要意义。

近年来，已有大量研究探讨了心脏康复作为一种非药物治疗方案对心衰患者的有效性及安全性。继第一个大规模临床试验 HF-ACTION 肯定了运动对心功能 Ⅱ ～ Ⅳ 级患者的有效性及安全性后，很多关于运动对心力衰竭患者获益的研究接踵而至。

据 Kitzman 等的一项随机单盲试验显示，对心功能尚可的老年患者进行 16 周有监测的运动训练后，患者的摄氧峰值、6 分钟步行距离及无氧通气阈值均得以改善。Azad 等同样报道了有监测的心脏康复运动对老年心衰患者的安全性及有效性。Davies 等荟萃分析了 90 个运动对心衰患者影响的随机对照试验，结果同样显示运动可降低心衰症状相关的再入院率，并可提高患者的生活质量等。

运动对心衰患者的获益机制是多方面的，如 Chung 等报道了运动不仅可提高骨骼肌的摄氧峰值（peakVO$_2$）及运动耐量，还可改善外周小血管情况及通气功能，从而达到改善患者症状的目的。而 Mousa 等报道了运动可降低交感神经及腱反射的兴奋性，从而阻断水钠潴留等心衰进展的途径。近年有关运动获益机制的报道主要集中于运动可改善内皮细胞功能，增加舒血管效应，增加骨骼肌的血流灌注，降低炎性细胞因子水平，增加线粒体密度及体积，从而提高氧化代谢能力并增加运动耐量；运动同时可稳定交感神经兴奋性，降低由交感神经兴奋性增高引发的各种临床不良症状，从而达到提高生活质量、降低急性心血管事件的发生率及再入院率的目的。

4. 心室辅助装置

随着医疗技术的发展，心室辅助装置越来越广泛地应用于临床，尤其是顽固性心力衰竭患者。最新心力衰竭的欧洲指南已明确指出了心室再同步化治疗（CRT）及植入式心脏复律除颤器（ICD）的应用指征，肯定了心室辅助装置在顽固性心力衰竭患者中的治疗地位。对植入心室辅助装置后的患者而言，心脏康复的获益情况也逐步得以证实。植入 ICD 及 CRT 可有效预防运动时各种恶性心律失常的发生，并可增加运动耐力，因此，心室辅助装置植入可使患者更安全地进行康复运动训练。

早在 2011 年 Berg 等已展望了 COPE-ICD 试验将证实植入 ICD 后的患者进行有氧运动可显著提高患者的健康状况及心率变异性，预言了 ICD 植入后的患者参与心脏康复，不仅可提升患者参与运动的积极性并提高运动耐量，而且可降低病死率及减少再入院率，进而达到改善长期预后的目的。

Patwala 等证实了 CRT 植入后的患者进行 6 个月康复运动，结果显示康复运动进行 3 个月后，受试者的血流动力学及骨骼肌功能就得到了明显改善，继续运动可进一步提高运动耐量并显著改善生活质量。Dougherty 等同样报道了，对植入 ICD 及 CRT 患者进行 8 周有氧运动后，患者的最大运动时间、无氧阈值、代谢当量、心率变异等指标均有显著改善，而心脏骤停等急性心血管事件发生风险显著降低。

5. 外科手术

外科手术在一些心血管疾病的治疗中占重要地位，如风湿性心脏病、先天性心脏病及冠心病等。但外科手术创伤较大，术后很多患者面临活动耐力下降从而出现重返社会障碍等问题。而有监测的心脏康复运动可减少患者对运动的担忧，提高患者的运动积极性，并达到获益于运动并提高生活质量等目的。

心脏康复对外科手术后的患者同样有益。Butchart 等论述了在心脏瓣膜置换术后，心脏康复与使用抗凝药物、预防感染一样，对延缓术后患者的病情进展及提高其生活质量等方面均具有重要意义。此外，Ueshima 等报道了心脏瓣膜外科手术后的患者经过 6 个月的康复运动，康复组较对照组在生活质量和运动耐量等方面均有改善。而 Ghashghaei 等进一步报道了 CABG 术后的患者进行为时 2 个月的康复运动，结果显示康复组较对照组患者在 6 分钟步行试验的距离、血压、心率及射血分数等方面均得到了显著改善。更为有意义的是 Bilinska 等对 120 位 CABG 术后患者进行 6 周有氧运动后，检测受试者血浆儿茶酚胺、内皮素及白介素等炎性指标，结果显示即使是短期运动也可使上述指标得到显著改善。笔者 2017 年底至 2018 年初参与救治 1 位妊娠 29 周合并 A 型急性主动脉夹层并右冠闭塞患者，术后反复心脏停搏，需 IABP、ECMO 等辅助支持，在 ICU 就积极康复训练，包括床上肌力训练、及早下地行走和爬楼梯等，心脏功能等恢复良好，现以较好状态回归家庭和社会。

6. 其他获益人群

除上述获益人群外，外周血管疾病、糖尿病、中风及短暂性脑缺血（TIA）等患者均可获益于心脏康复项目。外周血管疾病作为心血管疾病的一部分，常伴发于心血管疾病，并阻碍心脏康复的顺利进行，尤其是间歇性跛行。据 Spronk 等报道，对合并周围血管病变的冠心病患者进行早期康复运动训练可有效降低急性心血管事件的发生率。鉴于此，2010 年美国心脏病学院基金会及美国心脏协会（ACCF/AHA）的外周血管疾病指南中明确指出了有监测的康复运动对抑制外周血管疾病进展的重要性，并将其列为非药物治疗的标准方案。

Svacinova 等对比了伴有或不伴 2 型糖尿病的 PCI 术后患者，在 12 周有氧康复运动后的运动耐量改善情况，结果显示伴 2 型糖尿病患者的运动耐量指标，如运动负荷峰值、最大摄氧峰值增高更为显著，提示心脏康复对伴有 2 型糖尿病的冠心病患者亦有重要意义。此外，Lennon 等报道了心脏康复项目通过控制心血管疾病的危险因素，对 TIA 及中风患者同样可以获益，可起到控制疾病发生发展的作用。

第二节　康复评定

一、运动试验在心脏康复评定中的作用

心脏负荷运动试验简称运动试验，它可以直接评定心脏的功能容量和体力活动时的安全性，并对心脏病的预后有预测作用。

二、心功能评定

心功能指心脏做功能力的限度，取决于心脏心肌的收缩和舒张功能，也受心脏前、后负荷和心率的影响。

1. NYHA 心功能分级

纽约心脏病学会心功能分级是目前最常用的分级方法，此心功能程度分级主要根据症状，参考呼吸困难和乏力等症状。最大的缺点是依赖主观表现分级，评估者判断变异较大，同时受患者表达能力的影响。但由于已经应用多年，评估方法已被广泛接受，所以目前仍然有较大的使用价值。

2. 心脏超声评定心功能

超声心动图不仅可直接观察心脏和大血管的结构，而且可以随着心动周期的变化推算心泵功能、收缩功能和舒张功能，其优点是无创性，可以反复测定，而且对人体无害。

（1）泵血功能测定包括左心室每搏排出量（SV）和心排出量（CO）：应用超声测量出的内径等数据通过公式计算出 SV 和 CO，心搏出量增高见于各种高搏出量状态，降低时见于心功能不全或由于失血、休克状态所致；射血分数（EF）即每搏排出量占左心室舒张末期容量的百分比，反映左心室的排血效率。射血分数可以用于评估心肌的收缩功能，射血分数的变化可以反映心肌收缩力的改变。一般认为射血分数 < 58% 可以考虑为异常，在 50% ~ 75% 为轻度减低，在 35% ~ 49% 为中度降低，在 34% 以下为明显降低。

（2）左心室收缩功能可通过测定左心室短轴缩短率和左心室向心缩短率，还有左心室局部收缩功能而获得。

（3）左室舒张功能和右心功能可通过多普勒超声、M 型及二维超声心动图测出。

3. 心脏导管检查测定心功能

包括：①左心室造影：将导管放在左心室快速注入造影剂摄片后，从电影上出现的心动周期不同时刻的左心室心内膜边缘算出每搏排出量、射血分数等，对心室的节段性运动异常进行定性或定量的分析。②指示剂稀释法心功能测定：在右心房经导管快速注入冰水，冰水与血液混合后进入肺动脉内，测定肺动脉的血液温度，计算机会自动计算出心排血量。

4. 放射性核素扫描测定左心室功能

利用 ^{201} 铊和 ^{99} 锝剂通过门控心肌显像获得的左心室舒张和收缩期图像，可计算出不同的左心室功能参数、左心室腔与心肌计数比值和肺心计数比值等，亦可预测心功能的比值。

5. 运动试验

心肺运动试验可以提供心脏功能容量的客观指标，如 6 分钟步行试验、脚踏车运动试验、活动平板运动试验等，方法简单实用，具体在心脏康复中的作用为调整康复中的体力活动量，出院前评定，运动处方依据，预测心血管风险，用于心导管检查、药物治疗或体育疗法的筛选；确定所需运动程序（是否需监测，是否需医务人员在场）；随访检查内容的一部分。

而重症患者或不能行走患者，参照运动试验心率和心率变化率等指标，是目前临床作为康复训练重要监测指标。

6. 其他方法

心机械图是利用心脏泵活动为基础而记录的低频机械振动波，包括颈动脉波动图、心尖波动图、颈

静脉波动图、心阻抗图等，可以测定泵血功能。另外磁共振和快速 CT 也可从不同方面测定出心功能的指标。

第三节　康复治疗

一、概述

心脏康复的措施是综合的，随着心脏康复的不断发展，其方案也在不断拓展。心脏康复包括住院患者康复期（1 期康复）、出院早期患者康复期（2 期康复）、长期维持与随访期（3 期康复），在这三期中涉及的康复内容主要有：病情评估、药物治疗、控制危险因素、运动治疗、心理治疗、营养咨询、干细胞移植及介入手术等。

（一）病情评估

病情评估主要依据患者的临床表现，结合其基本常规生物化学及影像学检查，对患者的病情及预后做出初步判断。病情评估主要用于评价患者入院时病情的轻重缓急并由此指导治疗。近年来，用以评估病情的各种措施日臻完善。在生物化学监测指标方面，除经常使用的 C 反应蛋白及血沉等炎性指标外，现已明确血浆中肌钙蛋白（cTnI、cTnT）、心肌型脂肪酸结合蛋白（H-FABP）、精氨酸加压素（AVP）、N 端脑钠肽前体（NT-proBNP）等变化可作为预测心血管疾病发生发展的指标。而 Katan 等人报道，和肽素是一种由 39 个氨基酸组成的肽素，其作为 AVP 前体 C 末端的一部分，与 AVP 等量分泌，它不仅可以反映 AVP 的产生，且较 AVP 更稳定更易监测。其血浆浓度在中风、心衰及急性心肌梗死等病患中明显升高，可作为评价这些疾病预后的监测指标。在影像学检查方面，基于传统超声检查，通过监测早期三尖瓣反流峰速与三尖瓣流速（earlyphase E/FPV）可预测急性心肌梗死后心肺功能的康复状况，若早期 E/FPV ＜ 1.5 提示康复预后较佳。

（二）药物治疗

药物治疗是心血管疾病治疗的核心部分，也是心脏康复的重要保障。据调查显示，合理的药物治疗方案及患者良好的依从性与急性事件后的并发症、病死率呈负相关。优化药物治疗方案可有效减少心血管急性事件的发生并改善长期预后，而具体药物治疗方案应依不同患者的病情个体化拟定。

欧洲最新非 ST 段抬高型心肌梗死指南推荐急性心肌梗死后患者需秉承冠心病二级预防用药，提倡长期优化药物治疗方案及早期使用阿司匹林、氯吡格雷、β－ 受体阻滞剂、血管紧张素转化酶抑制剂（ACEI）及他汀等药物。而最新心衰指南推荐对不同心衰患者 β－ 受体阻滞剂及 ACEI 作为病情可耐受患者的首选用药，此外依患者病情可选用利尿剂、地高辛、伊伐布雷定、硝酸盐类等。

（三）控制危险因素

危险因素在心血管疾病的发生发展中起推动作用，积极控制危险因素是贯穿于心血管疾病预防始终的必要措施。

1. 戒烟

吸烟是心血管疾病的主要危险因素。现已明确烟草中的有害成分主要通过调控炎性因子通路、促进脂质过氧化及诱导血管功能异常等作用促进心血管事件的发生发展。戒烟可降低约 1/3 心血管疾病危险因素，戒烟 4 年可显著降低心肌梗死、中风及总心血管事件的发生率。目前，戒烟与心血管疾患的关系备受关注。在监测方面，据 Wada 等人报道，α_1 抗胰蛋白酶低密度脂蛋白（AT-LDL）是一种与吸烟相关的氧化应激炎性标志物，在吸烟者的血浆中明显增高，而戒烟后其浓度显著下降。AT-LDL 可作为预测戒烟的一项新指标，并可能成为心脏康复的重要内容。在具体措施上，日本循环协会最新出台的戒烟指南强调了以 5 "A" 为基本策略的戒烟方案，同时详细阐述了对不同人群的具体戒烟方案。而对尼古丁依赖的吸烟者可行尼古丁替代疗法，即适当使用中枢性去甲肾上腺素、多巴胺再摄取抑制剂 Bupropion 和尼古丁受体拮抗剂 Varenicline 等可获预期疗效。

2. 控制体重

肥胖是冠心病发生发展过程中的一项独立危险因素。据相关调查资料显示，参与心脏康复的人群中有 80% 体重超标，50% 伴代谢综合征。已有大量研究表明，过量脂肪组织堆积是心血管疾病的危险因素。所以控制理想体重是心脏康复的必要措施，尤其对腹型肥胖者更为重要。通常，将体质指数（BMI）18.5 ~ 24.9 kg/m^2 作为理想体重的控制目标。控制体重的传统且最有效的方法包括改变生活行为、控制饮食、运动锻炼及药物干预等。据报道，由肥胖基因编码的瘦素是一种含 146 个氨基酸序列的蛋白质类激素，可作用于下丘脑的代谢调节中枢，发挥抑制食欲、减少能量摄取、增加能量消耗、抑制脂肪细胞合成等作用。已有研究表明，可通过注射人工重组甲基瘦素来降低先天性瘦素缺乏患者的体重，使血糖、血脂达到正常水平并改善胰岛素抵抗，这无疑为肥胖患者带来了新的福音。

3. 控制血压

高血压病本身是心血管疾病中的一种，对心脏康复有重要影响作用。在康复评估方面，血压监测也可作为一种新的病情评价指标，Fagard 等人统计了 3 468 位患者的昼夜动态血压变化情况，并总结了动态血压监测可预测中风、心血管疾病的发生及病死率等，尤其是夜间动态收缩压更为可靠。控制理想血压值涉及生活方式转变、运动及药物治疗等多方面。目前药物在高血压病的治疗中占主导地位，常规降压药物的选用仍集中于传统药物。但有研究表明，由甲状旁腺分泌的三十七肽降钙素基因相关肽（CGRP）有强的舒血管效应，Sabharwal 等人对转基因小鼠的实验显示，与其特异性结合的受体活性修饰蛋白 1（RAMP1）的上调可增强自主神经的调节作用，达到减慢心率、降低血压变异率及增加压力感受器反射敏感性的作用，并能降低血管紧张素 II 诱导的高血压，这不仅为研究新型降压药带来了新思路，同时丰富了心脏康复的内容。

4. 控制血糖

高血糖作为代谢综合征的一种，对血管内皮有直接损伤作用。据 Miki 等人对合并糖尿病的急性心肌梗死者的缺血预适应和后适应的研究表明，合并糖尿病者更易发生缺血再灌注损伤，增加心肌梗死的面积。所以控制合理血糖范围对急性心血管事件及心脏康复有重要意义。目前糖尿病治疗措施主要包括疾病教育、自我监测血糖、饮食控制、运动疗法及药物治疗五方面。在药物治疗方面，除传统磺脲类、格列奈类、双胍类、噻唑烷二酮类及葡萄糖苷酶抑制剂等，目前胰高血糖素样肽 1（GIP-1）受体激动剂和二肽基肽酶（DPP-4）抑制剂及胰岛素也作为新型降血糖药物广泛应用于临床。运动对糖尿病患者具有重要意义，据 Svacinova 等人对伴或不伴 2 型糖尿病的患者进行以运动为核心的心脏康复研究证实，经运动干预后，糖尿病患者的运动耐力和总氧摄取峰值显著提高。因此，以有氧运动为核心的心脏康复对血糖的控制有重要意义。

5. 调节血脂

血脂异常是冠状动脉粥样硬化性心脏病的一个主要危险因素。为此，美国国家胆固醇教育计划成人治疗小组对于冠心病个体的目标值是，高密度脂蛋白胆固醇（HDL-C）水平不低于 60 mg/L，低密度脂蛋白胆固醇（LDL-C）水平不高于 100 mg/dL，空腹总胆固醇（TC）不高于 200 mg/dL，三酰甘油（TG）水平低于 150 mg/dL。中国 2007 年发布的《中国成人血脂异常防治指南》中，对于高、中、低危患者的降脂目标简化为 "3、4、5" 原则，即分别降至 3 mmol/L、4 mmol/L、5 mmol/L 以内。如果 LDL-C 水平高于 100 mg/dL，那么治疗性生活方式就应该启动，除减轻体质量和增加身体活动外，还应该包括减少摄入饱和脂肪和胆固醇的饮食干预以降低 LDL-C 的摄入量。饮食干预主要包括摄入富含 Ω-3 脂肪酸、植物甾烷醇和甾醇及富含纤维素的食物。Ω-3 脂肪酸的主要食物来源有鱼、坚果、种子类食物、绿色蔬菜和植物油等。Q-3 脂肪酸对 LDL-C 以及 TG 水平有明显降低功能，且能提高 HDL-C 水平，并且没有已知的严重不良反应。植物甾烷醇能够通过在胃肠道中与胆固醇进行抗争性吸收过程，从而显著降低 TC 和 LDL-C，而不降低 HDL-C 和 TG 含量，并且没有任何明显的不良反应。植物甾醇作为功能性食品添加剂，可使 LDL-C 下降 10%，并且与他汀类降脂药物合用，更能明显发挥降低 LDL-C 的效益。多食富含膳食纤维的食物可以减少富碳化合物餐后葡萄糖反应，从而能够降低 TC 和 LDL-C 水平，减少冠心病发病风险。膳食纤维食物的主要来源包括水果、蔬菜、全谷物产品和豆类。

（四）运动治疗

运动是心脏康复中的核心内容，其有益性和安全性已为大量研究所证实。就疾病预防而言，运动对控制各种心血管疾病危险因素具有不可替代的意义。就改善症状而言，适量运动不仅可以增加患者的运动耐力，也可促进心脏缺血区域侧支循环的形成，改善缺血状态。就长期预后而言，适量运动对改善器质性病变及慢性病程所致的功能性症状，如抑郁症等，均有重要意义。在器官水平上，Haykowsky 等人通过监测 1 029 例心肌梗死患者反映左心室重构指标，如左心室射血分数（EF）、左心室收缩期末容积（ESV）及舒张期末容积（EDV）等，证实了对心肌梗死后症状稳定的患者进行早期并持续 3 个月以上的运动训练，可显著改善心室重构。在分子水平上，已有实验证实对心肌梗死后的小鼠进行运动训练可提高血管内皮生长因子（VECF）的表达。对心肌梗死患者而言，运动同样可以诱导 VEGF 及其受体 Flt-1 和 Flk-1 的表达，进而促进受损区域血管的再生。

目前心脏康复的运动处方主要包括运动形式、运动强度、持续时间、运动频度、运动级数等。其中，运动形式分为有氧运动和无氧运动。运动强度通常依据最大心率与代谢当量来计算。运动时间与运动频率等因人而异。目前，鉴于运动带来的益处，运动处方的相关探索也在不断深入。就运动方式而言，据 Chu 等人对中风患者为期 8 周的深水运动实验，结果显示，实验组较同等运动量的对照组更有助于康复，能更有效地提高最大运动负荷量及患侧下肢肌力等。深水运动作为一种新的运动方式，有希望成为心脏康复运动处方中的新突破。太极是源于中国的一种古老的运动方式。Yeh 等人对 29 个有关太极与心血管疾病危险因素关系的研究进行分析后，评价了太极作为一种运动干预方式的安全性，报道了太极对改善高血压、血脂异常及血糖调节受损等危险因素的有效性，所以太极是一项适用于绝大多数心血管疾病患者的经济安全的运动方式，在心脏康复这一领域拥有光明前景。

（五）干细胞移植

改善心肌血供和修复受损心肌是治疗心脏疾病和后期康复的主要目的。干细胞移植在预防及逆转心肌重构方面是有前景的措施之一。据 Losordo 等人报道，将自体 CD34$^+$细胞注入不稳定型心绞痛患者的心肌内，能显著降低心绞痛发作的频率并增加其运动耐力。同时，也有研究证实局部缺血会促进骨髓中的造血祖细胞释放入外周，也可驱使循环祖细胞向缺血区迁移并促进缺血区域血管的再生。近年来的大量研究成果证实了干细胞移植对心脏康复的有益性，但由干细胞移植所带来的各种心律失常及血管再狭窄等问题尚有待于进一步研究、解决。

（六）心理治疗

全球心血管疾病控制的研究显示，1/3 的急性心肌梗死患者的危险因素中涉及心理因素，包括生活中的应急事件、抑郁、工作和生活压力、经济问题等。而心理治疗作为心脏康复的一项基本措施，在康复治疗过程中起着重要作用。已有研究表明，心理性危险因素的致病机制主要有扰乱下丘脑－垂体轴、影响内皮细胞功能及促血液高凝状态等，对心脏病患者进行心理治疗可降低由此所致的病死率及再发心血管事件。所以，指导患者消除消极心态、促进其心理健康在心脏康复过程中具有重要意义。Ingle 等人认为，压力是当前社会中很多人面临的一大挑战，而且与心血管疾病的发生发展及康复预后有密切关系，因此压力也应列为康复过程中新的危险因素。目前，心脏康复的心理治疗方式是多方面的，包括常规的运动养生、健康的生活方式及药物治疗。药物方面可供选择的一线抗抑郁药有选择性 5－羟色胺再摄取抑制剂舍曲林等，具体的心理干预方案应由专业心理咨询师来指导。

（七）营养咨询

合理膳食是心脏康复的重要组成部分，主要包括控制总热量摄入，控制高脂、高胆固醇食物摄入，并减少摄取蔗糖及高糖食物。鼓励摄入脂肪含量较低的肉类（如家禽类、鱼肉、瘦肉）以及蛋类，其中鱼肉中含有较多对身体有益的多不饱和脂肪酸，对预防心血管疾病以及血脂异常有积极意义。提倡低盐清淡饮食，减少难消化食物摄取，多食富含维生素的新鲜蔬菜、水果和富含植物蛋白的豆类食品；少食多餐，尽量减少晚餐食物的摄入；食用油尽量选择健康油类（如植物油）等。

二、现行的心脏康复模式

心脏康复作为冠心病综合治疗不可或缺的一部分，已被 AHA 和美国心脏病学会（ACC）作为 I 级推荐写入指南。

19 世纪 60 年代，人们开始认识到活动对于急性冠脉事件后长期住院患者的好处，于是心脏康复项目开始发展起来。考虑到出院后无监督运动训练的安全性问题，心脏康复逐渐发展为由内科医生监督及心电监护的高度结构化项目。最初，心脏康复的着手点仅仅是运动训练。随着时间的推移，心脏康复已经演变为综合的心血管疾病危险因子减少体系。心脏康复的核心组成部分包括：医学评价；积极的危险因子管控；营养咨询；运动训练以及社会心理咨询。

传统欧美医学模式将心脏康复分为连续的三期：住院期康复（I 期）、出院后持续 3～6 个月的有监督的运动训练（II 期）、持续终身的维持阶段（III 期）。在我国，类似结构的心脏康复体系尚处于起步阶段，心脏康复 I 期项目主要限于大型三甲医院且尚处于研究探索阶段。由国际著名康复专家 Joel A. Delisa 教授担任名誉院长，国际物理医学与康复医学学会候任主席励建安教授领衔医疗团队，著名心血管专家胡大一教授担任首席心脏康复医学顾问的北京和睦家康复医院是鼓励社会资本进入医疗领域，尤其是康复医疗和高端医疗领域的成功探索。目前我国没有正式的官方心脏康复机构统计数据，因此很难精确估计现存的心脏康复机构数量及结构组成。大体上，心脏康复项目团队应由心血管内科医师、物理治疗师、营养师、护士、心理咨询师构成。然而目前国内大多数医院尚缺乏上述团队，提供出院后的运动训练、呼吸训练及物理治疗更无从谈起。值得注意的是，类似于糖尿病健康教育，在心血管患者住院期间提供健康教育似乎是可行的。

尽管结构化的有心电监护的心脏康复项目的数量在我国屈指可数，然而其他形式的二级预防项目已经有所发展。这些项目大多集中于中医院或中西医结合医院，将太极拳、八段锦等中国传统武术整合于心脏康复似乎是可行的。太极拳是有 300 多年历史的传统中国武术项目，它强调颐养性情、强身健体。王雁等在一项研究中证明简化 24 式太极拳运动强度、练习特点符合老年心血管患者运动处方的要求，是可调节的低－中强度的有氧运动。许多类似的研究声称可以逆转或减慢冠心病病情的进展，但关于他们是否符合国际上通用的心脏康复及二级预防的纳入标准尚缺乏大型系统的科学文献证据支持。

虽然心脏康复为患者及社会带来了巨大效益，如降低患者的再入院率、提高患者的生活质量及减少医疗资源的浪费，但在心脏康复这一领域中，全球面临的共同问题是患者参与率较低。为增加心脏康复的覆盖率，各种心脏康复模式正日臻完善。如以移动电话为基础的服务模式为出院后心脏康复提供了监测和自我管理方式。该模式主要通过提供电话服务、网络服务及其他工具来与患者进行交流以维持其对康复方案的依从性。以家庭为中心的心脏康复模式是一个由护士领导、以社区为基础的自主康复模式。据调查显示，以家庭为中心的康复模式与传统的以医院为中心的康复模式相比，在降低各种危险因素、并发症及病死率等方面效果相近，但成本更低，更方便患者的参与，这有可能成为心脏康复方面成本低收效高的康复模式。而自我监管模式通过让患者特别是年龄较高者认识自身所患疾病及其危害和康复的益处等，从而提高患者康复的积极性，促进更多患者参与到后期康复中。

三、运动治疗方法

（一）伸展运动

为了减少受伤和运动的疼痛，所有患者运动前建议进行一些柔韧性训练，如伸展运动和一定的关节活动范围的运动，有证据证明伸展运动能降低因不习惯锻炼而产生的疼痛，使患者耐受运动，要想让心脏病康复人群获得伸展训练的效果，临床医生或者治疗师必须知道如何适当安排伸展训练。伸展需要保持 15～30 s 才能达到最佳效果。心脏病康复患者或许应该做易教易学的并且能独立进行的静止性的伸展运动。在静止的伸展运动中，鼓励患者平静呼吸，避免 Valsalva 动作而起血压升高的反应，同时也要避免剧烈、突然的动作，防止引发肌腱反射导致肌肉收缩和减少伸展活动引发的损伤及肌肉撕裂的机会。

（二）有氧耐力训练

有氧耐力训练是心血管患者康复运动治疗的主要内容。

1. 基本定义

耐力是指人体持续进行工作的能力，包括力量耐力、速度耐力、专门耐力和有氧耐力 4 种。通常所说的耐力训练，一般是指有氧运动或有氧耐力训练。有氧耐力训练旨在提高机体心肺功能，调节代谢，改善运动时有氧供能能力，是以身体大肌群参与、强度较低、持续时间较长、以规律的运动形式为主的训练方法。耐力训练一般为中等强度的训练，即 40% ~ 70%（常用 66%）最大运动能力（最大摄氧量，VO_{2max}）或 60% ~ 80% 最大心率，每次运动 15 ~ 60 分钟，每周训练 3 次以上，运动方式多为四肢肌群（上、下肢大肌群）、周期性（即肢体往返式运动，如走、跑等）的动力性运动。参与运动的肌群越多越大，训练效应就越明显。非周期性动力性运动（如各种球类运动）如果达到一定的强度和持续时间，也属于耐力运动。

2. 适应证

耐力训练主要适用于：增强心肺功能，减少心血管风险因素和心血管疾病发作，消除制动或不运动所导致的不利影响等。具体适应证为：①不同程度的心肺疾患。②各种代谢性疾病。③其他影响心肺功能的情况如手术或重病后恢复期等。④维持健康，增强体能，延缓衰老。

（三）运动处方

运动处方包括运动强度、运动时间和频率、运动方式等方面。

1. 运动形式

大肌群参与的活动如步行、慢跑、游泳、骑自行车、越野滑雪、滑冰、园艺、家务劳动等活动都是可选择的有氧耐力训练的运动形式，但对年老体衰者，或有残疾妨碍从事上述活动者，力所能及的日常生活活动同样可产生有益的作用，如整理床铺、收拾房间、打扫卫生等。

2. 运动强度

运动强度是单位时间内的运动量。运动强度是运动处方定量化与科学性的核心，也是康复效果与安全性的关键，有氧耐力训练的运动强度要根据患者的病情、年龄、心肺功能状况、过去运动习惯及要达到的康复目标，制订出适合患者情况的个体化运动强度。最常用有氧训练，运动强度指标如下：

（1）最大摄氧量（VO_{2max}）的百分比（%）：是国际公认的通用指标。最大摄氧量是指单位时间内最大耗氧量，用 L/min 或 mL/（kg·min）表示，可由最大心排出量与最大动静脉氧差相乘计算出来，但通过症状限制性运动试验时收集的代谢气体直接测得的更为准确。VO_{2max} 受年龄、性别、有氧运动水平、遗传和疾病的影响。为了提高有氧耐力，目前推荐以 40% ~ 70%VO_{2max} 强度为有氧耐力训练强度，但低于 50% VO_{2max} 强度的运动更适合于心脏病患者及老年人。

（2）最高心率（HR_{max}）的百分比（%）：最高心率指机体运动至力竭时每分钟的心跳次数。可在极量运动试验中直接测得，也可根据公式计算。年龄相关的最大心率为 220- 年龄。目前推荐 60% ~ 80% HR_{max} 的强度为有氧训练强度。此外也可利用公式计算运动中允许达到的靶心率，具体公式为 180- 年龄或（年龄预计最大心率 – 安静心率）×（60% ~ 80%）+安静心率。两种计算结果类似，对心脏病患者及老年人靶心率应适当降低。

（3）代谢当量数：代谢当量（METs）是指单位时间内单位体重的耗氧量，以 mL/（kg·min）表示，1 MET = 3.5 mL/（kg·min）。因此它与最大摄氧量有同等含义，是康复医学中常用的运动强度指标。一般认为 2 ~ 7 METs 的运动强度适宜有氧耐力训练。WHO 已正式公布了日常生活活动及各项体育运动及娱乐活动对应的 MET 值。

（4）主观疲劳程度（RPE）：是由受试者主观报告疲劳程度，与前述客观检查和计算的各项指标有良好的相关关系。可用来表示有氧耐力训练的运动强度。RPE 分级量表中"有点累"（11）和"累"（15）级分别相当于（60% ~ 80%）HR_{max} 范围的运动。因此 RPE 量表中 11 ~ 15 级为推荐运动强度，住院患者以 RPE < 13 鞍合适。

（5）无氧阈（AT）：是指机体运动过程中清除无氧代谢产物乳酸的能力不能满足机体运动的需要，

使乳酸在血液中累积超过某一程度，达到酸中毒水平时的功率水平或需氧量（分别有乳酸无氧阈和通气无氧阈）。超过无氧阈，说明机体无氧代谢供能逐渐占优势，运动强度较大，所以有氧耐力训练要以低于无氧阈的水平进行。可通过测定呼吸商和血乳酸水平来确定无氧阈。

3. 运动持续时间

运动持续时间应结合运动强度、患者健康状况及体力适应情况而定。运动强度与运动持续时间的积为运动量，如果运动强度较高，运动可持续较短时间，反之运动强度低，可进行稍长时间的运动活动，这样才能产生运动效果。患者健康状况好，体力适应佳，可采用较长时间的活动；而体力衰弱、高龄、有病的患者可采用短时间，一天多次，前3天每天2～4次，3天后每天2次，从3～5分钟开始逐渐增加到10～15分钟，再增加强度。一般认为基本训练部分，即达到靶强度的运动，需要持续10～20分钟或20分钟以上。美国疾病控制和预防中心以及美国运动医学院向每个美国成年人推荐中等运动强度的运动，少量、多次，每天累计30分钟。中等强度的活动相当于每天消耗200 kcal（1cal = 4.1868 J）能量的活动。

基本训练的方式可分为间断性和连续性两种：①间断性运动：在基本训练期有若干次高峰靶强度，高峰强度之间强度降低。优点是可以获得较高的运动刺激强度，获得较好的训练效应。缺点是需要不断调节运动强度，操作比较麻烦。②连续性运动：指基本训练期的靶强度（一般取中等偏低强度）持续不变，优点是简便，患者相对容易适应。

训练强度与时间呈反比关系，在额定运动量的前提下，训练强度越高，所需时间越少，训练强度越低，所需时间越长。根据此点可具体安排训练，如训练时监护条件较差或患者自己运动时，可选择低强度、长时间的训练；而监护条件好时，可选择高强度、短时间的训练。

在运动前应做5～10分钟准备活动，运动结束后做5～15分钟整理活动。在开始运动训练的4～8周内运动持续时间可适当短些，之后，逐渐增量至目标时间。

4. 运动频率

取决于运动量大小。若运动量大，运动使机体产生的变化持续时间长，可达运动后24～48小时，每周训练3次即可达到理想效果。若运动量小，应增加每周运动次数，最好每天都活动，才能产生最佳训练效果。因此，目前一般推荐运动频度为每周3～5次。少于每周2次的训练不能提高机体有氧耐力，每周超过5次的训练，不一定能增加训练效果。训练效果一般在8周以后出现，坚持训练8个月才能达到最佳效果。如果中断锻炼，有氧耐力会在1～2周内逐渐退化。因此，要保持机体良好的有氧做功能力，需坚持不懈地锻炼。

5. 运动方式

这类运动包括快步行、慢跑、踏车、跳跃、上下楼梯及登山、游泳、滑雪、划船、网球、排球、篮球等。耐力训练是心肺功能训练的最主要方法，其运动训练应按照运动处方进行。

（1）步行和慢跑：快步走是安全并容易进行的运动方式，慢跑虽然容易取得锻炼效果，但体育外伤较多，也曾有猝死的报道，因此对心功能有明显损害者、老年人、体质较差者不宜从事。慢跑者不应随意加快速度形成跑步，有过急性心肌梗死（AMI）者应根据运动评估结果选择运动速度来进行，以免发生意外。若康复医疗机构场地有限，可以利用活动平板进行步行锻炼。

（2）骑自行车：应用功率自行车可以在室内进行运动锻炼。应用家用自行车可以结合上下班进行锻炼，但以一般速度骑车，摄氧量很低，如3 km/h相当于2～3 METq，10 km/h只相当于3～4 METs，功量太低。骑车锻炼的缺点是因交通拥挤，快速骑车可能撞入，容易精神紧张，也很难保持较快车速，因此可在晨间或运动场内进行。

（3）游泳：是一项良好的全身运动，但对于AMI者摄氧量偏高，据报告为8.6～6.5 METs，并且水温过低时容易引起不舒适的冷感甚或寒战，因此除体力好、原来会游泳、能在室内游泳池长期坚持的运动者外，不宜进行这项运动。游泳前应做好准备活动，但不宜时间过久。

（4）跳绳：虽然简便易行，但由于运动强度过大，相当于心脏功能容量9.5～12.5 METs，一般认为不适于AMI等心脏病患者。

6. 实施

每次训练应包括3个部分，即准备活动、基本训练活动和结束活动。①准备活动：主要目的是热身，即让肌肉、关节、韧带和心血管系统开始逐步适应。此时运动强度较小，要确保身体主要肌肉、关节、韧带都有所活动，运动方式包括等张运动和大肌群活动，一般采用医疗体操、太极拳等，也可采用小强度耐力训练，如步行等，准备活动时间为10～15分钟。②基本训练活动：主要目的是产生最佳心肺和肌肉训练效应。高强度训练可刺激心肌侧支循环的生成，运动时间一般30～60分钟，其中达到靶心率的训练强度的时间不宜＜10分钟。③结束活动：主要目的是"冷却"，让高度兴奋的心血管应激逐步降低，并适应运动停止后血流动力学的改变，运动方式可以与训练方式相同或采用放松体操、自身按摩等，时间一般5～10分钟。充分的准备与结束活动是防止训练意外的重要环节。

7. 运动量的调整

训练后患者无持续的疲劳感和其他不适，不加重原有疾病的症状，是运动量合适的指标。在训练过程中需要适时调整训练量，以适合患者的需要。调整内容包括运动负荷和心脏负荷。经1～2周训练后，原来的负荷可能达不到训练需要，此时可增加负荷量。增加运动负荷的方式可以是延长训练时间，不增加强度；也可既增加强度，又延长时间。心脏负荷的增加方式是适当增加靶强度，如原来采用60%最大心率作为靶强度，经过训练后，可调整为70%～80%靶强度。

（四）注意事项

1. 注意循序渐进

参加有氧耐力训练，需达到一定的运动量，长期坚持才能见效。训练进程分开始阶段、改善阶段和维持阶段，训练者要遵循这个规律，从小量开始逐渐适应后，再进一步按运动处方量进行锻炼，不要自恃己见，一开始就用强力锻炼，结果导致机体疲乏无力、肌肉疼痛，甚至出现一些不必要的身体损害。

2. 持之以恒

有氧耐力训练需长期坚持，才能对机体产生良性作用。如时断时续就不能达到锻炼的目的。若半途中断，训练效果会很快消退。如间隔4～7天或7天以上再恢复训练时，宜稍减低运动强度。

3. 根据季节变换和环境不同调整运动

适宜的运动环境是4～28℃，空气湿度60%，风速不超过7 m/s。气候炎热时，人们锻炼可选择清晨或傍晚凉爽时。有条件者可选择在有空调设施的室内进行，以免大量出汗，机体丢失水盐，影响身体健康。如果出汗较多，要及时补充并注意增加能量。近年来不断有研究表明，在寒冷、干燥地区训练的滑雪、游泳、长跑运动员，哮喘发病率显著高于其他地区的运动员，考虑与气候刺激气管致痉挛物质分泌增多有关。因此提示，在冬季进行耐力训练宜选择温暖之时或室内，以免造成肺损害。

4. 针对不同疾病、不同人群、不同训练目的制订相应的运动处方

如健康人以提高心肺功能为主，宜选较大强度运动；若训练目的为防治代谢病，则中低强度运动可取得最佳效果；老年人、孕妇或高危疾病患者宜从事低强度短时多次累积的活动。应在感觉良好时运动，感冒发烧应在症状体征消失2天以上方可恢复训练。

5. 表现为过度训练时应调整运动量或暂时中止训练

①不能完成运动。②活动时不能交谈。③运动后无力或恶心。④慢性疲劳。⑤失眠。⑥关节疼痛。⑦清晨安静时突然出现明显的心率变快或变慢。

6. 适应证和禁忌证耐力训练

在临床上主要适用于心肌梗死康复训练的后期、高血压病、慢性肺气肿等。禁忌主要为各种临床情况不稳定的心肺疾病、传染性疾病以及重症关节病变等。

（五）力量、抗阻和等长运动训练

抗阻运动不是禁忌，可以编入心肺康复运动训练方案中。等长运动占的比例不宜大，适于临床稳定的患者。对要恢复较强工作和体育活动的人，康复运动训练除要改善心血管功能外，增强肌力和局部肌肉耐力也是重要的。一般人群和大部分冠心病患者，需要上肢进行日常职业活动和业余娱乐活动，因此也应进行上肢运动。上肢运动训练理想的靶心率（THR），可从上肢功率仪测定结果计算获得，也可用

平板运动或下肢功率自行车得到的靶心率减去 10 次 /min 得到。冠心病患者上肢运动负荷约为下肢运动负荷的 50%。冠心病患者阻力运动产生的最大心率仅为运动试验测得最大心率的 56% ~ 64%，不会引起心律失常、血压异常、ST 段降低或心脏病症状。力量训练虽然对提高 VO_{2max} 价值较小，但可增加肌力，提高运动能力，只要指导得当，对增强体质有重要意义。尽管动力性有氧训练是改善心血管耐力的重要步骤，但抗阻训练已逐渐成为动态运动程序的辅助手段。心血管功能训练中的抗阻训练特点为对抗阻力较小（多为轻度至中度），运动次数较多。

1. 训练原则

①抗阻或力量运动训练应是低水平的抗阻训练。②急性发作至少 7 周后才能进行这种训练。③通过症状限制性运动试验，排除参加抗阻或力量运动训练的禁忌证。靶心率是力量运动训练强度的限制指标。宜用心率、血压乘积（RPP）监测力量训练中的心肌摄氧量。④力量训练处方包括 3 组运动，每组运动重复 12 ~ 15 次，每组形式间以 30 s 运动和 30 s 休息。⑤冠心病患者应保持正确呼吸节奏，避免用力屏气。

2. 训练方法

目前最常用的抗阻训练方法为循环抗阻训练，其运动处方如下：

（1）运动方式：握拳、上举、屈肘、伸肘、抬膝、侧举、提举、下按等，抗重负荷常采用哑铃、沙袋、实心球、弹簧、橡皮条、多功能肌力训练器等。

（2）运动量：强度一般为一次最大抗阻质量的 40% ~ 50%；在 10 s 内重复 8 ~ 10 次收缩为 1 组，5 组左右为 1 个循环，每组运动之间休息 30 s，一次训练重复 2 个循环。每周训练 3 次。

（3）进度：训练开始时的运动强度应偏低，适应后，质量每次可增加 5%。

（4）注意事项。除有氧训练的注意事项外，还应注意以下几点：①应强调缓慢的全关节活动范围的抗阻运动。②训练应以大肌群为主，如腿、躯干和上臂。③应强调在抗阻运动时使用正确的姿势和呼吸，上举时呼气，下降时吸气，不要屏住呼吸，以免使血压过度升高。④为了减少过强的心血管反应，训练时应避免双侧肢体同时运动，握拳不可太紧。尽管低至中强度抗阻训练可改善心血管患者的力量和耐力，但并不能作为增加心功能的训练方法而单独运用，只能作为有氧训练的补充。对于左心功能低下、颈动脉窦反射敏感及功能储量 < 5METs 的患者应禁用。

第四节 心肌梗死康复

一、概述

心肌梗死（MI）是在冠状动脉病变的基础上，发生冠状动脉血供急剧减少或中断，使相应的心肌严重而持久地急性缺血导致心肌坏死。急性心肌梗死（AMI）临床表现有持久的胸骨后剧烈疼痛、发热，伴有白细胞计数和血清心肌坏死标记物增高以及心电图进行性改变；可发生心律失常、休克或心力衰竭，属 ACS 的严重类型。

本病患者男性多丁女性，但近年来其发生率在我国呈上升趋势。

（一）病因及发病机制

本病的基本病因是冠状动脉粥样硬化（偶为冠状动脉栓塞、炎症、先天性畸形、痉挛和冠状动脉口阻塞所致），造成一支或多支血管腔狭窄和心肌供血不足，而侧支循环尚未充分建立。一旦血供急剧减少或中断，使心肌严重而持久地急性缺血达 20 ~ 30 分钟以上，即可发生 AMI。AMI 多数是由于不稳定粥样斑块破溃，继而出血或管腔内血栓形成，使血管腔完全闭塞，少数情况下粥样斑块内或其下发生出血或血管持续痉挛，也可以使冠状动脉完全闭塞。

促使粥样斑块破溃出血及血栓形成的诱因有：①晨起 6 时至 12 时交感神经活动增加，机体应激反应增强，冠状动脉张力增高；②饱餐特别是进食大量高脂饮食后；③重体力活动、情绪过分激动、血压剧升或用力大便，心肌需氧量猛增；④休克、脱水、出血、外科手术或严重心律失常，使心排血量骤降，冠状动脉灌流量锐减。

（二）临床表现

1. 前驱症状

先兆 50% ~ 81.2% 的患者在发病前数日有乏力，胸部不适，活动时心悸、气急、烦躁、心绞痛等前驱症状，以新发生心绞痛或原有心绞痛症状加重最为突出。心绞痛症状较以往发作频繁、程度较重、持续时间长，硝酸酯制剂疗效差，诱发因素不明显。心电图示 ST 段一时性明显抬高或压低，T 波倒置或增高。如能及时处理先兆症状，可使部分患者避免发生 MI。

2. 症状

（1）疼痛：为最先出现的突出症状，多发生于清晨，疼痛的性质和部位与心绞痛相似，但诱因常不明显，多在安静时发生，程度更剧烈，多伴有大汗、烦躁不安、恐惧及濒死感，持续时间可达数小时或数天，休息和服用硝酸酯制剂不缓解。部分患者疼痛可位于上腹部而被误诊为急腹症或因疼痛向下颌、颈部、背部放射而误诊为骨关节痛。少数患者无疼痛，一开始即表现为休克或急性心力衰竭。

（2）全身症状：一般在疼痛发生后 24 ~ 48 小时出现，表现为发热、心动过速、白细胞增高和血沉增快等，由坏死物质吸收所致。体温一般在 38℃ 左右，很少超过 39℃，持续约 1 周。

（3）胃肠道症状：疼痛剧烈时常伴恶心、呕吐、上腹胀痛，与迷走神经受坏死心肌刺激和心排血量降低组织灌注不足等有关。肠胀气亦不少见，重者可发生呃逆。

（4）心律失常：75% ~ 95% 的患者都有心律失常，多发生在起病 1 ~ 2 天，24 小时内最多见。以室性心律失常最多见，尤其是室性期前收缩，如频发（5 次 /min 以上）、多源、成对出现、短阵室速或呈 RonT 现象的室性期前收缩常为心室颤动的先兆。室颤是 AMI 早期，特别是入院前的主要死因。前壁心肌梗死如发生房室传导阻滞则表示梗死范围较广，病情严重。

（5）低血压和休克：疼痛发作期间血压下降常见，但未必是休克，如疼痛缓解而收缩压低于 80 mmHg，且患者有烦躁不安、面色苍白、皮肤湿冷、脉搏细速、大汗淋漓、尿少、神志迟钝，甚至昏厥者则为心源性休克，一般多发生在起病后数小时至 1 周内，主要为心肌广泛坏死、心排血量急剧下降所致。

（6）心力衰竭：主要为急性左心衰竭，为梗死后心脏舒缩力显著减弱不协调所致。表现为呼吸困难、咳嗽、发绀、烦躁等症状，重者可发生肺水肿，随后可发生颈静脉怒张、肝大、水肿等右心衰表现。右心室心肌梗死者可一开始就出现右心衰竭表现，伴血压下降。

3. 体征

心脏浊音界可正常或轻至中度增大；心率多增快，也可减慢，心律不齐；心尖部第一心音减弱，可闻第三或第四心音奔马律；部分患者在起病第 2 ~ 3 天出现心包摩擦音，为反应性纤维性心包炎所致；亦有部分患者在心前区可闻及收缩期杂音或喀喇音，为二尖瓣乳头肌功能失调或断裂所致；除 AMI 早期血压可增高外，几乎所有患者都有血压下降。

4. 并发症

（1）乳头肌功能失调或断裂：发生率高达 50%，因缺血、坏死等使二尖瓣乳头肌收缩功能发生障碍，造成二尖瓣脱垂及关闭不全。轻者可以恢复，重者可严重损害左心功能致使发生急性肺水肿，在数天内死亡。

（2）心脏破裂：少见，常在起病 1 周内出现，多为心室游离壁破裂，偶有室间隔破裂。

（3）栓塞：发生率 1% ~ 6%，见于起病后 1 ~ 2 周，如为左心室附壁血栓脱落所致，则可引起脑、肾、脾或四肢等动脉栓塞。由下肢静脉血栓脱落所致，可产生肺动脉栓塞。

（4）心室壁瘤：或称室壁瘤，主要见于左心室，发生率 5% ~ 20%。较大的室壁瘤体检时可见左侧心界扩大，超声心动图可见心室局部搏动减弱或有反常搏动。心电图 ST 段持续抬高。

（5）心肌梗死后综合征：发生率为 10%。于心肌梗死后数周至数月内出现，可反复发生，表现为心包炎、胸膜炎或肺炎，有发热、胸痛等症状，可能为机体对坏死组织的过敏反应。

（三）实验室诊断及其他检查

1. 心电图

（1）ST 段抬高性 AMI 心电图常有特征性改变包括：ST 段抬高呈弓背向上型；宽而深的 Q 波；T 波倒置。心电图的动态性演变过程如下表现：起病数小时内可无异常或出现异常高大两肢不对称的 T 波，为超急性期改变；数小时后，在面向透壁心肌坏死区的导联 ST 段明显抬高呈弓背向上型，宽而深的 Q 波（病理性 Q 波），T 波倒置，为急性期改变，Q 波在 3 ~ 4 天内稳定不变，此后大多永久存在；如果 AMI 早期不进行治疗干预，抬高的 ST 段可在数天至 2 周内逐渐回到基线水平，T 波逐渐平坦或倒置，为亚急性期改变。数周至数月后，T 波呈 V 形倒置，两支对称，为慢性期改变。

（2）非 ST 段抬高的心肌梗死心电图特点：①始终不出现病理性 Q 波，有或无普遍性 ST 段压低 ≥ 0.1 mV，对称性 T 波倒置。

（3）定位诊断：ST 段抬高性心肌梗死的定位和范围可根据出现特征性改变的导联数来判断。

2. 超声心动图

二维和 M 型超声心动图有助于了解心室壁的运动和左心室功能，诊断室壁瘤和乳头肌功能失调等。

3. 放射性核素检查

可显示心肌梗死的部位与范围，观察心室壁的运动和左心室射血分数，有助于判定心室的功能、梗死后造成的室壁运动失调和心室壁瘤。

4. 实验室检查

（1）血液检查：起病 24 ~ 48 小时后白细胞计数增高，中性粒细胞增多，嗜酸性粒细胞减少或消失，红细胞沉降率增快，C 反应蛋白增高均可持续 1 ~ 3 周。

（2）血心肌坏死标记物增高：其增高的水平与心肌梗死范围和预后密切相关。①心肌肌钙蛋白 I（cTnI）或 T（cTnT）在起病 3 ~ 4 小时后升高，cTnI 于 11 ~ 24 小时达高峰，7 ~ 10 天降至正常，cTnT 于 24 ~ 48 小时达高峰，10 ~ 14 天降至正常。②肌红蛋白于起病后 2 小时内即升高，12 小时内达高峰，24 ~ 48 小时内恢复正常。③肌酸激酶同工酶（CK-MB）在起病 4 小时内升高，16 ~ 24 小时达高峰，3 ~ 4 天恢复正常。其增高的程度能较准确地反映梗死的范围，峰值是否提前有助于判断溶栓治疗是否成功。肌红蛋白与 cTnI 和 cTnT 增高是诊断心肌梗死的敏感指标，特异性很高。

（四）诊断要点

根据典型的临床表现，特征性的心电图变化及实验室检查，即可诊断本病。对于突然发生严重心律失常、休克、心力衰竭而原因未明的老年患者，或突然发生较重而持久的胸闷或胸痛者，均要考虑本病的可能，应先按 AMI 来处理。

二、康复程序

急性心肌梗死各个阶段的康复内容不同，各国的分期和方案不尽相同，但均需按临床病情和个人情况制定和调整康复程序，即个体化、循序渐进原则。目前国际上通常将心脏康复分为 3 期或 3 个阶段。第 1 期（也称第一阶段）：院内康复，为发生心血管事件如急性心肌梗死（AMI）或急性冠脉综合征（ACS）和心脏外科手术后的住院患者提供预防和康复服务。第 II 期（也称第二阶段）：院外早期康复，为急性心血管事件后早期（3 ~ 6 个月）的院外患者提供预防和康复服务，持续至事件发生后 1 年。第 III 期（也称第三阶段）：院外长期康复，为心血管事件 1 年以后的院外患者提供预防和康复服务。也有人将第 II 期进一步分为 2 期，即在有监护条件下进行的康复为早期，通常为 8 ~ 12 周；无须监护条件下进行的康复称为中期，持续至 1 年。

（一）I 期康复

心肌梗死住院期间，病情稳定就开始进行，持续时间约 1 周，国外缩短至 3 ~ 5 天。

1. 内容

①评估、教育与咨询：向患者讲解目前的病情、治疗及下一步诊疗方案，评估有无心理障碍（如抑郁焦虑），制订住院期间的活动计划，教育患者及护理者对可能发生的 AMI 症状如何识别、做出早期反

应，纠正危险因素。②教育、帮助患者恢复体力及日常生活能力：通常于入院后 24 h 内开始，目的是出院时达到基本生活自理。早期活动计划根据病情而定，受很多因素影响，如并发症、年龄、生活习惯及骨关节状况。无并发症的心肌梗死、冠脉搭桥手术（CABG）和经皮冠状动脉腔内成开分术（PTCA）或急症冠脉介入手术治疗术后可以早期活动，而合并有心力衰竭或心源性休克等复杂情况者可能要延迟活动。③出院计划：评估患者何时适合出院、出院后的生活自理能力和能否进入相关社区保健服务，结合患者的需求，与专家、全科医生和（或）基层医疗保健人员联系，明确下一次随访的时间。④推荐患者参加院外早期心脏康复计划。⑤必要时行出院前的运动评估，为患者进行运动治疗提供依据。

2. 程序

Wenger 等提出 14 步程序，后修改为 7 步程序。现在对于无并发症的急性心肌梗死，康复方案订为 7 步（表 4-1），1 周以内完成。因为大多数急性心肌梗死患者入院后行溶栓或 PCI，住院时间明显缩短，部分心脏中心也只是选择性地应用此方案，有些中心缩至 3 ～ 5 天完成此方案。

表 4-1 Wenger 的住院 7 步康复程序

	监护下运动	CCU/ 病房运动	教育娱乐活动
		CCU	
1	主动和被动活动关节，清醒时教患者做踝、趾关节屈伸活动每小时一次	部分活动自理，自己将腿垂于床边，应用床边便盆，坐椅 15 分钟，每日 1 ～ 2 次	介绍 CCU，个人急救和社会救援
2	所有肢体的主动关节运动，坐于床边	坐椅子 15 ～ 30 分钟，每日 2 ～ 3 次，床上生活完全自理	介绍康复程序，戒烟，发宣传材料，计划转出 CCU
3	热身运动，2 METs；伸臂运动，体操；慢走并返回	随时坐椅子，坐轮椅去病房教室，在病房里步行	介绍正常的心脏解剖和功能，心肌梗死的机制
4	关节运动和体操 2.5 METs，中速走返回	监护下下床，走到浴室、病房教室	介绍如何控制危险，教会数脉搏
5	关节运动和体操 3 METs；检查自测脉搏情况，试着下几个台阶，走，每日 2 次	走到候诊室和电话间，随时在病房走廊里散步	介绍饮食卫生，节省能量和工作技巧
6	继续以上活动，下楼（坐电梯返回），走，每日 2 次。教患者回家后的活动	监护下温热淋浴或盆浴，监护下步行去作业治疗室和心脏临床治疗室	介绍心脏病发作时的处理；药物、运动，外科手术
7	继续以上活动，下楼（坐电梯返回），走，每日 2 次。教患者回家后的活动，提供院外运动程序资料	继续以前所有的病房活动	介绍心脏病发作时的处理；药物、运动，外科手术

（二）Ⅱ期康复

近年来，由于冠状动脉血管重建及药物治疗的巨大进展，急性心肌梗死和急性冠脉综合征（AMI/ACS）的住院时间明显缩短，心脏康复第 1 期的时间也缩短，由此产生的去适应反应轻微。但这一阶段的缩短，使得指导患者如何减少危险因素和运动的机会就减少了。第Ⅲ期心脏康复主要是维持前两期已形成的健康和运动习惯。因此，心脏康复的第Ⅱ期——院外早期康复变得尤为重要，这也是 2007 年 AACVPR/ACC/AHA（美国心肺康复协会 / 美国心脏病学会 / 美国心脏协会）制定心脏康复和二级预防指南主要强调的内容，在出院后前 1 ～ 3 周即应该开始实施早期院外心脏康复 / 二级预防计划，主要内容为评估和危险分层、运动处方、二级预防与健康教育以及心理、社会支持和职业康复。

1. 评估和危险分层

首先应对患者在康复过程中再次发生严重心血管事件的危险程度进行评估和分级，掌握患者总体健康状况和生活状态。这对指导患者正确实施运动康复程序有重大意义。通过缺血心肌数量、左心室功能、基础心脏病至心律失常的危险性等 3 个因素进行判断。

2. 制定程序

首先收集个人病史及资料，对患者行全面体格检查，参考运动负荷试验结果，按每个人的不同情况制定出运动康复处方。早期可根据出院前运动试验结果和危险分层给予运动处方，心脏事件后 6 ～ 8 周进行症状限制性运动试验后，根据结果调整运动处方。再隔 3 ~ 6 个月可进行一次运动试验和医学评定。每年或根据需要调整运动处方。过去认为等长抗阻运动可明显升高血压，引起心肌缺血和心律失常，禁止心脏病患者参加等长运动或阻力训练。近年研究显示，阻力训练对机体的损害不像原先认为的那么大，特别是对于心功能基本正常的患者。阻力训练可增强肌力（24%）和运动耐力，是患者回归工作运动程序的一个重要组成部分，但对于冠心病患者阻力训练要慎重，只对有选择的患者推荐低、中等强度的动态 / 阻力训练，2007 年 AACVPR/ACC/AHA 建议每周 2 次抗阻运动训练，对于左心室功能低下的患者等长运动仍应该是禁忌的。

3. 二级预防与健康教育

所有心肌梗死患者均要改变生活方式并接受健康教育，后者包括对患者及其家属进行饮食和营养指导，学会选择含脂肪、盐和胆固醇少的健康食物，教患者学会如何放弃不良习惯，并学会如何控制伴随心脏疾患出现的疼痛或疲劳。2006 年 AHA/ACC 更新了冠心病的二级预防指南，简介如下：

（1）吸烟：彻底戒烟，且远离烟草环境。推荐措施如下：①每次就诊均询问抽烟情况；②建议吸烟者戒烟；③评估吸烟者戒烟的自愿性；④通过咨询及规划协助戒烟；⑤安排随访，制订专门的戒烟计划或药物疗法［包括尼古丁替代治疗和安非他酮（抗抑郁药）］；⑥强调避免在工作时和在家中暴露于烟草环境。

（2）控制血压：目标 < 140/90 mmHg 或者若为糖尿病或慢性肾病患者则 < 130/80 mmHg。推荐措施如下：开始或维持健康的生活方式，包括控制体重，增加体力活动，适量饮酒，减少钠盐摄入，增加新鲜水果、蔬菜和低脂乳制品的摄入；血压 ≥ 140/90 mmHg 的患者以及血压 ≥ 130/80 mmHg 的慢性肾病或糖尿病患者如果可以耐受，首选 β 受体阻滞剂和（或）血管紧张素转化酶抑制剂（ACEI），必要时可加有其他药物如噻嗪类以达到目标血压。

（3）调节血脂：低密度脂蛋白（LDL–C）< 2.6 mmol/L；若甘油三酯（TG）≥ 2.6 mmol/L，则高密度脂蛋白 < 3.38 mmol/L。推荐措施如下：①饮食治疗，减少饱和脂肪酸占总热量的比例（< 7%）（2 g/d）和黏性纤维（> 10 g/d）摄入，可进一步降低 LDL–C。②增加日常体力活动并控制体重。③鼓励以鱼或鱼油胶囊的形式增加 ω–3 脂肪酸摄入（1 g/d），尤其在治疗高甘油三酯血症时，通常需要更高剂量。急性心血管事件患者需在入院 24 小时内完善血脂控制评估检查。对住院患者，在出院前开始降脂药物治疗。

（4）体重控制。

目标在 BMI：18.5 ~ 24.9 kg/m²；腰围：男性 < 102 cm，女性 < 89 cm。推荐措施为：①每次就诊均评估 BMI 和（或）腰围，如超标，鼓励患者进行体力活动。②如女性腰围（髂嵴处水平测量）≥ 89 cm，男性 ≥ 102 cm，首选生活方式调节，如有代谢综合征可考虑对其进行治疗。③初始目标应是减少体重 10%，如进一步评估体重仍偏高，可继续降低体重。

（5）糖尿病控制：开始改变生活方式和药物治疗使 HbA1 c 接近正常；开始对其他危险因素的强力纠正（如依照以上推荐进行体力活动、控制体重、控制血压和控制胆固醇）；与患者的初级护理医师或内分泌专家配合，共同进行糖尿病护理。

4. 心理、社会支持

心脏病患者会经历抑郁、焦虑，可以帮助患者与心理、社会支持系统联系，指导患者健康应对这些挫折，树立信心，使患者恢复正常的生活秩序并更好地享受生活。

5. 职业康复

职业康复是协助患者最大限度地达到功能恢复，重返工作岗位的多程序医疗手段。包括评估患者心功能级别、病情预后，观察患者学习新技术和对新生活方式的适应能力，帮助患者掌握就业前的必要技巧。冠心病患者职业回归受到病情、心理因素、社会因素，包括年龄、性别、职业种类、教育水平、家庭成员的态度及医师和雇主态度等一系列因素的影响。目前有些发达国家已建立职业康复机构，提供职业分析、职业模拟、职业锻炼、职业稳定、改变职业等服务。在美国 70% ~ 75% 心肌梗死后患者可恢复工作。随着冠状动脉溶栓和介入治疗的开展，复工时间有进一步缩短的趋势且复工状况会有进一步的改善。

（三）Ⅲ期康复

1. 内容

Ⅱ期康复后继续维持方案。终身保持合理的生活方式。每年 1 次医疗评估包括症状限制性运动试验（SGXT）。

2. 预期达到Ⅲ期康复标准

①功能容量最少 8 MFTs。②休息和运动时心电图无变化或与以前心电图对比有改善。③心绞痛已控制——稳定或日常活动不引起心绞痛发作。④休息时血压达标，HR < 90 次 /min。⑤患者了解自身疾病的基本病理生理、医疗和坚持所推荐的生活方式的必要性。

三、冠心病介入治疗和搭桥术后的康复

冠心病的介入治疗（PCI）和冠脉搭桥手术（CABG）是冠心病治疗的重要手段。目前是主要的心脏康复的对象，特别是 PCI 的患者数量在急速增加，方法可参考急性心肌梗死的康复程序。冠脉搭桥手术后患者，重点在于维护移植血管的通畅，当伤口愈合后，也可积极进行康复疗程，我们的经验发现，对改善生活质量有很好的帮助。

四、慢性冠心病的康复

慢性冠状动脉硬化性心脏病患者的数量远远超过 AMI，包括未进行任何介入和手术处理的冠心病患者，对这类患者来说，最重要的问题是由于诊断了冠心病，患者及其家属顾虑活动会增加急性发作或心肌梗死，往往采取减少身体活动的被动静养的生活方式。实际上，不活动的结果适得其反，大量研究已经证实：恰当的身体活动可以减低慢性冠心病的病死率和猝死率；可以明显改善患者的症状，减少疲劳感，减少心绞痛的发作，改善情绪和睡眠，体力活动容量加大，患者主观感觉的生活质量明显提高。加上危险因素控制和生活方式的改善，常会使患者受益很大。康复方法可参考 AMI 的康复程序。要强调评估运动风险，强调个体化，循序渐进，坚持系统性和长期性，并特别注意兴趣性，使患者能长期遵从医生的运动处方坚持下去，这是取得良好效果的关键。对于无法手术（PCI、CABG）干预改善冠脉供血而且运动困难或障碍患者，体外反搏可能有一定的帮助。

第五章　肺部疾病康复

呼吸系统疾病是临床最常见的疾病之一，尤其是其中的慢性阻塞性肺疾病、肺心病、支气管哮喘及肺纤维化等疾病，由于长期患病、反复发作和进行性加重，不仅给患者的呼吸功能、心理功能、日常生活活动、学习和工作带来严重影响，而且给家庭、单位和社会带来沉重的负担。

第一节　肺源性心脏病

慢性肺源性心脏病是因肺组织、肺动脉血管或胸廓的慢性病变而导致肺组织结构和功能异常，产生肺血管阻力增加，肺动脉压力增高，使右心扩张、肥大，伴或不伴右心衰竭的心脏病。我国肺心病的患病率约为 0.4%，大于 15 岁人群中发病率约为 0.7%。肺心病的患病率存在地区的差异，东北、西北、华北患病率高于南方地区，农村患病率高于城市，并随年龄增高而增加。吸烟者比不吸烟者患病率明显增多，男女无明显差异。

肺心病的发病机制有些还不很清楚。但先决条件是肺的功能和结构的不可逆性改变，发生反复的气道感染和低氧血症，导致一系列的体液因子和肺血管的变化，使肺血管阻力增加，肺动脉血管的结构重构，产生肺动脉高压。肺循环阻力增加，右心发挥其代偿功能，以克服肺动脉压升高的阻力而发生右心室肥大。肺动脉高压早期，右心室尚能代偿，舒张末期压力仍正常。随着病情的进展，特别是急性加重期，肺动脉压持续升高且严重，超过右心室的负荷，右心失代偿，右心排血量下降，右心室收缩末期残留血量增加，舒张末压增高，促使右心室扩大和右心室功能衰竭。

一、临床表现

（一）症状和体征

本病发展缓慢，临床上表现为在原有肺、胸疾病的各种症状和体征外逐步出现的肺、心功能衰竭以及其他器官损害的征象。在肺、心功能代偿期，临床症状主要表现为慢阻肺的症状：慢性咳嗽、咳痰、喘息或气促，活动后的心悸感、呼吸困难、乏力和运动耐力下降。体检可有明显肺气肿征：肺动脉瓣区第二心音亢进，提示肺动脉高压；有右心室肥大时，三尖瓣区出现收缩期杂音或剑突下出现心脏搏动。在肺、心功能失代偿期的主要表现以呼吸衰竭为主，伴或不伴有心力衰竭。

（二）影像学检查

除肺、胸原发疾病的特征外，有肺动脉高压症，如右下肺动脉干扩张，其横径 ≥ 15 mm；其横径与气管横径之比 ≥ 1.07；肺动脉段明显突出或其高度 ≥ 3 mm；右心室肥大征，皆为诊断肺心病的主要依据。

（三）心电图检查

典型的肺心病心电图表现为右心室肥大的改变，如电轴右偏，额面平均电轴 ≥ + 90°，重度顺钟向转位，$RV_1 + SV_5 \geq 1.05$ mV 及肺型 P 波。

（四）超声心动图检查

诊断指标包括右心室流出道内径（≥ 30 mm），右心室内径（≥ 20 mm），右心室前壁的厚度，左、右心室内径的比值（＜ 2），右肺动脉内径或肺动脉干及右心房肥大等。

（五）动脉血气分析

肺功能代偿期可出现低氧血症或合并高碳酸血症，当 $PaO_2 < 60$ mmHg、$PaCO_2 > 50$ mmHg 时，表示有呼吸衰竭。

（六）其他检查

肺功能检查对早期或缓解期肺心病患者有意义。痰细菌学检查对急性加重期肺心病可以指导抗菌药物的选用。肺阻抗血流图及其微分图检查对肺心病的诊断和预测肺动脉高压及运动后预测肺动脉高压有参考价值。

根据"慢性肺心病诊断标准"，患者有慢支、肺气肿、其他肺胸疾病或肺血管病变，因而引起肺动脉高压、右心室肥大或右心功能不全表现，并有上述的心电图、X 线表现，再参考超声心动图、肺功能或其他检查，可以做出诊断。

二、康复评定

（一）生理功能的评定

1. 肺功能的评定

肺功能的评定包括通气功能和换气功能的评定。

（1）肺通气功能测定：包括静态肺容量测定、动态肺容量测定。分述如下：

静态肺容量：临床常用的静态肺容量测定内容有肺活量（VC）、残气量（RV）、功能残气量（FRC）和肺总量（TLC）。

肺活量：最大吸气后，再做一次最大呼气的气量。正常值：男性 3 470 mL 左右，女性 2 440 mL 左右。肺活量降低 20% 以上为异常。

残气量：最大呼气后仍残留在肺内不能再呼出的气量。残气量随年龄而增加。正常值：男性 1 530 mL 左右，女性 1 020 mL 左右。

功能残气量：平静呼气末遗留在肺内的气量，相当于残气量+补呼气量。正常值：男性 2 600 mL 左右，女性 1 580 mL 左右。

肺总量：深吸气后，肺内所含气体总量。相当于肺活量+残气量。正常值：男性 5 020 mL 左右，女性 3 460 mL 左右。

肺心病患者的静态肺容量测定中，其残气量增加，残气量占肺总量的百分比 ＞ 40%，功能残气量也增加。

动态肺容量：动态肺容量是以用力呼出肺活量为基础，来测定单位时间的呼气流速，能较好地反映气道阻力。

用力呼出肺活量（FEVC）：尽力吸气后，再用力最快呼气，直至完全呼尽，其总的呼气量即为 FEVC。时间肺活量是指分别计算第 1 秒末、第 2 秒末和第 3 秒末的呼气量，即 1 秒钟用力呼气量、2 秒钟用力呼气量、3 秒钟用力呼气量。将 1 秒量、2 秒量、3 秒量的绝对值与 FEVC 相比则为 1 秒率、2 秒率、3 秒率，正常值分别为 83%、96%、99%。患者在早期，肺活量可以是正常的，而时间肺活量会降低，1 秒率 ＜ 60% 相对于肺活量，时间肺活量能更好地反映小气道的问题。

最大中期呼气量（MEF）与最大中期呼出流速（MMEF）：MEF 是把用力呼出肺活量的呼出曲线分成四段，舍去第一和第四段，取中间两段的量，即为最大中期呼气量。MEF 排除了受试者的主观因素，更为敏感。MMEF 是以 MEF 与相应时间的关系来计算：

$$MMEF = MEF/METs$$

用力呼出中期 50% 肺活量所需的时间称为 METs。MMWF 正常值：男性 4.48 L/s ± 0.183 L/s，女性 3.24 L/s + 0.1 L/s。由于排除主观意志的影响，此法比时间肺活量更敏感，气道阻力的反映更确切。

最大通气量（MVV 或 MVC）：在单位时间内（每分钟）用最大速度和幅度进行呼吸，吸入或呼出的气量。正常值：男性 104 L，女性 82 L。降低 20% 以上为异常。

最大呼气流速－容量曲线（简称流速－容量曲线）：在尽力吸气后，再用力最快呼气，直至完全呼尽的过程中，连续测定不同流量下的肺容量和相应的压力改变，以此绘图，得到的曲线称为流速－容量曲线。其特点是在不同肺容量下，压力、流速的关系存在差别。在此曲线上可任意选择肺容量中的某一容量，来确定在此容量时产生某一流速所需的压力。流速－容量曲线在临床上多应用于小气道疾病的检查。不同的肺部疾患，流速－容量曲线表现有不同：①慢性阻塞性肺疾患，各阶段流速与最大流速都降低；曲线的降支突向容量轴，病情愈重，弯曲愈明显；肺活量减少。②早期小气道病：与慢阻肺图形基本相似，但改变程度较轻；肺活量无明显改变。③限制性通气障碍：表现为流速－容量曲线高耸，各阶段流速增高，肺活量减少，曲线倾斜度增大。

闭合气量（CV）：闭合气量是测定从小气道闭合开始到最大呼气末为止的时间段内的气量。闭合气量增高，表示气道早闭。原因是小气道的阻塞和肺弹性回缩力的降低。

（2）换气功能测定。肺泡通气量（有效通气量）：肺泡通气量 =（潮气量－无效腔气量）× 呼吸频率。正常值：4 200 mL/min 左右。> 5 000 mL/min 表示通气过度，< 2 000 mL/min 表示通气不足。无效腔气量是指有通气作用，但不与肺血管中的血流进行气体交换的部分气体。呼吸频率高，潮气量小，无效腔气量大，则肺泡通气量减少。故深缓呼吸比浅快呼吸所取得肺泡通气量多，换气效能高。

通气与血流比率：

通气与血流比率 = 每分钟肺泡通气量 / 每分钟肺脏血流量

正常值 = 4 000 mL/5 000 mL = 0.8

肺泡内的气体与肺泡周围毛细血管的血流进行气体交换时，要求要有足够的通气及充分的血流量。如仅有通气无血流，则为无效腔样通气。有血流无通气，则无气体交换，相当于动静脉分流。

通气与血流比率失调对 O_2 和 CO_2 交换的影响在程度上是不相等的。原因在于 O_2 与 CO_2 的动静脉分压差悬殊（分别为 60 mmHg 和 6 mmHg），两者的解离曲线也不同。通气与血流比率失调往往只是缺 O_2，没有或仅有轻微的 CO_2 潴留。

弥散功能：弥散功能以肺泡膜两侧气体分压相差 1 mmHg 时单位时间（分钟）内通过的气体量，即弥散量来表示，衡量气体透过肺泡膜的能力。其大小与下列因素有关：气体在肺泡中和毛细血管血液中的压力差值、肺泡面积、肺泡膜厚度、气体分子量及气体在液体中的溶解度。CO_2 的弥散能力是 O_2 的 21 倍，故弥散功能障碍主要影响 O_2 的吸收。

2. 呼吸功能障碍程度评定

主观呼吸功能障碍程度评定根据气促程度进行分级：

（1）自觉气短、气急分级。

Ⅰ级：无气短、气急。

Ⅱ级：稍感气短、气急。

Ⅲ级：轻度气短、气急。

Ⅳ级：明显气短、气急。

Ⅴ级：气短、气急严重，不能耐受。

（2）呼吸功能改善或恶化时以下列标准评分。

-4：非常明显改善。

-3：明显改善

-2：中等改善。

-1：轻度改善。

0：不变。

+1：轻度加重。

+2：中等加重。

+3：明显加重。

+4：非常明显加重。

3. 运动功能评定

通过运动试验，可评估心肺功能和运动能力。

（1）活动平板或功率自行车运动试验：通过活动平板或功率自行车运动试验，进行运动试验获得最大吸氧量、最大心率、最大 METs 值及运动时间等相关量化指标评定患者运动能力。也通过活动平板或功率自行车运动试验中患者主观劳累程度分级（Borg 计分）等半定量指标来评定患者运动能力。

（2）6分钟或12分钟行走距离测定：测定患者在规定时间内在平地行走的距离。规定时间内行走距离越短心肺功能越差。

（二）日常生活活动能力评定

呼吸功能障碍患者的日常生活活动能力的评定常采用六级分法：

0级：虽存在不同程度的肺气肿，但是活动如常人，对日常生活无影响、无气短。

1级：一般劳动时出现气短。

2级：平地步行无气短，速度较快或上楼、上坡时，同行的同龄健康人不觉气短而自己感觉气短。

3级：慢走不到百步即有气短。

4级：讲话或穿衣等轻微活动时亦有气短。

5级：安静时出现气短，无法平卧。

（三）社会参与能力评定

主要进行生活质量评定和职业评定。

三、功能障碍

（一）生理功能障碍

1. 呼吸功能障碍

主要表现为呼吸困难，病理性呼吸模式形成，最严重的呼吸功能障碍是呼吸衰竭。

肺心病患者原发疾病导致了小气道狭窄、肺泡弹性下降、肺动脉高压及肺血管毁损、胸廓活动受限等，使患者在呼吸过程中的有效通气量与换气量降低、残气量增加，临床上患者表现为运动后气促、气急、呼吸困难或出现缺氧症状等，给患者带来极大的痛苦。

病理性呼吸模式：肺心病患者呼吸方式多表现为浅快的胸式呼吸模式，膈肌运动很少。这种呼吸模式使肺有效通气量减少，患者为了弥补，即便在安静状态下也动用辅助呼吸肌参与呼吸，形成了病理性呼吸模式。病理性呼吸模式使患者不能进行有效的通气，同时，由于这些肌群在活动时增加耗氧量，使呼吸本身所消耗的氧量增加，加重了患者的缺氧状态。

2. 心脏功能障碍

主要表现为肺泡换气功能障碍或换气功能障碍加有心衰为特征性表现。

3. 运动功能障碍

主要表现为肌力及运动耐力下降。患者因为惧怕劳力性呼吸困难，活动减少，导致肌力与运动耐力下降，肌力与运动耐力下降使患者在同样运动时氧利用减少，需氧量增加，加重呼吸困难，形成恶性循环。

（二）心理功能障碍

1. 恐惧和焦虑

长期患病，患者日常生活活动与社会参与受限，导致患者出现恐惧与焦虑。

2. 疑病和敏感

由于疾病迁延不愈、反复发作，使患者产生疑虑，患者表现为一种不相信是自己患的病，另一种则认为自己的病情比医生说得更严重，多在病情缓解期出现。

3. 过度依赖与行为退化

肺心病患者多为老年人，对疾病发作、病情危重程度，患者完全处于被动状态，缺乏主见和信心，要求更多的关心和同情,并且事事都依赖别人去做,导致依赖心理增强,行为退化。

4. 患者角色减退或缺失

患者对疾病不在乎心理(自持心理)和久病成医心理,任意活动或滥用药物,依从性差。

(三)日常生活活动能力受限

由于呼吸功能、心功能与运动功能受限,大多数患者日常生活活动能力减退。严重患者可能长期卧床,生活不能自理。

(四)社会参与能力受限

患者社会参与、社会交往常常受到部分或全部限制,大多数患者职业参与能力受限,甚至完全不能参加工作。

四、康复治疗

肺心病的康复治疗主要在缓解期。康复原则是以综合治疗为主,最大限度改善患者的功能。康复目标是尽可能恢复有效的腹式呼吸,并改善呼吸功能;清除支气管腔内分泌物,减少引起支气管炎症或刺激的因素,保持呼吸道卫生;采取多种措施,减少和治疗并发症;提高心功能和全身体力,尽可能地恢复活动能力。其适应证包括所有病情稳定的肺心病患者,禁忌证主要包括呼吸衰竭、心力衰竭、不稳定型心绞痛、明显肝功能异常、脊柱及胸背部创伤等。康复治疗措施包括物理治疗、作业治疗、心理治疗与康复教育。

(一)物理治疗

主要包括物理因子治疗、气道廓清技术(有效的咳嗽训练与体位引流)、呼吸训练及运动训练。

(二)作业治疗

作业治疗以减轻患者临床症状、改善机体运动能力、减轻心肺负担、提高呼吸功能、减轻精神压力、改善日常生活自理能力及恢复工作能力为目标。通过日常活动能力训练、适合患者能力的职业训练、有效的能量保护技术及适当环境改建等来实现使患者减少住院天数,最终摆脱病痛的折磨,提高生活质量,早日重返家庭和社会,并延长患者寿命和降低病死率。肺心病患者的作业治疗包括提高运动能力的作业治疗、提高日常生活活动能力的作业治疗、环境改造、职业前作业治疗。

(三)心理治疗

(1)建立良好的医患关系,加强心理沟通:医护人员沉着、冷静,言行上表示信心,取得患者的信任,有助于患者主动配合治疗。

(2)对患者要具有同情心:依赖心理增强的患者,急需得到亲人照料与医护人员的关怀,医护人员的关怀同情,确可减轻或消除痛苦。

(3)对有自持心理的患者,应加强健康教育,提高他们对疾病的认识,更好地发挥患者对治疗的主观积极性。

(4)发现患者角色减退或阙如时,则耐心向患者说明逐渐增加活动量的重要性,以争取患者合作,保证他们安全与顺利康复。发现行为减退或角色过度时,则恰当地向其介绍病情,鼓励其循序渐进地活动,并讲明不活动的危害。同时应言语亲切、态度和蔼,使其感到自己的活动是在监护下进行的,绝对安全。

五、功能结局

(一)生理功能方面

肺心病患者以进行性加重的呼吸困难为结局,绝大多数最终死于呼吸衰竭、循环衰竭和并发症。

(二)心理功能方面

大多数患者终身有不同程度的抑郁、疑病、焦虑、过度依赖等心理障碍。

(三)社会参与能力方面

ADL能力与社会参与能力受限,生活质量下降通常将伴随肺心病患者终身。

合理的康复治疗后可达到减少用药量、缩短住院日;减少气短、气促症状;减轻精神症状如压抑、紧张等；提高运动耐力、日常生活自理能力和恢复工作的可能性；增加对疾病的认识，从而自觉采取预防措施，提高控制症状能力；最终能提高生活质量，减少因呼吸功能恶化所导致的病死率。

六、健康教育

在治疗的同时让患者了解所患疾病的基本知识，以便患者自我照顾。包括：

（一）强调戒烟

烟雾使黏膜上皮纤毛发生粘连、倒伏、脱失，使支气管杯状细胞增生，分泌物增多，呼吸道的防御功能下降，是引起肺部感染的重要原因。因此，必须戒烟，包括避免被动吸烟。

（二）防感冒

肺心病患者易患感冒，继发细菌感染后常使支气管炎症状加重。防感冒操的应用可以帮助患者。

（三）家庭氧疗

每天持续低流量长时间（16 小时以上）的吸氧可以改善患者的临床症状，增加心肺适应性，提高患者的生存质量和存活率。应教育患者正确使用氧疗机及氧疗的方法。

（四）其他

（1）强调咳嗽排痰的重要性，如每天痰量超过 30 mL，宜进行体位排痰。

（2）药物治疗应根据医嘱进行，而不是自以为是，或对药物产生依赖。

（3）认识氧疗对肺心病患者的重要性与如何进行氧疗。

（4）认识慢支和肺气肿的关系和其可能转归，以及康复治疗的必要性。

第二节　支气管哮喘

支气管哮喘（bronchial asthma）简称哮喘，是由多种细胞，包括气道的炎性细胞、结构细胞（如嗜酸性粒细胞、肥大细胞、T 淋巴细胞、中性粒细胞、平滑肌细胞、气道上皮细胞等）和细胞组分参与的气道慢性炎症性疾病。这种慢性炎症导致气道高反应性，通常出现广泛多变的可逆性气流受限，并引起反复发作性的喘息、气急、胸闷或咳嗽等症状，常在夜间和（或）清晨发作、加剧，多数患者可自行缓解或经治疗缓解。

哮喘发病的危险因素包括宿主因素（遗传因素）和环境因素两个方面。本病病因不十分清楚，大多认为是一种多基因遗传病，受遗传因素和环境因素的双重影响。哮喘的发病机制不完全清楚。多数人认为哮喘与变态反应、气道炎症、气道高反应性及神经等因素相互作用有关。目前，哮喘发病机制的观点是一种涉及气道壁的特定性的慢性炎症过程，它可引起气流受限和反应性增高，从而当对不同的刺激物反应时气道更加狭窄。气道炎症的典型特点是呼吸道黏膜及管腔中活性的嗜酸性粒细胞、肥大细胞、T 淋巴细胞数目增加和基底膜网质层增厚、上皮下纤维增生。这种变化甚至在没有哮喘症状时仍然存在。

支气管哮喘的流行病学：全球约有 1.6 亿患者，各国患病率 1% ~ 13% 不等，我国的患病率 1% ~ 4%。本病可发生于任何年龄，但半数以上在 12 岁前起病。在哮喘患儿中，约有 70% 起病于 3 岁前。一般认为儿童发病率高于成人，成人男女患病率大致相同，约 40% 的患者有家族史，发达国家高于发展中国家，城市高于农村。

一、临床表现

（一）症状与体征

（1）典型的支气管哮喘发作前有先兆症状如打喷嚏、流涕、咳嗽、胸闷等，病情发展可因支气管阻塞加重而出现哮喘。患者被迫采取坐位或呈端坐呼吸，咳嗽多痰或干咳，严重时出现发绀等，一般可自行或用平喘药物后缓解。某些患者在缓解数小时后可再次发作，甚至导致哮喘持续状态。发作时，胸部呈过度充气状，有广泛的哮鸣音，呼气音延长。但在轻度哮喘或非常严重的哮喘发作，哮鸣音可不出现。心率增快、奇脉、胸腹反常运动和发绀常出现在严重哮喘患者中。

（2）哮喘缓解期或非典型的哮喘患者：可无明显的体征。

（二）实验室检查

1. 血液检查

发作时可有嗜酸性粒细胞增高，但多不明显，如并发感染可有白细胞数增高，分类中性粒细胞比例增高。

2. 痰液检查涂片

在显微镜下可见较多嗜酸性粒细胞，可见嗜酸性粒细胞退化形成的尖棱结晶、黏液栓和透明的哮喘珠。如合并呼吸道细菌感染，痰涂片革兰染色、细菌培养及药物敏感试验有助于病原菌诊断及指导治疗。

3. 呼吸功能检查

哮喘发作时，有关呼气流速的各项指标均显著下降，第一秒用力呼气容量（FEV_1）、FEV_1/用力肺活量（FVC）%、最大呼气中期流速（MMER）、25%与50%肺活量时的最大呼气流量（MEF 25%与MEF 50%）以及呼气流量峰值（PEF）等均减少。缓解期可逐渐恢复。

4. 动脉血气分析

哮喘严重发作时可有缺氧，PaO_2降低，由于过度通气可使$PaCO_2$降低，pH上升，表现呼吸性碱中毒。重症哮喘，病情进一步发展，气道阻塞严重，可有缺氧及CO_2潴留，$PaCO_2$上升，表现呼吸性酸中毒。如缺氧明显可合并代谢性酸中毒。

5. 胸部 X 线检查

早期在哮喘发作时可见两肺透亮度增加，呈过度充气状态；在缓解期多无明显异常。如并发呼吸道感染，可见肺纹理增加及炎性浸润阴影。

6. 特异性变应原的检测

可用放射性变应原吸附试验（RAST）测定特异性 IgE，过敏性哮喘患者血清 IgE 可较正常人高 2 ~ 6 倍。在缓解期检查可判断变应原，但应防止发生过敏反应。

（三）支气管哮喘的诊断标准、临床分期和严重程度分级

根据中华医学会呼吸病学分会哮喘学组 2008 年提出的诊断标准、临床分期和严重程度分级如下：

1. 诊断标准

（1）反复发作喘息、气急、胸闷或咳嗽，多与接触变应原、冷空气，物理、化学性刺激，病毒性上呼吸道感染、运动等有关。

（2）发作时在双肺可闻及散在或弥漫性、以呼气相为主的哮鸣音，呼气相延长。

（3）上述症状可经治疗缓解或自行缓解。

（4）除外其他疾病所引起的喘息、气急、胸闷和咳嗽。

（5）临床表现不典型者（如无明显喘息或体征）应至少具备以下 1 项试验阳性：①支气管激发试验或运动试验阳性；②支气管舒张试验阳性［一秒钟用力呼气容积（FEV_1）增加15%以上，且FEV_1增加绝对值200 mL］；③最大呼气流量（PEF）日内变异率或昼夜波动率 ≥ 20%。符合 1 ~ 4 条或 4、5 条者，可以诊断为支气管哮喘。

2. 临床分期

根据临床表现哮喘可分为急性发作期、慢性持续期和缓解期。慢性持续期是指在相当长的时间内，每周均不同频率和（或）不同程度地出现喘息、气急、胸闷、咳嗽等症状；缓解期系指经过治疗或未经治疗症状、体征消失，肺功能恢复到急性发作前水平，并维持 3 个月以上。

3. 病情严重程度分级

哮喘患者的病情严重程度分级应分为治疗前、治疗期间和急性发作时 3 个部分。其中哮喘急性发作时分级情况见表 5-1。

表 5-1　哮喘急性发作时病情严重程度的分级

临床特点	轻度	中度	重度	危重
气短	步行、上楼时	稍事活动	休息时	
体位	可平卧	喜坐位	端坐呼吸	
讲话方式	连续成句	单词	单字	不能讲话
精神状态	可有焦虑，尚安静	时有焦虑或烦躁	常有焦虑、烦躁	嗜睡或意识模糊
出汗	无	有	大汗淋漓	
呼吸频率	轻度增加	增加	常 > 30 次 / 分	
辅助呼吸肌活动及三凹征	常无	可有	常有	胸腹矛盾运动
哮鸣音	散在，呼吸末期	响亮，弥漫	响亮，弥漫	减弱，乃至无
脉率（次 / 分）	< 100	100 ~ 120	> 120	脉率变慢或不规则
奇脉	无，< 10 mmHg	可有，10 ~ 25 mmHg	常有，> 25 mmHg	无，提示呼吸肌疲劳或 < 100 L/min，或作用时间 < 2 h
使用 β_2 受体激动剂后 PEF 预计值或个人最佳值百分比	> 80%	60% ~ 80%	< 60%	
PaO_2（吸空气，mmHg）	正常	≥ 60	< 60	
$PaCO_2$（mmHg）	< 45	≤ 45	> 45	
SaO_2（吸空气，%）	> 95	91 ~ 95	≤ 90	

二、康复评定

康复评定包括病史采集和体检、血液及痰液检查、肺功能测定、动脉血气分析、胸部 X 线检查、特异性变应原的检测、肺活量与用力肺活量检查、运动功能评定、呼吸肌力测定、日常生活活动能力评定、心理功能评定。

（一）生理功能评定

1. 肺活量与用力肺活量检查

（1）肺活量：肺活量（vital capacity，VC）是在深吸气后，缓慢而完全地呼出的最大空气量。可利用肺活量计测定。其正常变异较大（可超过 ±20%），但由于简便易行，且其数值随限制性呼吸系统疾病严重程度而下降，所以仍是最有价值的测定方法之一。

（2）用力肺活量：用力肺活量（forced vital capacity，FVC）是在深吸气后利用最快速度强力呼气的一种试验。通常用一简单的呼吸计测定呼气流量。对于气道阻塞患者 VC 会明显高于 FVC。

2. 肺功能检查

肺功能检查包括哮喘发作时，有关呼气流速的各项指标均显著下降，第一秒用力呼气容量（FEV_1）、FEV_1/ 用力肺活量（FVC）%、最大呼气中期流速（MMER）、25% 与 50% 肺活量时的最大呼气流量（MEF 25% 与 MEF 50%）以及呼气流量峰值（PEF）等均减少。由于气体阻滞和肺泡过度膨胀，结果残气量（RV）、功能残气量（FRC）及 RV/TLC 比值增大。中度与重度哮喘，吸入气体在肺内分布严重不均，通气 / 血流比率失调，生理无效腔和生理静 – 动脉分流增加，导致 PaO_2 降低，但 $PaCO_2$ 正常或稍减低。在临床缓解期的部分哮喘患者中，可有闭合容量（CV）/ 肺活量（VC）%、闭合气量（VC）/TLC%、中期流速（MMEF）和 Vmax50% 的异常。有效的支气管舒张药可使上述指标好转。

3. 运动功能评定

运动试验可评估支气管哮喘患者的心肺功能和运动能力，掌握患者运动能力的大小，了解其在运动时是否需要氧疗，为患者制订安全、适量、个体化的运动治疗方案。

（1）恒定运动负荷法：本法是指在恒定代谢状态下测定受试者的心肺功能。在 6 分钟或 12 分钟步行时间内监测心率、摄氧量，是呼吸疾患康复中最常用的评定运动功能的方法。

（2）运动负荷递增法：按一定的运动方案，每间隔一定时间增加一定负荷量，根据终止条件结束运动。终止条件有极限运动试验和次极限运动试验，常规监测心率、呼吸率、血压、ECG、VO_2、PaO_2、$PaCO_2$、SaO_2、呼吸商等，从肺功能数据中评估最大运动时耐受能力。

（3）耐力运动试验：其对康复计划更重要，应分别于训练计划开始前和完成时，用运动耐力的标准测量进行评估，如在步行器或固定自行车上用次最大负荷（由开始的渐进练习试验测得）测定耐力。常选用最大负荷的75%～80%作为固定负荷，并记录其速度与时间。

运动功能评定测试中，停止试验的指征：重度气短；血氧分压下降超过2.67 kPa或血氧分压小于7.33 kPa；二氧化碳分压上升超过1.33 kPa或二氧化碳分压大于8.66 kPa；出现心肌缺血或心律失常的症状与体征；疲劳；收缩压上升超过2.67 kPa或收缩压大于33.3 kPa，或在增加负荷时血压反而下降；达到最大通气量。

4. 呼吸肌力测定

呼吸肌力测定包括最大呼气压力（MEP或PEMAX）、最大吸气压力（MIP或PIMAX）以及跨膈压的测量。它反映呼气与吸气期间可产生的最大能力，代表全部吸气肌和呼气肌的最大功能，也可作为咳嗽与排痰能力的一个指标。

（二）心理功能评定

哮喘可影响儿童的心理发育，包括自尊心。对成人而言，由于哮喘影响他们的工作、生活、学习，也产生心理问题。对哮喘患者进行心理功能评定，了解其心理状态，有利于哮喘患者的康复治疗。

（三）日常生活活动能力评定

日常生活活动能力（ADL）反映了人们在家庭和在社区的最基本的能力，哮喘的患者往往有日常生活活动方面的障碍。评定的范围包括运动、自理、交流、家务活动等方面。

（四）社会参与能力评定

主要进行生活质量评定、劳动力评定和职业评定。

三、功能障碍

（一）生理功能障碍

表现为肺功能改变、气流受限。哮喘发作时，有关呼气流速的各项指标均显著下降，在临床缓解期的部分哮喘患者中，可有闭合容量（CV）/肺活量（VC）%、闭合气量（CC）/TLC%、中期流速（MMEF）和 $V_{max}50\%$ 的异常。

（二）心理功能障碍

主要表现为忧郁、沮丧甚者绝望。哮喘可影响儿童的心理发育，包括自尊心。孩子感到自卑、缺乏主见并和他们的同伴关系不好。

（三）日常生活活动能力受限

哮喘反复发作将影响患者的购物、家务劳动等日常生活能力。

（四）社会参与能力受限

哮喘反复发作最终会影响患者的生活质量、劳动生产能力、就业和社会交往等能力。

四、康复治疗

哮喘康复治疗原则是以综合治疗为基础，药物治疗为主，积极实施康复治疗。康复治疗目标是以改善心肺功能，提高其对运动和活动的耐力，增加ADL能力，提高劳动力，提高生活质量为目标。康复治疗方法主要包括物理治疗、作业治疗、心理治疗、健康教育等。

（一）物理治疗

1. 急性发作期的物理治疗

（1）穴位感应电疗法：患者取舒适体位，使用感应电疗仪，手柄电极，取穴大椎、肺俞、膈俞，配穴天突、太渊、丰隆或足三里，中等强度刺激，以引起向下传导感为宜，治疗时间每穴2～10分钟，但一次总治疗时间不宜超过15～20分钟。

（2）直流电离子导入疗法：①穴位离子倒入：用直流电疗仪，4X 点状电极，于太渊、曲池穴导入 1/1 000 肾上腺素，另极 150 cm² 置于肩胛间，电量 2 ~ 6 mA，时间 15 ~ 20 分钟，15 ~ 20 次为一疗程。对于高血压患者，宜改用 2% 氨茶碱导入；②气管部位离子导入：用直流电疗仪，患者取卧位，2×300 cm² 电极，一极置于颈部导入 10% 氯化钙；另极置于胸前部，电量 15 ~ 20 mA，时间 10 ~ 20 分钟，15 ~ 20 次为一疗程；③节段反射治疗：用直流电疗仪，取 2 cm×15 cm 电极，置于双上臂外侧，导入 Br⁻，连接阴极；另极 300 cm² 置于肩胛间，导入 10% 普鲁卡因，接阳极，电量 15 ~ 20 mA，时间 10 ~ 20 分钟，15 ~ 20 次为一疗程。

（3）超短波、短波疗法：超短波或短波的板状电极，对置于胸背部，微热量，每次 15 ~ 20 分钟，每天 1 次，15 ~ 20 次为一疗程。

（4）激光疗法：主要采用激光疗法，He-Ne 或半导体激光穴位照射。取穴：大椎、天突、尺泽、丰隆等，每穴 2 ~ 3 分钟，每天 1 次，12 ~ 15 次为一疗程。

2. 缓解期的物理治疗

（1）超声波疗法。

①超声雾化吸入疗法：用超声雾化吸入治疗仪，吸入支气管扩张剂药液，每次吸入 15 ~ 30 分钟，每日 1 ~ 2 次。痰液黏稠，不易咳出者，可加用 α-糜蛋白酶。

②颈动脉窦疗法：用超声波治疗仪，频率 800 ~ 1 000 kHz，声头面积约 10 cm²，作用于颈动脉窦表面投影区，采用羊毛脂为基质的 Novocaine 药膏做接触剂，连续输出，声强 0.2 ~ 0.5 W/cm²，每侧 3 分钟，每日治疗一次，10 ~ 12 次为一疗程。

③穴位治疗：采用适于穴位治疗的超声波治疗仪，声头面积约 5 cm²，涂抹液状石蜡接触剂，取穴大椎、肺俞、中府、天突、膻中、合谷，分两组交替治疗，固定法，声强 0.5 ~ 0.75 W/cm²，治疗时间每穴 5 分钟，每日 1 次，10 ~ 15 次为一疗程。

（2）超短波疗法。

①肾上腺部位治疗：双肾区并置，无热量，15 ~ 20 分钟，每天 1 次，10 ~ 15 次为一疗程。

②气管部位治疗：前后对置，无热量或微热量，15 ~ 20 分钟，每天 1 次，10 ~ 15 次为一疗程。

（3）紫外线疗法。

①全身紫外线照射：先测量生物计量，患者取卧位，裸露全身后，分 2 野或 4 野，按缓慢或基本图表进行照射，隔日一次，每年进行 2 个疗程。

②胸廓紫外线照射：将胸廓部分为前胸、后背、左右侧区，每次照射 1 区，从 2 ~ 3 MED 开始，每次递增 1/2 MED，各区轮流照射，每区照射 5 ~ 6 次。

③穴位紫外线照射：用白布制的洞巾，或将白纸剪成直径 1.5 ~ 2 cm 的小孔，按中医辨证论治理论取穴，如：大椎、肺俞、膈俞、膻中、膏肓、天突、定喘等。剂量从 1.5 ~ 2 MED 开始，照射 1 次，每次增加 IMED，以引起穴区适度红斑反映为宜。

④足底部紫外线照射：患者取俯卧位，裸露足底，用紫外线治疗灯直接照射，剂量从 20 ~ 50 MED，每日照射 1 次，1 ~ 3 次起效。

3. 运动治疗

（1）呼吸练习：腹式呼吸训练与缩唇呼气训练相结合以控制呼吸频率，增加潮气量，减少功能残气量，提高肺泡通气，降低呼吸功耗，协调呼吸，缓解呼气性呼吸困难。呼吸电刺激训练的使用可以取得更好的呼吸训练效果。体位引流、翻身拍背、排痰、气道廓清技术等，均有助于患者呼吸功能的改善。

（2）全身性锻炼：适当的运动训练可增强体质，改善呼吸困难，增强呼吸困难的耐受力。锻炼方法有户外步行、慢跑、游泳、踏车、爬山、上下楼梯、做呼吸操、太极拳、气功等。运动试验可提供运动强度的指导。一般采用中等强度即 60% ~ 80% 最大运动能力（最大摄氧量）或 60% ~ 80% 最大心率，每次运动持续 15 ~ 60 分钟，每周训练 3 次以上，运动方式多为四肢肌群（上、下肢大肌群）、周期性（即肢体往返式运动，如走、跑等）的动力性运动。

4. 控制体重

可以采用有氧训练、饮食控制等方法。

5. 控制环境诱发因素

如避免摄入引起过敏的食物和药物；避免强烈的精神刺激和剧烈运动；避免持续喊叫等过度换气动作；不养宠物；避免接触刺激性气体及预防呼吸道感染；外出戴口罩等。

（二）作业治疗

通过作业治疗可改善患者的心肺功能及心理状态，提高患者的自理能力及劳动能力。方法：根据病情，主要选择 ADL 作业（如家务劳动训练）、职业技能训练等。每日 1 次，每次每设计项目 20～40 分钟，每周 5 次，连续 4 周。

（三）心理治疗

心理治疗有利于患者克服自卑、沮丧、焦虑的心理。通常可采用支持性心理治疗及认知疗法，通过对患者的鼓励、安慰与疏导，使患者正视其所患的疾病，渡过心理危机。

（四）其他治疗

1. 脱离变应原

部分患者能找到引起哮喘发作的变应原或其他非特异刺激因素，应立即使患者脱离变应原的接触。这是治疗哮喘最有效的方法。

2. 内科药物治疗

（1）支气管舒张药。

① β_2 肾上腺素受体激动药：可分为短效 β_2 受体激动药，有沙丁胺醇、特布他林、非诺特罗；长效 β_2 受体激动药，有丙卡特罗、沙美特罗、班布特罗。

②茶碱类：氨茶碱可分为口服及静脉用药两种。

③抗胆碱药：吸入抗胆碱药有异丙托溴铵。

（2）抗炎药：包括糖皮质激素、色苷酸钠。

①糖皮质激素：可分为吸入、口服、静脉用药。吸入剂：吸入剂有两种，倍氯米松和布地奈德。口服剂：有泼尼松、泼尼松龙。静脉用药：有琥珀酸氢化可的松、地塞米松、甲泼尼龙。

②色苷酸钠：色苷酸二钠。

（3）白三烯调节剂：有扎鲁司特和孟鲁司特。

（4）其他药物：如酮替酚、阿司咪唑、氯雷他定。

五、功能结局

（一）生理功能方面

个体差异及治疗方案的正确与否影响支气管哮喘患者的预后。轻症易恢复，儿童哮喘通过积极而规范的治疗，临床控制率可达 95%；病情重，气道反应性增高明显，或伴有其他过敏性疾病不易控制。本病可发展为 COPD、肺源性心脏病。

（二）心理功能方面

控制不良的支气管哮喘患者有不同程度的忧郁、沮丧和自卑等心理障碍。

（三）社会参与能力方面

本病发展为 COPD、肺源性心脏病患者，ADL 能力及其相关活动明显受限，心理障碍和心肺功能障碍等，使患者社会交往受限；劳动能力下降或丧失，就业能力受限。

康复治疗可能改善支气管哮喘患者的生理功能、心理功能、社会功能，缓解病情以及提高支气管哮喘患者的生活质量，应早期介入。

六、康复教育

（一）卫生保健专业人员教育

卫生保健专业人员应了解与掌握：该地区的哮喘状况如何；如何安排医护协同的工作；将社区的卫生条件和教育与医疗护理密切联系；了解并找出各自的哮喘的促 / 诱发因素；注意哮喘和它的治疗受哪些文化因素的影响；当前使用的是什么治疗；还有哪些合适的治疗可供选择；能使用吸入装置和药物标准化；谁将给予急诊治疗；哪组人群处于特殊危险状态；谁是我们可以列出的能帮助教育工作的人；谁负责保健专业人员的教育；谁负责患者的教育；如何将哮喘的教育和治疗纳入其他项目中去。

（二）患者教育

患者教育的目标是给哮喘患者及其家属提供适宜的信息和训练，使患者能够保持良好的状态并和卫生保健专业人员一起制订医疗计划。教育内容包括：

（1）通过长期规范治疗能够有效控制哮喘；避免触发、诱发因素的方法；哮喘的本质、发病机制。

（2）哮喘长期治疗方法；药物吸入装置及使用方法。

（3）如何测定、记录、解释哮喘日记内容、症状评分、应用药物、PEF、哮喘控制测试（ACT）变化。

（4）哮喘先兆、哮喘发作征象和相应自我处理方法，如何、何时就医。

（5）哮喘防治药物知识；如何根据自我监测结果判定控制水平，选择治疗心理因素在哮喘发病中的作用。

第三节　呼吸衰竭

呼吸衰竭（以下简称呼衰）是各种原因引起的肺通气和（或）换气功能严重障碍，以致在静息状态下亦不能维持足够的气体交换，导致低氧血症伴（或不伴）高碳酸血症，进而引起一系列病理生理改变和相应临床表现综合征。影响呼吸功能完成的众多因素均可引起呼衰，常见气道阻塞性病变、肺血管疾病、肺组织病变、胸廓胸膜病变、神经肌肉及其传导系统和呼吸肌疾患。其缺氧的发生机制主要为通气不足、弥散障碍、肺泡通气 / 血流比例失调、肺内动－静脉样分流、耗氧量增加等。呼衰的临床表现为呼吸困难、发绀以及由于缺氧出现的一系列精神神经症状等。按病程可分为急性呼衰（acute respiratory failure，ARF）和慢性呼衰（chronic respiratory failure，CRF）。ARF 的治疗多在医院的重症监护病房内进行，CRF 多由慢性支气管－肺疾病引起，病程发展相对缓慢，机体内环境有足够的时间进行代偿，多不需要急救治疗，其治疗重点是对患者进行康复期训练和指导。在我国，呼吸系统疾病总病死率在各种疾病中居于首位，各种呼吸疾病引起死亡最常见的直接原因是呼吸衰竭，其中又以 CRF 为主，因此深入研究呼吸衰竭的发病机制以及有效康复治疗手段是降低人口病死率、保护社会劳动力、改善人民生存质量的关键和基础。由于引起 CRF 最常见的疾病是慢性阻塞性肺疾病（COPD）、重症肺结核、间质性肺病等，其中又以 COPD 最多见，本教材重点讨论由 COPD 引起的 CRF 的康复治疗。

一、临床表现

（一）症状和体征

除引起 CRF 的原发疾病症状体征外，主要是缺 O_2 和 CO_2 潴留所致的呼吸困难和多脏器功能紊乱的表现，后者包括精神神经症状、血液循环系统症状、消化和泌尿系统症状等。此外，发绀也是缺氧主要的临床表现，多见于口唇、指甲等部位。值得注意的是，以上这些症状均可随缺 O_2 或 CO_2 潴留的纠正而消失。

（二）实验室检查

动脉血气分析 $PaO_2 < 60\ mmHg$，可伴或不伴 $PaCO_2 > 50\ mmHg$，临床上以伴有 $PaCO_2 > 50\ mmHg$（Ⅱ型呼衰）为常见。一般情况下，当 $PaCO_2$ 升高，但 $pH \geq 7.35$ 时，为代偿性呼吸性酸中毒，如 $pH < 7.35$ 则为失代偿性呼吸性酸中毒。

二、康复评定

（一）生理功能评定

1. 呼吸困难评分

CRF 的主要功能障碍为呼吸困难，常用的呼吸困难评分法有 Borg's 评分法和美国胸科协会评分法，现常用南京医科大学根据 Borg's 量表计分法改进的呼吸困难评分。

2. 运动功能评定

（1）运动试验：运动试验有助于了解 CRF 患者的心肺功能和活动能力，运动试验就是通过观察受试者运动时获得的最大吸氧量、最大心率、最大 METs 值等，来判断其心、肺、骨骼肌等的储备功能和机体对运动的实际耐受能力，为制订安全、合适、个体化的运动训练计划提供理论依据。临床常用的方法有活动平板和功率自行车法。

（2）定量行走评定：常用的为 6 分钟或 12 分钟步行距离测定法。值得一提的是，CRF 患者运动功能的评定方法及方案的选择应根据患者的病情及肺功能情况，现场必须具备抢救设施，同时必须在医护人员的监护下进行。

3. 呼吸肌功能评定

包括呼吸肌力量（最大吸气压及最大呼气压）、呼吸肌耐力及呼吸肌疲劳的测定。呼吸肌功能测定在呼衰诊治中具有重要的作用，可作为评价康复治疗对呼吸功能影响的客观指标。

（1）呼吸肌力量：呼吸肌力量是指呼吸肌最大收缩能力，测定的指标有最大吸气压及最大呼气压。其测定方法是让受试者在残气位和肺总量位时，通过口器与其相连管道做最大用力吸气和呼气时所测得的最大并维持至少 1 秒的口腔压，它是对全部吸气肌和呼气肌的强度测定。

（2）呼吸肌耐力：呼吸肌耐力是指呼吸肌维持一定通气水平的能力，可用最大自主通气和最大维持通气量来反映。前者的测定方法是让受试者做最大最深呼吸 12 秒或 15 秒所计算出的每分最大通气量。正常人最大自主通气动作可以维持 15 ~ 30 秒。最大维持通气量是达到 60% 最大通气量时维持 15 分钟的通气量。

（3）呼吸肌疲劳：呼吸肌疲劳是指再呼吸过程中，呼吸肌不能维持或产生需要的或预定的力量。临床可采用膈肌肌电图或膈神经电刺激法评估患者的膈肌疲劳状况。

（二）心理功能评定

CRF 患者大多伴有烦躁、恐惧、焦虑、紧张等心理问题。

（三）日常生活活动能力评定

CRF 患者日常活动能力评定可参照美国胸科协会呼吸困难评分法，根据各种日常生活活动时的气短情况，将日常生活活动能力分为 6 级。

0 级：如常人，无症状，活动不受限。

1 级：一般劳动时气短。

2 级：平地慢步无气短，较快行走或上坡、上下楼时气短。

3 级：行走百米气短。

4 级：讲话、穿衣及稍微活动即气短。

5 级：休息状态下也气短，不能平卧。

（四）社会参与能力评定

1978 年 WHO 制定的社会功能缺陷量表（SDSS）可较全面地反映 CRF 患者社会功能活动能力，评定内容主要有职业劳动能力和社交能力、家庭生活职能能力、个人生活自理能力等。

CRF 的其他功能评定还包括肺容积与肺通气功能测定：最大通气量（MMC）、第 1 秒用力呼气量（FEV_1）、用力肺活量（FVC）、残气量（RV）、肺总量（TLC）等肺功能评定，以及血气分析、四肢肌肉力量评估、营养状态评估、认知功能评估等。

三、功能障碍

（一）生理功能障碍

1. 呼吸功能障碍

呼吸困难为最早出现症状，多数患者有明显的呼吸困难，可表现为呼吸频率、节律和幅度的改变。开始时表现为呼吸费力伴呼气延长，加重时出现浅快呼吸，辅助呼吸肌活动加强，呈点头或提肩呼吸。二氧化碳潴留加剧时，则出现浅慢呼吸或潮式呼吸。

2. 运动功能障碍

由于运动增加耗氧量可加重缺氧，造成呼吸困难，导致 CRF 患者不敢运动，影响运动能力。运动减少又使心肺功能适应性下降，进一步加重运动障碍，形成恶性循环。

3. 认知功能障碍

以智力或定向功能障碍多见。

4. 精神神经症状

可表现为过度兴奋或抑制，兴奋症状包括烦躁、失眠、夜间失眠而白天嗜睡（昼夜颠倒）现象。此时忌用镇静或催眠药，否则可加重 CO_2 潴留，发生肺性脑病，肺性脑病表现为神志淡漠、肌肉震颤、间歇抽搐、昏睡甚至昏迷，以致呼吸骤停等。

5. 血液循环功能障碍

搏动性头痛、血压异常、周围循环衰竭等。慢性缺 O_2 和 CO_2 潴留引起肺动脉高压，可发生右心衰竭伴有体循环瘀血体征（肺心病）。

6. 肝肾功能异常

严重呼衰对肝、肾功能的影响可出现丙氨酸氨基转移酶与血浆尿素氮升高等。有些患者因胃肠道黏膜保护功能损害，导致胃肠道黏膜充血水肿、糜烂渗血或应激性溃疡，引起上消化道出血。

（二）心理功能障碍

CRF 患者多为老年人，他们自理能力差，处于长期供氧不足状态，精神紧张、烦躁不安，再加上疾病反复发作、加重，生活质量差，患者往往情绪低落并感焦虑。急性发作时严重缺氧、濒死的感觉及机械通气治疗更使患者感到恐惧、孤独无助、悲观绝望，严重干扰患者的休息及睡眠，给患者带来极大的心理压力和精神负担。

（三）日常生活活动能力受限

呼吸功能障碍将不同程度地影响 CRF 患者的日常生活活动，这主要表现在活动后呼吸困难（又称劳力性呼吸困难），轻者在进食、穿衣、行走及个人卫生等日常生活活动时常感气促，严重时安静状态下都感呼吸困难，生活完全不能自理。

（四）社会参与能力受限

呼吸困难、活动受限以及长期缺氧导致的脑、肾、肝等重要脏器的功能障碍和疾病久治不愈引起心理障碍都将影响患者的生活质量、劳动、就业和社会交往等能力，严重者完全丧失劳动能力。

四、康复治疗

CRF 多有一定的基础疾病，病情发展较慢，但合并呼吸系统感染或气道痉挛等情况可急性发作而致代谢紊乱，直接危及生命，必须采取及时而有效的抢救。呼衰急性发作期的处理原则是在保持呼吸道通畅条件下，改善通气和氧合功能，纠正缺 O_2、CO_2 潴留及代谢功能紊乱，防治多器官功能损害。CRF 缓解期的治疗原则为在积极治疗基础疾病的基础上，重点对患者进行康复训练和指导，其目标在于增强呼吸功能储备，避免导致呼吸功能恶化的诱因，减少 CRF 急性恶化的次数，提高患者生活及工作能力。基于上述目标，CRF 康复治疗的内容包括：①避免吸烟和其他可能加重本病的因素，控制各种并发症；②积极治疗和预防呼吸道感染，及时有效地排痰，建立通畅气道；③通过吸氧、运动训练等改善缺氧及肺换气功能，提高患者的日常生活活动能力；④增强肺通气功能，锻炼呼吸肌，纠正病理性呼吸模式，必要时借助无创通气技术以改善通气；⑤帮助患者解除焦虑、抑郁、恐惧等心理问题，树立战胜疾病的信心。康复治疗的适应证为病情稳定的 CRF 患者，但需根据患者肺功能的情况加以选择，主要方法包括物理治疗、作业治疗、心理治疗等。

（一）物理治疗

CRF 的物理治疗包括运动训练、排痰训练、机械通气及物理因子治疗等，主要作用为建立生理呼吸模式、保持通畅气道、改善通气、促进血液循环和组织换气，提高运动能力。

1. 物理因子治疗

（1）超短波治疗：采用大功率超短波治疗仪，电极胸背部对置，无热 – 微热量，每次 10 ~ 12 分钟，1 ~ 2 次 / 日，12 ~ 15 次一疗程，可控制肺部炎症，减少痰液分泌。

（2）超声雾化治疗：可湿化呼吸道，稀释痰液使其易于排出。常用 4% 碳酸氢钠 20 mL，盐酸氨溴索 30 mg，α – 糜蛋白酶 5 mg，加生理盐水 20 mL，每次 20 ~ 30 分钟，每日 1 ~ 2 次，7 ~ 10 天一疗程。雾化吸入时，做膈肌深呼吸，可使药物微粒更广泛地分布在肺底部。吸入数分钟后鼓励患者咳嗽，有助于排痰。如配合体位引流，效果更好。

（3）膈肌电刺激：用通电装置，非刺激电极放在胸壁，刺激电极放在胸锁乳突肌外侧锁骨上 2 ~ 3 cm 处（膈神经部位），先用短时间低强度刺激，当找到可产生强力吸气的位置后，即可用脉冲波进行刺激治疗。此法适用于呼吸训练后膈肌运动仍不满意的患者。开始时每日 6 ~ 15 次，逐渐增加到每日 100 次左右。

2. 运动训练

CRF 患者常因体力活动时出现呼吸困难而回避运动，使日常生活活动障碍，生活质量不佳。适当的运动疗法可提高运动耐力，减轻运动时呼吸困难，从而改善 ADL 和 QOL。CRF 的运动训练包括呼吸训练、呼吸肌训练、有氧训练、力量训练等。需注意的是，CRF 患者的有氧运动处方应采取个体化原则，主要进行大肌肉群的运动耐力训练，最好也包括上肢肌肉的运动训练，运动强度多取 60% ~ 80% 最大运动负荷。对力量训练应采取低阻抗多重复的原则。运动前确保呼吸道通畅，运动时注意监护，必要时可吸氧。

3. 排痰训练

通畅的气道是 CRF 所有康复治疗的基础，有效的排痰则可以使气道内的分泌物排出，是建立通畅气道的关键方法之一，其主要技术包括有效咳嗽训练、体位引流、手法排痰等。

4. 机械通气

肺泡有效通气量不足及呼吸肌疲劳无力是 CRF 的重要原因。对于严重呼衰患者，机械通气是抢救其生命的重要措施，其作用包括：①维持必要的肺泡通气量，降低 $PaCO_2$；②改善肺的气体交换效能；③减轻呼吸做功；④缓解呼吸肌疲劳，有利于恢复呼吸肌功能。根据通气支持方式，机械通气可分为经气管插管或切开的有创性机械通气和采用面罩或鼻罩进行的无创性人工通气。前者主要用于 CRF 急性加重期的抢救，后者则在呼衰未发展到危重阶段前使用，可促进患者的康复，减少气管插管的需要。广义的无创通气应当也包括体外负压通气、胸壁震荡通气、体外膈肌起搏等，但通常目前所称无创通气仅指通过鼻、面罩等方式与患者相连的无创正压机械通气（non-invasive positive pressureventilation，NIPPV）。近二十年来，运用无创正压通气技术治疗 CRF 已成为呼衰治疗的研究热点，NIPPV 采用双水平气道正压，吸气压帮助患者克服吸气阻力，改善呼吸肌疲劳，增加肺泡通气量，同时也能改善气体在肺内分布不均匀状况，改善弥散，减少无效腔气量。呼气压可对抗内源性呼气末正压，防止肺泡塌陷，使肺泡内 CO_2 排出，从而提高 PaO_2，降低 $PaCO_2$ 的作用，改善呼吸系统的顺应性。NIPPV 可部分取代呼吸肌做功，使呼吸肌肉得到充分的调整和休息，以解除呼吸肌疲劳。

NIPPV 入选标准（至少符合其中 2 条）：①中重度呼吸困难伴有辅助呼吸肌运动和反常腹部呼吸运动；②中重度酸中毒（pH 7.30 ~ 7.35）以及高碳酸血症（$PaCO_2$ 6.0 ~ 8.0 kPa）；③呼吸频率 > 25 次 / 分。排除标准（符合下列条件之一）：①呼吸抑制或停止。②心血管系统功能不稳定（低血压、心律失常、心肌梗死）。③嗜睡、神志不清及不合作者。④易误吸者（吞咽反射异常、严重上消化道出血）。⑤痰液黏稠或有大量气道分泌物者。⑥近期曾行面部或胃食管手术者。⑦头面部外伤、固有的鼻咽部异常。⑧极度肥胖。⑨严重的胃肠胀气。而对以下需要紧急抢救或重症呼衰患者，应首先考虑有创性机械通气，有创机械通气的应用指征：①严重呼吸困难，辅助呼吸肌参与呼吸，并出现胸腹矛盾呼吸。②呼吸频率 > 35 次 / 分。③危及生命的低氧血症（$PaO_2 < 40$ mmHg 或 $PaO_2/FiO_2 < 200$ mmHg）。④严重的呼吸性酸中毒（$pH < 7.25$）及高碳酸血症。⑤呼吸抑制或停止。⑥嗜睡、神志障碍。⑦严重心血管系统并发症（低血压、休克、心力衰竭）。⑧其他并发症（代谢紊乱、脓毒血症、肺炎、肺血栓栓塞症、气压伤、大量胸腔积液）。⑨ NIPPV 失败或存在 NIPPV 的排除指征。

NIPPV 的临床应用需要合适的工作、监护条件，包括人员培训、合适的工作地点以及生命体征监护和紧急插管的条件，其具体步骤及注意事项如下：

（1）患者教育：与插管通气不同，NIPPV 需要患者的合作和强调患者的舒适感。对患者的教育可以消除恐惧，争取配合，提高依从性，也有利于提高患者的应急能力，如在紧急情况下（如咳嗽、咳痰或呕吐时）患者能够迅速拆除连接，提高安全性。教育的内容包括讲述治疗的目的以及连接和拆除的方法，指导患者有规律地放松呼吸，注意咳痰和可能出现的不良反应（漏气等），有不适时及时通知医务人员等。

（2）试机：检查电源、呼吸机的各种管道及运转功能是否完好，准备好必要的抢救器材如吸痰器、气管插管等。

（3）保持呼吸道通畅：保持呼吸道通畅是 NIPPV 通气有效的前提，患者治疗时取半卧或平卧位，但是头、颈、肩要保持在同一水平，头略后仰，保持呼吸道通畅，定时翻身、拍背，指导患者有效咳痰，必要时经口、鼻给予鼻导管吸痰；并保持呼吸机湿化功能良好，防止口鼻咽干燥、痰痂形成，防止枕头过高而将呼吸道压窄，影响气流通过，降低疗效。

（4）妥善固定面罩，保证通气量：根据患者的脸形选择大小适中的面罩，固定时调节系带松紧度，以无明显漏气的最小张力为最适。系带过分拉紧，会造成局部皮肤压伤，过松则会漏气，使通气量减少。患者翻身或改变体位后要注意面罩有无松脱、漏气。嘱患者尽量闭合口腔，保证足够的通气量。

（5）选择治疗参数，开机治疗：根据不同患者病情，选择呼吸机通气模式和治疗参数进行治疗，主要根据使用者的经验、各医疗单位的现有条件和经济水平。

（6）严密观察病情，合理调节呼吸机参数：在通气过程中应注意观察患者的精神、面色、喘息及发绀的改变程度，严密观察呼吸频率、幅度、节律及呼吸肌运动等，注意有无呼吸抑制存在以及呼吸机使用不当造成的并发症。同时注意监测心率、血压及血氧饱和度，并做详细记录。必要时使用心电监护仪，有异常及时通知医生。合理调节呼吸机参数，压力太高，患者烦躁难以配合，而且容易产生气压伤；压力太低则达不到治疗效果。此外，治疗时应缓慢增加压力，使使者逐渐适应。另外，还要注意预防和减轻胃胀气，指导患者吸气时尽量闭合双唇，用鼻呼吸，减少吞咽动作，防止腹胀的发生。出现胃胀气后应及早行胃肠减压，若已引起小肠胀气，可行肛管排气等处理。治疗过程中还要保护皮肤避免擦伤，为防止鼻梁及面部皮肤受压过久受损，可放松头带并予受压处皮肤按摩。

（二）作业治疗

CRF 的作业治疗主要是通过操作性活动，纠正患者日常生活活动中出现的病理性呼吸模式，着重训练患者上肢肌肉的力量和耐力，同时运用能量节省技术及适应性训练，减轻活动时呼吸困难的状况，改善患者躯体和心理状况，提高日常生活能力，帮助其重返社会。治疗内容包括常规的 ADI 训练、织毛衣、计算机操作、园艺等功能性训练，以及琴、棋、书、画等娱乐消遣性训练。训练时注意运用能量节省技术，减少日常生活中的耗能，使体能运用更有效，增强患者的生活独立性，以减少对他人的依赖。如让患者就每一项活动内容制订相应的训练，掌握体力节省的技巧。

（三）心理治疗

CRF 患者大多伴有烦躁、紧张、焦虑、恐惧等心理问题，心理治疗可有效地改善或消除 CRF 患者抑郁、焦虑、恐惧、绝望和自卑心理，帮助患者正确认识疾病，树立战胜疾病的信心，积极配合治疗。具体治疗方法包括心理咨询、心理支持等。

1. 心理咨询

通过专业人员采用指导、劝告、讨论、测验、解释等技术，对患者的情绪、疾病、康复治疗以及患病后患者的职业、婚姻、教育、康复、退休和其他个人问题等的处理提供专业的帮助。

2. 心理支持

通过对患者的指导、劝解、疏导、帮助、安慰、保证，使其克服焦虑、悲观、无助、绝望等心理危机，去适应和面对病残的现状。

3. 放松训练

指通过一定的肌肉放松训练程序，有意识地控制自身的心理活动，阻断精神紧张和肌肉紧张所致的呼吸短促的恶性循环，减少机体能量的消耗，改善缺氧状态，提高呼吸效率。因此放松训练在 CFR 患者的治疗中占有重要地位。放松训练主要是在治疗师或患者自己（默念）的指导语下进行，分以下三个步骤：①练习与体验呼 – 吸与紧张 – 放松的感觉；②各部肌肉放松训练，如头部、颈部、肩部等；③放松训练结束语。

（四）其他治疗

1. 药物治疗

COPD 是 CRF 的主要原因，其药物治疗的目的是解除痉挛、消除气道炎症、促进排痰以保持呼吸道通畅。包括 β_2 受体激动药、抗胆碱药、茶碱、皮质激素类药等的应用。合并感染时加用抗菌药物和（或）祛痰药。

2. 氧疗

纠正缺氧是 CRF 康复治疗的根本目的。氧疗能直接提高 CRF 患者的肺泡和动脉血氧分压，纠正低氧血症；增加组织供氧，改善心、脑、肺、肾功能，稳定或降低肺动脉压；降低红细胞和血黏度，减轻红细胞增多症；减轻水钠潴留，改善呼吸困难症状，预防右心衰竭；预防夜间低氧血症，改善睡眠，最终提高患者的生存率，改善生活质量及精神状态，同时减轻家属负担，减少医疗费。

CRF 患者临床常用氧疗方法主要有长期氧疗（Long-term oxygen therapy，LTOT）和夜间氧疗，前者指每日吸氧时间至少大于 15 小时，至少持续 6 个月以上的氧疗方法，后者指夜间吸氧达 10 小时或以上（1 ~ 2 L/min）的氧疗方法。LTOT 的主要目标是解决低氧血症（特别是夜间睡眠时的低氧血症），使患者的 SaO_2 维持在 90%，$PaCO_2$ 上升不超过 10 mmHg（1 mmHg = 0.133 kPa）。目前推荐的对 CRF 患者开具 LTOT 处方的指征是：经积极药物（抗菌药物、气管扩张剂、利尿剂等）治疗，患者病情稳定至少一个月后，静息吸入空气时 $PaO_2 \leq 55$ mmHg（7.3kPa）或 $\leq 88\%$，或 PaO_2 在 55 ~ 60 mmHg（7.3 ~ 8 kPa）之间，但伴有肺心病、肺动脉高压、明显的认知功能障碍、继发高血红蛋白血症、睡眠或运动时长时间低氧血症（$PaO_2 < 7.3$ kPa）者。

CRF 患者稳定期后，LTOT 可在家庭内进行，又称为家庭氧疗（home oxygen therapy，HOT）。可采用氧压缩容器（氧气瓶）、液态氧和家庭用小型制氧机，3 种方法各有长处和优势。常用的给氧方法有双腔鼻管、鼻导管、鼻塞或面罩吸氧。原则上应低流量持续给氧。一般 1 ~ 3 L/min，以免加深二氧化碳潴留导致呼吸抑制。同时还要根据病情变化，每 3 个月或定期随诊或家访 1 次，观察症状、体征、化验血红蛋白、红细胞计数、血细胞比容，测肺功能、血气，观察病情改善情况。

3. 营养支持

老年 CRF 患者，由于呼吸负荷重，进食不足，能量消耗大，常伴有不同程度的营养不良，影响机体免疫力，故应该在日常饮食中加强营养支持，鼓励患者进食高蛋白、高维生素、易消化饮食以及适量多种维生素和微量元素的饮食，适当控制碳水化合物的进食量，以降低 CO_2 的产生及潴留，减轻呼吸负荷。

五、功能结局

CRF 的功能结局与患者心肺运动功能减退、气道反复炎症等密切相关。由于 CRF 常反复急性加重，患者应避免急性加重的各种危险因素，坚持呼吸训练、功能锻炼、运动训练及必要的药物治疗，减缓病情发展速度，减轻对患者日常生活活动、工作及社交的影响。若病情控制不好而反复急性加重，CRF 患者的运动性呼吸困难将呈进行性加重，直至静息时也感呼吸困难，发展到最后只能终身依靠机械通气维持呼吸。由此导致的运动障碍也逐渐加重，最终完全丧失运动能力，终日卧床。晚期合并的肝、肾、心、脑等重要脏器的功能障碍也呈进行性加重，并将成为 CRF 患者死亡的直接原因。在心理功能方面，几乎所有 CRF 患者终身都有不同程度的焦虑、抑郁、恐惧、孤独无助甚至悲观绝望等心理障碍，部分患者还可能因机械通气治疗适应性困难而发生人格改变。在社会功能方面，呼吸困难和运动障碍严重影响 CRF 患者 ADL 能力、工作能力及社交活动，生活质量低，最终只能依靠机器维持生命，给患者及其家庭造成极大的经济及精神负担。康复治疗可能改善 CRF 患者的生理功能、心理功能、社会功能，缓解病情以及提高 CRF 患者的生活质量，应早期介入。

六、健康教育

CRF 病程长，常常因呼吸道感染或气道痉挛等原因急性加重，不仅需要终身服药、长期家庭氧疗、长期家庭无创正压机械通气等治疗，还给患者及其家庭造成极大的经济及精神负担，因此健康教育在 CRF 的康复治疗中占有极其重要的作用。CRF 健康教育的内容包括：

1. 疾病知识教育

让患者了解 CRF 的病因、病理生理、急性发作的危险因素，药物的作用、不良反应、剂量及正确使用，使患者正确认识疾病，积极配合治疗。

2. 避免吸烟和其他可能加重疾病的因素

吸烟可刺激分泌物产生、破坏纤毛功能及诱发气道痉挛等，增加感染危险性，从而加重呼吸道阻塞及破坏呼吸道的防御功能，加速肺功能的恶化。所以，各种年龄及各期的 CRF 患者，都应该戒烟。同时，注意住所空气流通，避免有害烟雾刺激。此外，还应避免使用麻醉和镇静剂，以免抑制呼吸。

3. 积极防治呼吸道感染

呼吸道感染是 CRF 急性发作及加重的重要因素，CRF 患者由于抵抗力下降，易反复感冒并发生呼吸道感染。为预防呼吸道感染，应鼓励患者进行各种运动训练，可采用防感冒按摩、冷水洗脸，必要时可接种流感疫苗。一旦发生呼吸道感染，应立即运用抗菌药物，及早控制。

4. 详细介绍各种治疗措施，确保治疗在家庭中安全、有效地进行

CRF 的治疗包括药物治疗、建立通畅气道、氧疗、运动训练、物理因子治疗、营养支持、机械通气等，其中大部分都在家庭中自行进行，常用药物的使用方法、供氧装置的选择及氧气的安全使用原则、无创正压呼吸机的运用指导、小型家庭理疗器械的使用及保养知识都是健康教育的重要内容。

5. 心理支持

疾病久治不愈且呈进行性加重，给患者及其家庭造成了极大的精神负担和心理压力。因此，应注意对 CRF 患者及其家庭成员进行心理疏导，帮助他们正确面对疾病，树立战胜疾病的信心，积极配合治疗。

附录：社会功能缺陷量表（SDSS）

SDSS 包括 10 个项目，均为对患者最近一个月内的情况调查，采用 0、1、2 三级评分法。

具体内容及评分细则如下：

1. 职业和工作

职业和工作指能力、质量和效率，遵守纪律和规章制度，完成生产任务，在工作中与他人合作等。

0 分：无异常，或仅有不引起抱怨或问题的小事。

1 分：确有功能缺陷，水平明显下降，出现问题或需减轻工作。

2 分：功能严重缺陷，无法工作，或在工作中发生严重问题，或可能已被处分。

2. 婚姻职能

仅评已婚者，指夫妻间相互交流，共同处理家务，对对方负责，互相支持、鼓励和爱护。

0 分：无异常，或仅有不引起抱怨或问题的小事。

1 分：确有功能缺陷，有争吵，不交流、不支持，逃避责任。

2 分：功能严重缺陷，经常争吵，完全不理对方，或夫妻关系濒于破裂。

3. 父母职能

仅评有子女者，指对子女的生活照顾，情感交流，共同活动以及关心子女的健康和成长。

0分：无异常，或仅有不引起抱怨或问题的小事。

1分：确有功能缺陷，对子女不关心或缺乏兴趣。

2分：功能严重缺陷，根本不负责任，或不得不由别人替他照顾孩子。

4. 社会性退缩

社会性退缩指主动回避与他人交往。

0分：无异常，或非常轻微异常。

1分：确有回避他人情况，经说明仍可克服。

2分：严重退缩，说服无效。

5. 家庭外的社会活动

家庭外的社会活动指和其他家庭及社会的接触和活动，以及参加集体活动的情况。

0分：无异常，或仅轻微异常。

1分：不参加某些应该且可参加的社会活动。

2分：不参加任何活动。

6. 家庭内的活动过少

家庭内的活动过少指在家庭中不干事，也不与人说话的情况。

0分：无，或很偶然地出现上述情况。

1分：多数日子至少每天有2小时什么也不干。

2分：几乎整天什么都不干。

7. 家庭职能

家庭职能指日常家庭活动中应起的作用，如分担家务，参加家庭娱乐，讨论家庭事务等。

0分：无功能缺陷，或很轻微。

1分：确有功能缺陷，不履行家庭义务，较少参加家庭活动。

2分：功能严重缺陷，几乎不参加家庭活动，不理家人。

8. 个人生活自理

个人生活自理指保持个人身体衣饰、住处的整洁，自行上厕所和进食等。

0分：无异常，或很轻微异常。

1分：确有功能缺陷，生活自理差。

2分：功能严重缺陷，生活不能自理，影响自己和他人。

9. 对外界的兴趣和关心

了解和关心单位、周围、当地和全国的重要消息和新闻。

0分：无异常，或很轻微异常。

1分：不大关心。

2分：完全不关心。

10. 责任心和计划性

关心本人及家庭成员的进步，努力完成任务，发展新的兴趣或计划。

0分：无异常，或很轻微异常。

1分：对进步和未来不关心。

2分：完全不关心进步和未来，没有主动性，对未来不考虑。

第六章 内分泌疾病的康复

新陈代谢是人体生命活动的基础，包括物质代谢和与物质代谢紧密伴随的能量代谢，物质代谢分为合成代谢和分解代谢两个过程。通过新陈代谢，机体同外环境之间不断地进行物质交换和转换，同时体内物质又不断地进行分解与合成、利用与更新，为个体生长、发育、生存、劳动、生殖以及维持内环境稳定提供物质和能量。人体新陈代谢的稳定必须依赖神经系统、内分泌系统和免疫系统的相互配合和调控，其中内分泌系统辅助神经系统将体液性信息物质（激素）传递到全身各组织细胞（受体），通过激素与特异性受体的结合，发挥其对细胞的生物作用。物质代谢过程中的任何一个环节发生障碍，都可导致代谢性疾病的发生。

第一节 甲状腺功能亢进症

甲状腺功能亢进症（hyperthyroidism）简称甲亢，它是指多种原因导致的甲状腺激素分泌过多，引起以神经、循环、消化等系统兴奋性增高和代谢亢进为主要表现的一组临床综合征，可分原发性甲亢、继发性甲亢、高功能腺瘤三种。其病因主要是弥漫性毒性甲状腺肿（Graves 病）、多结节性毒性甲状腺肿和甲状腺自主高功能腺瘤（Plummer 病）。主要表现为心动过速、多食、消瘦、心跳加快、怕热、多汗、易激动和甲状腺肿大，严重病例可同时或先后出现突眼症状。临床上以 Graves 病伴甲状腺功能亢进和多结节性毒性甲状腺肿伴甲状腺功能亢进为多见，约占甲亢患者的 90%。甲克带有明显的家族性，多数认为是自身免疫性疾病，可发生于任何年龄，但以青年女性最多见，男女之比为 1 ∶（4 ～ 6）。

一、临床表现

（一）症状与体征

1. 高代谢综合征

甲状腺激素分泌增多导致交感神经兴奋性增高和新陈代谢加速，患者常有疲乏无力、怕热多汗、皮肤潮湿、多食善饥、体重显著下降等。

2. 神经精神系统

多言好动、紧张焦虑、焦躁易怒、失眠不安、思想不集中、记忆力减退，手和眼睑震颤。

3. 心血管系统

心悸气短、心动过速、第一心音亢进。收缩压升高、舒张压降低，脉压增大。合并甲状腺毒症心脏病时，出现心动过速、心律失常、心脏增大和心力衰竭。

4. 消化系统

稀便、排便次数增加。重者可以有肝大、肝功能异常，偶有黄疸。

5. 肌肉骨骼系统

主要是甲状腺毒症性周期性瘫痪（TPP）。TPP 在 20 ～ 40 岁亚洲男性好发，诱因包括剧烈运动、高碳水化合物饮食、注射胰岛素等，病变主要累及下肢，有低钾血症，TPP 病程呈自限性，甲亢控制后可以自愈。

6. 造血系统

循环血淋巴细胞比例增加，单核细胞增加，但是白细胞总数减低，可以伴发血小板减少性紫癜。

7. 生殖系统

女性月经减少或闭经。男性阳痿，偶有乳腺增生（男性乳腺发育）。

8. 甲状腺肿大

多数患者有程度不等的甲状腺肿大。甲状腺肿为弥漫性、对称性，质地不等，无压痛。甲状腺上下极可触及震颤，闻及血管杂音，少数病例甲状腺可以不肿大。

（二）实验室检查

甲状腺功能包括血清甲状腺激素测定。血清游离甲状腺素（FT_4）与游离三碘甲状腺原氨酸（FT_3）是实现该激素生物效应的主要部分，直接反映甲状腺功能状态。正常情况下，血清 T_3 与 T_4 的比值小于 20。甲亢时 TT_3 增高，T_3 与 T_4 的比值也增高；T_3 型甲状腺毒症时仅有 TT_3 增高。血清总甲状腺素（TT_4）稳定、重复性好，是诊断甲亢的主要指标。血清促甲状腺激素（TSH）浓度的变化是反映甲状腺功能最敏感的指标。TSH 受体抗体（TRAb）是鉴别甲亢病因、诊断 Graves 病的指标之一。甲状腺刺激性抗体（TSAb）测定都会出现相应的改变。

（三）诊断标准

典型病例根据症状和体征即可确立甲亢的诊断。不典型的病例主要依靠检测、FT_4、TT_3、FT_4、TSH 等确立诊断。

二、康复评定

（一）生理功能评定

1. 运动功能评定

采用 MMT 和 ROM 方法。

2. 体格评定

甲亢患者采用身体质量指数（body mass index，BMI）来评定患者的身体消瘦程度，BMI = 体重（kg）/[身高（m）]^2。

3. 心功能障碍评定

甲亢性心脏病的心功能分级和代谢当量相对应，可以指导患者的日常生活和运动。

（1）心功能分级。

Ⅰ级：平时无自觉症状，可适应一般体力活动，仅在剧烈运动或过度疲劳时才有心悸和呼吸困难，代谢当量 ≥ 7。

Ⅱ级：轻度活动无不适，中度活动时出现心悸、疲劳和呼吸困难，心脏常有轻度扩大，5 ≤ 代谢当量 < 7。

Ⅲ级：轻度活动时迅速出现心悸、疲劳和呼吸困难，心脏有中度增大，下肢水肿，2 ≤ 代谢当量 < 5。

Ⅳ级：静息时有呼吸困难和心悸，心脏明显扩大，水肿明显，代谢当量 < 2。

（2）主观劳累分级（rating of perceived exertion，RPE）：由瑞典心理学家伯格（Borg）提出，有十级和十五级分法，现多用十级改良法（伯格测量表改良版），见表 6-1。患者指导语："这是一个询问您气短程度的测量表，0 分代表呼吸时完全没有气短（呼吸困难）的感觉，随着分数增加，气短（呼吸困难）程度上升，10 分代表呼吸时气短程度达至最大极限，那么，现在您觉得呼吸有多困难？"

表 6-1   伯格测量表改良版

级别	程度	级别	程度
0	完全没有气短	5	严重
0.5	非常、非常轻微（刚发觉）	6	
1	非常轻微	7	非常严重
2	轻微	8	
3	中度 运动训练区域	9	非常、非常严重（几乎最大极限）
4	有点严重 运动训练区域	10	最大极限

（二）心理功能评定

对患者进行心理测查，了解其焦虑、抑郁、情感冲突等心理及情绪障碍的情况。

（三）社会参与能力评定

主要进行生活质量评定、劳动力评定和职业评定。

三、功能障碍

（一）生理功能障碍

1. 运动功能障碍

由于分解代谢增强，以致肌肉等软组织过多的消耗而消瘦软弱，另外，甲亢可引起肌无力、肌病和周期性瘫痪，都可导致运动功能障碍。

2. 言语吞咽功能障碍

急性甲亢性肌病或甲亢伴急性延髓麻痹罕见，起病急，数周内可发生言语与吞咽困难，并可导致呼吸肌麻痹。

3. 心脏功能障碍

由于代谢亢进，甲状腺激素过多的毒性作用，以及心脏血管对儿茶酚胺的敏感性增强，患者感心悸、气急，活动后加重，老年人可出现心绞痛和心力衰竭症状。

（二）心理功能障碍

甲状腺功能亢进症患者易怒，好与人争吵，神经质，焦虑、失眠、猜疑，偶尔则可出现幻觉、躁狂或抑郁状态。

（三）日常生活活动能力受限

甲状腺功能亢进症多有运动功能障碍和心功能障碍，影响患者的行走、个人卫生及购物等日常生活能力。

（四）社会参与能力受限

上述的功能障碍最终会影响患者的生活质量、劳动、就业和社会交往等能力，使得患者不能正常扮演原有的社会角色。

四、康复治疗

甲亢的康复治疗原则应该是全面的治疗，包括临床抗甲状腺药物治疗、放射性 131I 治疗、手术治疗、运动、心理、营养饮食、教育治疗，以及针对原发疾病的治疗。甲亢康复治疗的基本目标是改善甲亢患者的身心、社会、职业功能障碍，使患者能回归社会，劳动就业，经济自主，提高生活质量。由于其他治疗已经在内科学中阐述，本节重点介绍甲亢性心脏病的运动治疗及其相关问题。

（一）物理治疗

1. 物理因子治疗

甲亢性眼肌麻痹常与突眼并存，早期可用无热量超短波解除临床症状，15 分钟，每日 1 次，10 ~ 15 次为一疗程。对于甲亢引起肌无力、肌病和周期性瘫痪，可采用低频脉冲电、干扰电治疗，促进肌力恢复，减少肌肉萎缩，20 分钟，每日 1 次，15 次为一疗程。对于甲亢性局部黏液性水肿可采用红光、氦 - 氖激光、石蜡疗法、气波压力疗法等，改善局部血循环，减轻局部的水肿。

2. 运动治疗

甲亢性心脏病的运动治疗应根据心功能的评定决定运动的方式和强度。但甲亢患者的心率本身就快，所以采用心率作为运动训练强度的指征不完全可靠，应联合采用代谢当量和主观劳累分级的方法比较合理。

Ⅰ级：最大 METs 为 6.5，主观劳累计分在 13 ~ 15，可采用医疗步行、踏车、腹式呼吸、气功、太极拳、放松疗法、医疗体操等活动方法。

Ⅱ级：最大 METs 为 4.5，主观劳累计分为 9 ~ 11，可采用医疗步行、踏车、腹式呼吸、气功、太极拳、放松疗法、医疗体操等活动方法，但活动强度应明显较小，活动时间不宜过长，活动时的心率增加一般不超过 20 次 / 分钟。

Ⅲ级：最大 METs 为 3.0，主观劳累计分为 7，以静气功、腹式呼吸、放松疗法为宜，可做不抗阻的简单四肢活动，活动时间一般为数分钟。活动时心率增加不超过 10 ~ 15 次 / 分钟。每次运动的时间可以达到 30 分钟，每周至少活动 3 次。

Ⅳ级：最大 METs 为 1.5，只做不增加心脏负荷的静气功、腹式呼吸和放松疗法之类活动，可做四肢被动活动。活动时心率和血压一般应无明显增加，甚至有所下降。

（二）作业治疗

通过功能性作业、日常活动能力训练、适合患者能力的职业训练来提高患者生活质量，早日重返社会。

（三）康复辅具

对于甲亢性浸润性突眼，戴黑眼镜防止强光与尘土刺激眼睛，睡眠时用抗菌药物眼膏并且佩戴眼罩，以免角膜暴露而发生角膜炎。

（四）心理治疗

引起甲亢的原因是多方面的，但长期的情绪压抑或受到精神刺激容易诱发此病。因此，要保持乐观、豁达的心态对待周围的事物，应尽量保持工作环境的宽松，维持家庭生活的和睦，尽量给自己减压。通过心理治疗解除患者的症状，提供心理支持，重塑人格系统。

（五）药物及其他治疗

药物治疗是治疗甲状腺功能亢进症的主要治疗措施。甲状腺功能亢进症属于中医学"瘿气"范畴。中医认为本病的病因主要是剧烈的精神刺激，或长久的情志抑郁。必要时可用针灸疗法配合中药治疗。

五、功能结局

大部分甲亢患者经积极的康复治疗后对生理功能、心理功能、ADL 能力及职业能力不会产生影响，预后良好。只有部分病例会遗留有视力障碍、心脏功能障碍而影响 ADL 能力。也有严重的患者发生甲亢危象、心力衰竭造成死亡的结局。

六、康复教育

（一）饮食起居

饮食原则：三高一忌一适量，指高能量、高蛋白、高维生素饮食，忌碘饮食，适量给予钙、磷补充。人体高热量精确法（英制）男性（女性）：

11 ~ 17 岁：体重（磅）×11（9）= 基本热量（千卡）

18 ~ 30 岁：体重（磅）×7（6.5）+680（450）= 基本热量（千卡）

31 ~ 60 岁：体重（磅）×5（4）+830（830）= 基本热量（千卡）

60 岁以上：体重（磅）×6（5）+490（600）= 基本热量（千卡）

利用上列公式算出每天摄取热量，再根据日常食物所含热量规划每餐的分量，就可以有效控制体重。甲亢患者代谢率增高，能量消耗增多，应适当增加主食量，多吃瘦肉和鱼，每天一个鸡蛋，一杯牛奶（200 mL）。出汗多时，应多饮水，每天宜1 500～2 000 mL。另外，还要多吃新鲜蔬菜、水果，戒烟酒，不喝咖啡、浓茶，应尽量少吃或不吃含碘食物，保证足够的休息。在疾病的急性期，最好能在家休息。在稳定期，可以在安静、舒适工作环境中从事轻工作。

（二）自我运动训练

为激发患者的情绪，鼓励患者多到户外参加文体活动，尤其是集体活动，如各种球类运动、交谊舞、扭秧歌等全身运动，也可做气功、健美操。

（三）休闲性作业活动

保持放松、愉快的心情。尽量做到遇事不怒，有苦闷心情时要及时向亲属、好友诉说，缓解紧张心情。也可以采用倾听舒缓的音乐及养花、刺绣等手工艺活动来控制易怒的情绪。

（四）注意事项

强调抗甲状腺药物长期服用的重要性，服用抗甲状腺药物者应每周查血象一次。每日清晨卧床时自测脉搏，定期测量体重，脉搏减慢、体重增加是治疗有效的重要标志。

第二节　甲状腺功能减退症

甲状腺功能减退症（hypothyroidism）简称甲减，是由于多种原因引起的甲状腺激素的合成、分泌或生物效应不足而引起的一种综合征。其病理特征是机体代谢率降低，黏多糖在组织和皮肤堆积，表现为黏液性水肿。国外报告临床甲减患病率为0.8%～1.0%，发病率为3.5/1 000，我国学者报告的临床甲减患病率是1.0%，发病率为2.9/1 000。根据年龄不同分为克汀病（在胎儿期或新生儿期内发病并伴有智力和体格发育障碍）、成人型甲减（以黏液性水肿为主要特征）、幼年型甲减（介于克汀病和成人型甲减之间）。根据病变发生部位不同分为原发性甲减、垂体性甲减、下丘脑性甲减及甲状腺素受体抵抗。其中原发性甲减占90%～95%，主要见于先天性甲状腺阙如、弥漫性淋巴细胞性甲状腺炎、亚急性甲状腺炎、甲状腺破坏性治疗后、甲状腺激素合成障碍、药物抑制、浸润性损害等。此病的发生常与情绪刺激、饮食不当有关。

一、临床表现

（一）症状与体征

1. 一般表现

易疲劳、怕冷、体重增加、记忆力减退、反应迟钝、嗜睡、精神抑郁、便秘、月经不调、肌肉痉挛等。体检可见表情淡漠，面色苍白，皮肤干燥发凉、粗糙脱屑，颜面、眼睑和手部皮肤水肿，声音嘶哑，毛发稀疏、眉毛外1/3脱落。由于高胡萝卜素血症，手脚皮肤呈姜黄色。

2. 肌肉与关节

肌肉乏力，暂时性强直、痉挛、疼痛，咀嚼肌、胸锁乳突肌、股四头肌和手部肌肉可有进行性肌萎缩。

3. 心血管系统

心肌黏液性水肿导致心肌收缩力下降、心动过缓、心排出量下降。ECG显示低电压。由于心肌间质水肿、非特异性心肌纤维肿胀、左心室扩张和心包积液导致心脏增大，有学者称之为甲减性心脏病。冠心病在本病中高发，10%患者伴发高血压。

4. 血液系统

可导致贫血，常见原因如下：①甲状腺激素缺乏引起血红蛋白合成障碍；②肠道吸收铁障碍引起铁缺乏；③肠道吸收叶酸障碍引起叶酸缺乏；④恶性贫血与自身免疫性甲状腺炎伴发的器官特异性自身免疫病有关。

5. 消化系统

厌食、腹胀、便秘，严重者出现麻痹性肠梗阻或黏液水肿性巨结肠。

6. 内分泌系统

女性常有月经过多或闭经。长期严重的病例可导致垂体增生、蝶鞍增大。部分患者血清催乳素水平增高，发生溢乳。原发性甲减伴特发性肾上腺皮质功能减退和 1 型糖尿病者属自身免疫性多内分泌腺体综合征的一种，称为 Schmidt 综合征。

7. 黏液性水肿

表情淡漠，面容虚肿苍白，皮肤粗糙，少光泽，多鳞屑和角化。毛发干燥、稀疏、脱落。指甲生长缓慢，厚而脆，表面常有裂纹。眼裂狭窄，可伴有轻度突眼。鼻、唇增厚，发音不清，言语缓慢、语调低哑。黏液性水肿昏迷见于病情严重的患者，多在冬季较寒冷时发病。诱因为严重的全身性疾病、甲状腺激素替代治疗中断、寒冷、手术、麻醉和使用镇静药等。临床表现为嗜睡、低体温（< 35℃）、呼吸徐缓、心动过缓、血压下降、四肢肌肉松弛、反射减弱或消失，甚至昏迷、休克、肾功能不全，危及生命。

8. 神经精神系统

轻者记忆力、注意力、理解力和计算力减退，反应迟钝、嗜睡、精神抑郁；重者多痴呆、幻想、木僵或惊厥。

（二）实验室检查

1. 一般检查

（1）血红蛋白：甲状腺素不足影响促红细胞生成素的合成，可致轻、中度正常细胞型正常色素性贫血；由于月经量多而致失血及铁缺乏可引起小细胞低色素性贫血；少数由于胃酸减少，内因子、维生素 B_{12} 和叶酸缺乏可致大细胞性贫血（恶性贫血）。

（2）生化检查：原发性甲减者的血总胆固醇常升高而继发性者正常或偏低。三酰甘油和 LDL 胆固醇增高，HDL 胆固醇降低。同型半胱氨酸增高，血清 CK、LDH 增高，血液中 B- 胡萝卜素增高。尿 17- 酮、17- 羟皮质激素降低。糖耐量呈扁平曲线。

（3）心功能检查：心肌收缩力下降，射血分数减低，左室收缩时间间期延长。心电图低电压、窦性心动过缓、T 波低平或倒置，偶见 P-R 间期延长。有时可出现房室分离、Q-T 间期延长等。

（4）影像学检查：部分患者蝶鞍增大。心影弥漫性增大，可伴心包或胸腔积液。甲状腺核素扫描检查可发现异位甲状腺（舌骨后、胸骨后、纵隔内和卵巢甲状腺等）。先天性一叶甲状腺阙如者的对侧甲状腺因代偿而显像增强。

2. 实验室检查

血清 TSH 增高，TT_4、FT_4 降低是诊断本病的必备指标。在严重病例血清 TT 和 FT_3 减低。亚临床甲减仅有 TSH 增高，但是血清 T_4 或 T_3 正常。慢性淋巴细胞性甲状腺炎者的血清 TgAb 和 TPOAb 明显升高。

3. 动态试验

（1）促甲状腺素释放激素（thyrotropin-releasing horone，TRH）兴奋试验：静脉注射 TRH 后，血清 TSH 不增高者提示为垂体性甲减；延迟增高者为下丘脑性甲减；血清 TSH 在增高的基值上进一步增高提示原发性甲减。

（2）过氯酸钾排泌碘试验：阳性见于 TPO 缺陷所致甲减和 Pendred 综合征。

4. 病理检查

当甲状腺肿大或存在明显甲状腺结节时，可做甲状腺穿刺活检明确其病理诊断。

5. 分子生物学检查

当高度疑为遗传性甲减时，可用 TSH 受体基因、T_3 受体基因、TPO 基因、NIS 基因等的突变分析来确定其分子病因。

（三）诊断标准

甲减的功能和定位诊断除症状和体征外，主要依靠检测 TT_4、FT_4、TT_3、FT_3、TSH。定位诊断主要依靠 TSH 以及 TRH 兴奋试验等确立诊断。病因诊断则根据病史、体格检查、抗甲状腺自身抗体、病理检查、分子生物学检查等确立诊断。

二、康复评定

（一）生理功能评定

（1）运动功能评定：采用 MMT 和 ROM 方法。

（2）心功能障碍评定。

（二）心理功能评定

对患者进行心理测查，了解其焦虑、抑郁、情感冲突等心理及情绪障碍的情况。

（三）日常生活活动能力评定

ADL 评定采用改良巴氏指数评定表。

（四）社会参与能力评定

人的社会功能是指人能否在社会上发挥一个公民应有的功能及其在社会上发挥作用的大小。为评定患者的社会功能，常需评定其社会生活能力、就业能力和生活质量。

三、功能障碍

（一）生理功能障碍

1. 运动功能障碍

患者共济失调，腱反射迟钝，肌肉软弱无力、疼痛、强直，可伴有关节病变如慢性关节炎。

2. 心功能障碍

患者心动过缓，心排出量减少，血压低，有时可伴有心包积液和胸腔积液。重症者发生黏液性水肿性心肌病，出现心功能障碍。

（二）心理功能障碍

患者记忆力减退，反应迟钝，智力低下，重者可痴呆，出现智力障碍。由于病程长，患者的心理承受能力下降，导致心理功能障碍。

（三）日常生活活动能力受限

运动功能障碍和心功能障碍，影响患者的行走、个人卫生及购物等日常生活能力。

（四）社会参与能力受限

上述的功能障碍最终会影响患者的生活质量、劳动、就业和社会交往等能力。

四、康复治疗

甲状腺功能减退症康复治疗的基本目标是使患者能够生活自理，回归社会，劳动就业，经济自主。由于疾病严重，不能达到上述目标的，增进患者的自理程度，保持现有功能或延缓功能衰退；改善身心、社会、职业功能障碍，使患者能在某种意义上像正常人一样过着积极而有意义的生活。根据康复评定结果，首先确立临床诊断，甲状腺功能减退症是内科一种难治之症，应遵行在临床基础治疗的基础上，辅以对症治疗，早期介入康复治疗的原则。

（一）物理治疗

1. 物理因子治疗

对于甲状腺功能减退症出现的黏液性水肿可用无热量的超短波、红外线、弱红斑量紫外线照射治疗，促进血液、淋巴循环，减轻水肿。对于甲状腺功能减退症出现的肌肉与关节系统的症状可用调制中频、超声波、蜡疗、磁疗，解除肌肉、关节疼痛，促进关节腔积液的吸收。

2. 运动治疗

甲状腺功能减退症系甲状腺激素合成与分泌不足而致的全身性疾病，导致多系统的功能障碍。因此，适量合理的运动可改善疾病的临床症状，促进功能恢复。实施运动治疗可增强肌肉力量、肌肉耐力和肌肉协调性，保持及恢复关节的活动度，促进运动系统的血液和淋巴循环，消除肿胀和疼痛等。运动增进食欲，促进胃肠蠕动，防治便秘的发生，对精神、心理也有良好的作用。运动类型以步行、慢跑、伸展运动和健身操等方式为主。根据年龄、性别、体力等不同情况逐步增加运动时间和运动强度。一般采取中、低等运动强度,运动锻炼的时间从 15 ～ 45 分钟不等。

(二)作业治疗

通过有治疗目的的作业活动,改善躯体功能,改善心理状态,提高日常生活活动能力和生活自理程度,提高职业技能,达到自理、自立,提高患者生活质量,早日重返家庭和社会。根据病情,主要选择集体活动。休闲娱乐活动可克服孤独感,恢复社会交往,培养重返社会的意识。ADL 训练:每日 1 次,每次每项目 30 分钟,每周 4 次,长期坚持。

(三)康复辅具

甲减患者肌肉软弱无力、疼痛、强直,可伴有关节病变如慢性关节炎,康复工程在甲减中的应用主要涉及矫形器和辅助具,具有固定止痛、防止和矫正畸形的作用。对下肢疼痛、行走困难的患者使用拐杖或轮椅改善其步行功能和社会交往能力。

(四)心理治疗

甲减患者会出现人格的改变和社交障碍,不愿与人交往,在社交场所有局促不安感。关心患者,多与患者交谈,谈患者感兴趣的话题。鼓励患者参加娱乐活动,调动其参加社交活动的积极性。听活泼欢快的乐曲,使其心情愉快。嘱亲友来探视患者,使其感到温暖与关怀,以增强自信心。

(五)药物或其他治疗

甲状腺制剂终身替代治疗。早期轻型病例以口服甲状腺片或左甲状腺素为主。甲状腺片,开始剂量 20 ～ 40 mg/d,每周增加 20 mg/d,直至见效。一般先水肿消退,然后其他症状相继改善或消失。获满意疗效后,寻找合适的维持量,长期服用。中、晚期重型病例除口服甲状腺片或左甲状腺素外,需对症治疗如升压、给氧、输液、控制感染、控制心力衰竭等。

(六)康复监护

康复监护应注意针对甲减患者的共济失调、肌肉无力、疼痛等症状,嘱患者防跌倒、防撞击伤以及相应的疼痛护理措施。对于存在黏液性水肿的患者,促进水肿消退的护理措施也需教给患者,心理治疗也不容忽视。

五、功能结局

呆小病和幼年型甲减的预后不良,因此必须强调早期诊断和早期治疗,积极推广新生儿甲状腺功能普查可明显改善呆小病的预后。大部分成人型甲减患者经过积极的甲状腺制剂终身替代治疗,对生理功能、心理功能、ADL 能力及职业能力不会产生影响,预后良好。只有部分病例不遵守医嘱会引起甲减的症状加重,严重时可出现昏迷,最后导致多系统功能衰竭造成死亡的结局。

六、健康教育

(一)饮食起居

因甲减患者代谢率减慢,组织消耗减少,活动量减少,排便次数减少,每 2 ～ 3 日或更长时间排便一次,粪质干硬,常伴有排便困难感,可发生肛裂,同时可伴有排便时肛门疼痛、腹胀及下腹部疼痛。应鼓励患者进行活动,以刺激肠蠕动,促进排便。提高饮食中纤维素的含量,多吃含纤维素高的饮食,如玉米面、荞麦面、豆类、芹菜、蒜苗、萝卜、香蕉等。采用食疗方法,可用蜂蜜 60 g,麻油 30 mL,加糖或盐少许,开水冲服,早、晚各 1 次,或晨起空腹饮用白开水 500 mL。

(二)自我运动训练

宜多到户外参加文体活动,如各种球类运动、跳舞、扭秧歌等全身运动,也可做气功、健美操。早晚按摩甲状腺,10 分钟 / 次。

(三)休闲性作业活动

保持放松、愉快的心情,另外,要鼓励患者多参加社交活动,减少人格障碍的产生。也可以听听优雅动听的音乐,养养花等。

（四）日常生活活动注意事项

在治疗的过程中，要坚持服药，定期复查，以保证治疗效果。告诉患者，只要终身坚持服药，对其寿命、生活质量不会造成任何影响。消除患者的心理顾虑，促其全面康复，最后重返社会。

第七章　四肢手术后的康复

第一节　概论

一、术后体位与同功能位

"良肢位"是日本的称谓，就是良好的肢体位置，其实称为功能位更为确切，是指使肢体持续保持在相应的功能姿势，即使以后发生挛缩，引起的障碍也相对较少，仍可存留一定的功能。功能位最早起源于骨科非手术治疗时代，是在使用石膏外固定时采取的肢体位置。随着现代关节外科和创伤外科的进展，手术治疗和早期介入处置的方法得以迅速开发，术后体位是指手术后将患肢放置在能最大限度地达到手术疗效的位置，这与功能位是两种不同的概念。

如何决定术后体位有一定的原则，所要求的术后体位能贯彻手术的目的，或者说不影响手术的疗效。当肌肉或者肌腱完全断离时，缝合后必须将患肢体位安放在被缝合的肌肉或肌腱充分松弛且无张力的位置。例如 Chiari 骨盆截骨手术，由于术中操作时需要将髂腰肌和臀中肌等从髂骨内、外壁附丽处剥离松解，术后应将患侧髋关节放在外展屈曲位，使被剥离的肌肉在相对松弛状态下尽可能接近原附丽处重新附着。一般而言，在术后 3 周内，需要限制被缝合的肌肉和腱性组织的主动活动。

肌肉在部分撕裂、没有完全断离时，手术缝合后宜将肢体放置在能够有利康复的位置；而施行坚强的内固定手术，术后则可进行肢体高举运动，以促进组织肿胀的消退。

进化迄今，人类的肩关节和髋关节仍与四肢爬行动物有着某些类似的解剖结构，休息时髋关节轻度外展屈曲位，肩关节也大致如此，这种基本体位相对放松，肌肉松弛，处于安定状态，即便是要求的术后体位，也不过是在这些体位的基础上再加改良而已。例如，肩袖断裂修补手术，由于不做内固定，术后需要固定较长时间，功能位制动或维尔波弹性绷带缠绕过久后不可避免地引起挛缩。用维尔波弹性绷带缠绕制动肩关节 6 周，其引起的不适不言而喻，即便是四肢动物，将前肢贴紧胸部包扎固定的话，也会感到非常不自在。在吊床上休息时的状态能使肩关节和髋关节解除紧张，如果术后体位可以达到充分放松的话则康复处置可简化许多。

膝关节和肘关节具有类似的解剖学功能，膝关节依靠髌骨和髌韧带装置，平滑地进行伸膝、屈膝动作并且限制膝关节过伸运动，肘关节通过尺骨鹰嘴发挥相同的伸屈功能。股四头肌、肱三头肌分别附着在这些关节的近侧端，建立起伸展功能。骨骼肌和骨紧密贴合，一旦发生骨折，两者间容易发生粘连，影响伸屈功能。因此，为了防止由于疼痛反射引起的伸肌短缩，按照 AO 的处理原则，对股骨骨折，尤其是股骨远端部位的骨折，在术后 4 ~ 5 d，采取股四头肌的伸展位置，即保持膝关节屈曲 90° 的体位，并施行固定。术后 5 ~ 6 d 起，随着疼痛的逐渐缓解，解除外固定，开始助力主动运动。同样，对于肘关节处理也是术后保持、固定于屈肘 90° 的体位，待到手术 4 ~ 5 d 后，疼痛有所减轻，开始进行助力主动运动训练。然而，固定于屈曲 90° 的术后体位也不可持续过久，肘关节制动 3 周以上和膝关节制动 3 周时间都会造成同样的不良结局，导致伸肌与骨的粘连，残留关节伸展障碍，改善、矫正这种功能障碍非常困难。

以往，对于膝部韧带损伤的修补术或重建手术，术后都是外固定6周以便损伤韧带愈合，恢复功能。现在，主张在韧带能够承受的张力范围内使用具有活动功能的支具或特制石膏固定方法，采取固定期间能有部分活动的措施，以最大限度地减轻术后挛缩的形成。

二、等长运动的作用

手术结束后需要必要的镇静安定，关节制动，在此期间，进行等长性肌肉收缩运动十分重要，等长性运动能锻炼肌肉，又不影响关节的固定。尤其是对于因为某种原因必须延迟介入助力主动运动训练的患者来说，这种等长性运动是进行手术部位周围肌肉锻炼的唯一方法。等长性运动的意义除维持固有的肌肉力量外，还可以促进静脉回流，有利手术创伤的及早修复。不仅仅是股四头肌，等长性运动还包括内收肌、外展肌、臀中肌以及三角肌等。如同对踝关节、腕关节和手指等不需要安静制动的部位施行主动运动的意义一样，要积极鼓励从术后即刻起就进行等长性肌肉收缩运动。

三、助力主动运动的意义

从手术后4～5 d起，手术引发的疼痛和肿胀逐渐缓解，开始由"术后体位"进入助力主动运动。助力主动运动介入时，必须手法柔和，动作幅度宜小。手术后，患者对手术引起的疼痛特别敏感，存在不同程度的恐惧感，一旦肌肉受到轻微刺激容易引起僵硬对抗的反应。运动初始时先练习缓慢、脱力（不用力）、轻微的且患者可接受的活动，待患者能够进行主动活动后再逐步增加关节活动范围，但应注意以不诱发疼痛为限。

术后早期开始助力主动运动，对促进患肢静脉回流、减轻肿胀、恢复关节和肌肉协调运动具有非常重要的作用。通常需要3周时间来恢复经受手术侵袭的软组织，对此进行3周的外固定的话则会造成关节的挛缩，然后必须再通过运动锻炼予以纠正。所以，在使用坚强内固定方法的关节外科，手术后早期就开始助力主动运动已作为一项康复的原则。至于关节活动度的训练，术后早期ROM练习导入应用CPM，其具有被动运动功能，对预防挛缩有一定的疗效。骨科手术后康复处置不仅仅在于解除挛缩，更应着重于如何避免或减轻挛缩的发生。

四、早期负荷和功能协调训练

对于快速捷径的康复而言，手术后及早地介入负荷状态下的康复锻炼非常重要。在受到动态性活动的束缚下，下肢的手术后训练大多是在卧位和坐位姿势时进行。在术后早期限制负荷运动是有必要的，但如果从术后早期开始在可承受的范围下给予功能性负荷，采取站立位动态训练则更有益。原本，下肢具有在站立姿势下通过各组肌肉相互间向心性和离心性收缩达到平衡的功能，因此，这种训练模式对躯干、髋、膝及踝关节的多关节联合运动，提高关节和肌肉功能十分关键。

与步行所采取的屈髋、伸膝的动作有所不同，下肢直腿抬高动作（SLR）产生股四头肌的等长性肌肉收缩运动是除足部功能外的动态活动限制的训练，在能够进行负荷行走后，SLR的训练效果较差，而且，还应该知道SLR训练时髋关节要承受相当2倍肢体重量的应力，以及由此可能引起的不良反应。

对于中枢神经系统而言，限制步行会对神经、运动系统的协调功能造成不良的影响，然而以往对肌力和关节活动度等的康复治疗仍以静态训练为主。现在康复的理念有所进步，采取术后早期就进行ROM锻炼以防止失用性肌力减退，增强肌力，早期负重行走，并且介入神经、运动系统的功能协调训练，体现了更具有生理性和功能性康复的意义。

第二节　基本康复处置

在四肢的外伤以及关节的手术后，采取后续康复治疗的目的是：迅速恢复关节活动和肌肉力量，能够达到正常的日常生活活动和行走能力。四肢手术通常会累及邻近大关节，容易使关节发生挛缩。为了避免引起关节挛缩，在允许的范围内，从术后早期就开始进行邻近关节的运动是四肢术后康复的重点。

一、术后体位

（一）目的

手术后在不影响末梢血液循环前提下，将患肢搁置在适宜的支架上以减轻肌肉紧张，减少疼痛。患肢抬高的时间根据肿胀消退情况而定。

（二）方法

术后将患肢的远端抬高，高度原则上应超过手术部位。尤其是下肢，手术后使其置于备有柔软衬垫的搁架上，通常使用有侧板的内面衬有海绵织物的勃朗（Brown）搁架（图 7-1）。如果是髋关节的手术，术后宜将手术侧下肢远端置放在勃朗搁架上，并且保持髋关节和膝关节轻度屈曲的体位（图 7-2）。术后必须限制下肢产生旋转活动时，则要使用能够防止旋转的小腿石膏管型加上横板条十字固定的方法（图 7-3）。施行从小腿至足趾部位的手术时，在术后宜将小腿以下部位抬高，放置在远端垫高的搁架上（图 7-4）。对于大腿直至邻近膝关节部位的手术，在术后要使膝关节屈曲 90°，小腿高置搁架中，并且条带横向缚扎固定（图 7-5）。在上肢部位的手术后，可以利用三角枕将患肢抬高（图 7-6）。

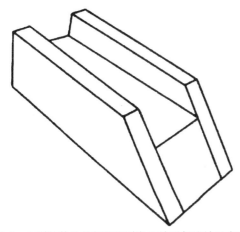

图 7-1　内衬软垫的勃朗架可避免压迫引起腓神经麻痹

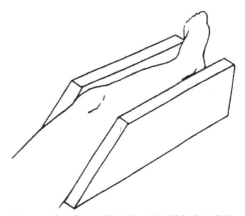

图 7-2　髋关节术后体位髋、膝关节轻度屈曲位

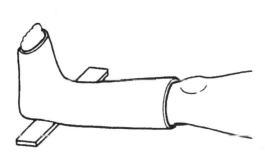

图 7-3　下肢防旋石膏固定髋关节术后防止旋转时使用

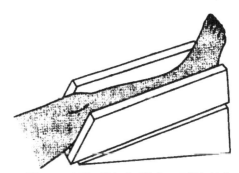

图 7-4　小腿、足部术后体位而且足部抬高

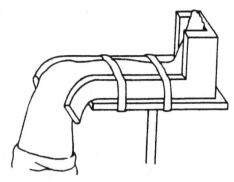

图 7-5　膝关节周围术后体位屈膝 90° 固定

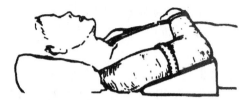

图 7-6　上肢术后上肢抬高位（利用三角枕）

二、关节活动度训练

关节活动度（range of motion，ROM）的训练是手术后康复的一个关键措施。手术后由康复治疗师指导进行关节活动的手段包含助力主动运动，或者利用诸如关节连续被动运动器具（continuous passive motion，CPM）等开展的关节活动训练，以及具有肌肉收缩的主动运动。

具体来说，关节活动包括有骨的运动和关节囊内的运动两种内容，上述提及的是迄今普遍沿用的关节活动度的训练，属于骨的运动形式。然而，仅仅进行这种运动训练是不够完整的。根据相互连接的骨端解剖结构特点，关节形成与之相适应的各种不同的关节面，因此，关节囊内的运动是正常关节组合运动的一部分，而且，这种关节滑移所产生的在一定活动范围内的生理性运动非常重要，其能够在维持关节的稳定性以及吸收、缓解外力的冲击方面承担关键的作用。

（一）助力主动运动

1. 目的

术后要求的体位限制解除后进行助力主动运动，随着肌肉和关节协调运动的恢复，继而酌情逐渐增加 ROM 的练习。这种助力主动运动在 ROM 训练中不易诱发疼痛而有一定治疗效果，并且也能改善肢体末梢血液循环。

2. 方法

（1）康复治疗师介入的助力主动运动：进行下肢助力主动运动时，由康复治疗师托起并把握膝和踝关节，以对抗地心引力，让患者练习下肢活动（图 7-7）。在每次锻炼结束前稍微加力以增大关节活动的角度，但是，必须避免因为动作生硬、用力过大或运动过度而诱发疼痛。如果患者自行进行主动运动，操练方法是首先使足跟抵住床面，然后再努力进行下肢轴向滑移，练习膝、髋关节的屈曲、伸展运动，在运动过程中应该尽量使用肌肉力量，减小足跟与床面的滑行摩擦。上肢训练时，宜先在仰卧位开始助力主动运动，然后再过渡到坐位姿势下练习。

（2）悬吊疗法：使用具有弹性装置的悬吊器械进行的助力主动运动。

（二）主动运动

主动运动是指不需要借助外力辅助，患者自己能够主动进行的锻炼（图 7-8）。开始训练时宜先练习对抗肢体重力的运动，逐渐加强运动量，能够顺利完成后，再酌情过渡到对抗阻力、增强肌肉力量的训练。

（三）被动运动

被动运动对于避免或减轻机体组织的挛缩形成非常重要，还可作为解除残留挛缩畸形的一种手法矫正手段。

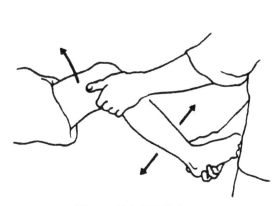

图 7-7　助力主动运动

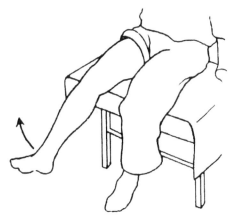

图 7-8　端坐位下膝关节主动运动

1. 关节连续被动运动（continuous passive exercise，CPM）

通过连续被动运动器械（CPM）使关节进行重复、缓慢、匀速、圆滑的被动活动，能够在不引起疼痛的情况下训练关节恢复活动功能。CPM 训练的目的与上述的助力主动运动相同，手术后卧床期间即可开始进行练习。在 CPM 训练过程中必须注意观察，如果在关节活动度达到终端时出现肌肉收缩，应及时移行到主动运动的训练方式。

2. 手法治疗

由康复治疗师使用手法进行矫正治疗。

3. 牵引疗法

利用重力持续进行牵引。使用牵引器具，将牵引的一端连接患肢，依靠牵引力使患肢维持在要求的位置，间隔一定时间后解除牵引，放松患肢，如此牵引－放松重复进行，该牵引方法有效而且不易引起疼痛发生（图 7-9）。

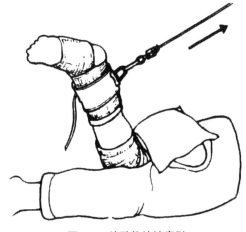

图 7-9　俯卧位持续牵引

（四）关节运动学基础

关节并非铰链式连接，而是球形面与凹面的组合，关节面彼此相对滑动发生位移。关节的运动都遵循凹凸法则，凹的法则是运动时关节面位移方向与骨的运动方向相一致，凸的法则则相反，关节面与骨各自向相反的方向移动。理解这种关节囊内的运动很是重要。如果在关节活动度训练中仅仅依靠骨的运动，而将关节囊内滑移运动置之不顾的话，这种铰链式运动锻炼会诱发疼痛（图 7-10，图 7-11）。

关节运动训练时首先要使被治疗者及其所治疗的关节充分放松，实施前说明治疗手法及其目的，如可能出现疼痛则预告疼痛发生的部位、性状、程度以及如何应对。开始实施时动作宜缓慢柔和且有节律，反复 5 ~ 10 次，然后根据被治疗者的反应采取进一步训练方案。

1. 肩带骨的运动训练

采取侧卧位，患侧在上，下肢屈曲以保持稳定体位，治疗师位于患者背侧，朝向患者头侧，挟持患者肩胛带进行上举、后牵、屈曲和伸展等被动活动，运动时要注意避免胸腰部代偿性旋转活动，同时了解运动引起的疼痛情况（图7-12）。

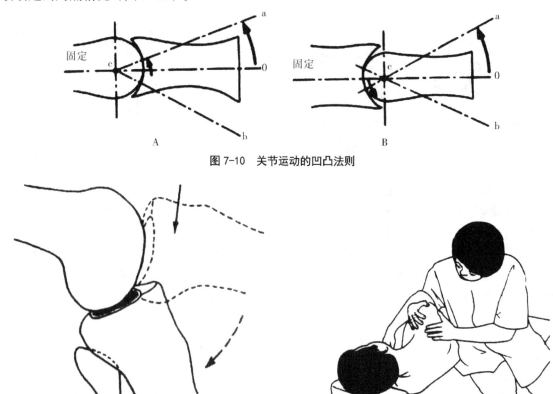

图 7-10　关节运动的凹凸法则

图 7-11　膝关节运动的凹凸法则

图 7-12　肩胛带下压

2. 肩关节的运动训练

卧位在床，使患侧肩关节移至床的侧缘，练习肩关节的屈曲、后伸、外展、内收、水平屈伸动作，仰卧位时训练肩关节内、外旋活动。训练时注意固定肩带骨，ROM 易受重力影响，尽量使动作圆滑柔和（图7-13）。

3. 肘关节的运动训练

仰卧位，患侧肘关节移至床侧缘，训练肘关节的屈伸活动，练习屈肘时需前臂外旋引向患者头侧，伸肘动作时前臂内旋朝向患侧下肢方向，训练时需固定肩带骨和上臂近端。也可用手拉肋木通过下肢屈伸运动发生的体重变化施力于肘部，达到练习牵伸目的（图7-14）。

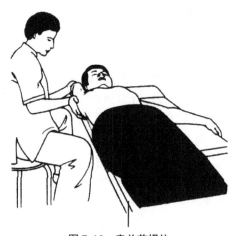

图 7-13　肩关节提伸

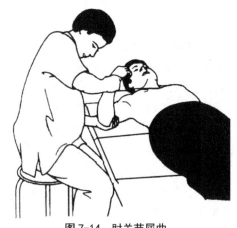

图 7-14　肘关节屈曲

4. 前臂的运动训练

体位与上类同，训练前臂的内外旋转活动。练习外旋活动时需屈肘90°，将前臂引向患者头侧，练习内旋活动时需伸肘并引向下肢方向。

5. 腕关节的运动训练

仰卧位或坐位下将肘部搁于桌上，训练腕关节的掌屈、背伸、桡屈和尺屈，练习时以桡腕关节（桡骨远端和近排腕骨）作为支点，在老年前臂骨折训练时务必确实固定好骨折及其远端部位，避免引起再次骨折。

6. 对掌关节的运动训练

体位与上相同，训练原则是以关节近端骨为轴心，充分保持固定，把持远端骨并围绕近端骨端开展运动。掌腕关节（CM）练习桡向外展、尺向内收、掌屈和背伸动作，掌指关节（MCP）和指间关节（IP）练习屈伸活动。如果未能从早期及时开始训练则往往容易引起不同程度的ROM功能障碍，而且训练时也多易引起明显疼痛。

7. 指关节的运动训练

体位、练习原则及特点均与以上对掌关节的运动训练内容相同，主要练习指关节的屈伸功能。

8. 髋关节的运动训练

卧床，患侧髋关节移至床侧缘，治疗师同侧站立，面向患者头侧。仰卧位下练习屈髋、外展、内收活动，屈膝90°时练习髋内、外旋动作，在侧卧位下训练伸髋活动。在屈髋时，治疗师需用手扶持并按压患者大腿后侧的远端部位；做髋外展、内收以及内、外旋活动时，治疗师两手分别把持患者大、小腿部位；伸髋动作时，治疗师一手置于患者髂前上棘并协同大腿固定患者的骨盆，另一手把持患者大腿远端进行训练，伸髋练习时要避免腰椎过度伸展（图7-15）。

9. 膝关节的运动训练

俯卧位，患膝靠床侧缘或者采取坐位，固定大腿远端下训练膝关节屈伸活动。膝关节屈曲受限明显时，可在坐位姿势下对患者小腿前侧施压。如果屈膝受限，ROM在90°左右时，采取单膝（患膝）站立，然后下蹲，利用体重缩短臀部与足跟间距离的练习方法较为有效。也可在坐位姿势下使患膝前伸，小腿悬空下垂或再加载进行训练（图7-16）。

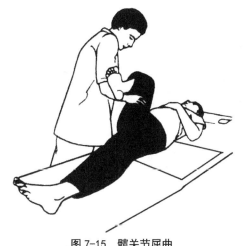

图7-15 髋关节屈曲

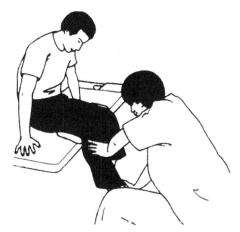

图7-16 膝关节屈曲

10. 踝关节的运动训练

仰卧体位下练习踝背伸和跖屈活动。治疗师一手扶持固定大腿远端，如在背伸训练时，另一手扶持患者足跟，同时用前臂抵押足底并向近端推压；在跖屈训练时则抓捏跟骨的前方向远端推压。注意背伸练习时宜使距骨向后移动，跖屈训练时使其向前移动（图7-17）。

11. 足跖关节的运动训练

仰卧位或坐位下练习踝内翻、外翻、外展和内收活动，训练时治疗师一手把持固定小腿远端，另一手从足的基底部逐渐移向远端,并且将足部轻微压向近侧为宜(图7-18)。

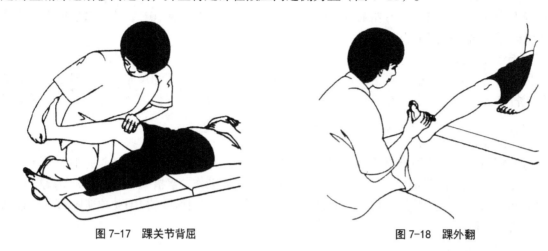

图7-17 踝关节背屈　　　　　　　　　　图7-18 踝外翻

12. 趾关节的运动训练

采取坐位或仰卧体位,仰卧位时治疗师位于患足姆趾侧。跖趾以下关节都是训练屈曲和伸展的活动,且都固定关节的近端,把持关节远端进行练习。注意观察在站立和行走时屈趾肌肉的紧张度。

13. 颈部关节的运动训练

取仰卧位并使两肩部连线以上的头颈部位伸出床的顶缘,治疗师坐在位于治疗床头侧的椅子上,一手托住患者的颈部,另一手把持患者的头枕部,训练颈部的屈曲、伸展、左右旋转和左右侧屈动作,运动间隙时宜使患者的头颈枕在治疗师大腿上得以休息(图7-19)。

14. 胸腰部关节的运动训练

患者坐在床顶缘或凳上,治疗师站在患者的后侧方,架持住患者的躯干部,训练胸腰椎的屈曲、后伸、左右旋转和左右侧屈动作,练习时注意防止患者向前跌倒(图7-20)。

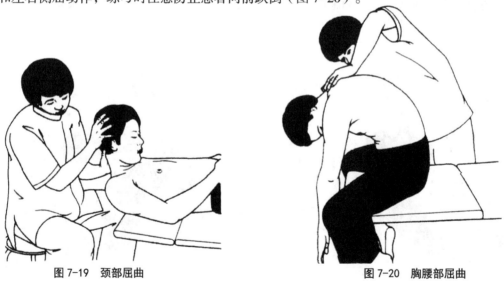

图7-19 颈部屈曲　　　　　　　　　　图7-20 胸腰部屈曲

注意事项:开始练习ROM运动时,动作需轻柔圆滑并密切观察患者表情,尤其注意有无疼痛及其状况。较为薄弱的关节对疼痛反应比较敏感和明显,可以酌情减少运动次数,减缓反复练习的速度,也可选用重量悬吊或利用滑轮等低载荷的持续治疗方法。关节活动改善不明显时可施加手法辅助治疗。

三、肌力增强训练

四肢手术后肌肉力量减弱,伴有末梢神经损伤时会引起去神经性肌萎缩,大多由于手术后疼痛、局部制动,时隔长久后导致失用性肌萎缩。

（一）肌力增强运动

根据所锻炼肌肉的肌力情况，分别施行不同的肌肉锻炼形式，这种运动形式包含被动运动、助力主动运动、主动运动和抗阻力运动4种。

1. 被动运动

当肌力检查评定为0～1级时，采取被动运动锻炼方式，使患者的关节得到被动活动。

2. 助力主动运动

在达到1级或2级肌力时，进行助力主动运动。借助外力帮助，使患者努力主动收缩肌肉，诱导产生并增大关节活动。

3. 主动运动

恢复到3级肌力时开始主动运动训练，进行肌肉收缩运动以对抗肢体的地心引力。

4. 抗阻运动

当肌力增加到4～5级后开展抗阻力运动。

（二）等长运动

1. 目的

手术后，在要求保持术后体位的期间内需要进行等长性运动。等长性运动能够在关节固定、限制活动的状态下，维持肌力，防止肌肉萎缩的发生，并且通过肌肉收缩"泵"的作用改善末梢血液循环。这种等长运动从手术后第1天就开始，一直持续进行到关节能够主动运动。在手术前就要指导患者，通过演练掌握如何练习等长性运动。

2. 方法

（1）股四头肌的练习。

a. 主动收缩：在仰卧位下，采取立正样姿势练习肌肉收缩，康复治疗师用手分别触摸患肢髌骨的上下两端，确认股四头肌和髌韧带发生紧张提拉变化，每次收缩动作保持6 s时间（从1数到10的时间），然后放松，重复练习直至感觉肌肉疲劳（图7-21）。

b. 抗阻力收缩：康复治疗师施力向下固定髌骨，不使其向上移动，嘱患者用力收缩股四头肌，以此方法维持和增强肌肉的力量（图7-22）。

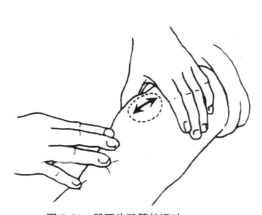
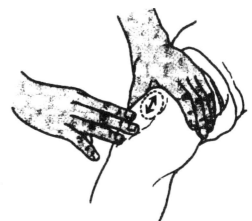

图7-21 股四头肌等长运动　　　　　　　　图7-22 股四头肌抗阻等长运动

（2）髋关节外展肌、内收肌的练习：康复治疗师用手分别把持、固定患肢膝部和踝部的侧方，然后嘱患者向阻挡侧做类似踝关节的内翻或外翻样的动作，整个下肢同时同方向用力，以此练习大腿部内、外侧的肌肉、臀中肌和内收肌（图7-23，图7-24）。

（3）三角肌的练习：利用墙壁或固定障碍物练习、强化三角肌。

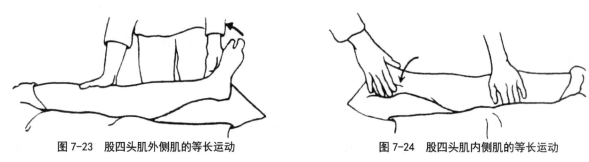

图 7-23　股四头肌外侧肌的等长运动　　　　　　图 7-24　股四头肌内侧肌的等长运动

（三）等张运动

随着关节活动度（ROM）的扩大以及主动运动的增大，开始进行等张性运动。采取用手或者利用沙袋、弹性带等器具进行抗阻运动的方式增强肌力（图 7-25）。

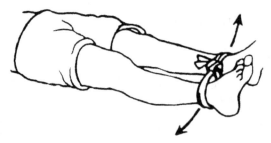

图 7-25　髋关节外展肌抗阻运动对抗弹性带拉力下髋外展以增强肌力

（四）等速运动

动态性训练使肌力得以迅速增加，等速性运动可进一步强化肌力。按照 Cybex 的训练速度谱，常见的训练速度为每秒 60°、每秒 120° 和每秒 180° 三种收缩速率（图 7-26）。

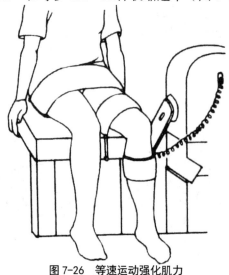

图 7-26　等速运动强化肌力

在肌力增强训练中，遵循"超载荷"原则，作为自主训练运动，指导患者掌握进行等长性运动和等张性运动的强度，以产生肌肉疲劳为度。在目前，临床上还难以确定肌力增强训练的量化标准。

四、行走训练

下肢术后，行走训练对于术后早期负重很重要。

（一）负重量的测试

扶持平行杆，两下肢下方各垫入体重测量仪，体会、掌握允许承受的负重量。通常，初始负重量占体重的 1/4，一般为 10 ~ 20 kg，然后逐渐递增（图 7-27）。从不负重行走向负重行走过渡时，首先要检查、确定患肢是否达到步行所需要的基本肌力，这可以用直腿抬高试验（SLR）作为测定指标（图 7-28）。

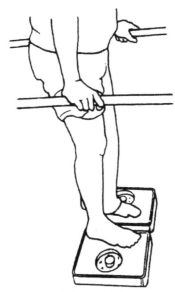

图 7-27　测量负重量手扶平行杠，测重仪下垫足下，掌握患肢负重量

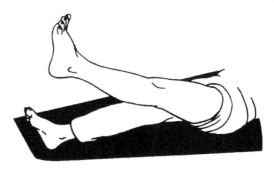

图 7-28　开始负重步行时先进行直腿抬高训练（SLR），以获得步行所需肌力

（二）使用助行器行走

一般来说，老年人使用助行器可以避免跌倒的危险。即使不要求负重行走，步行时蹑足或足部踮地也能增加些稳定性，不易倾跌（图 7-29）。

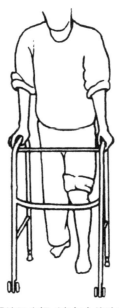

图 7-29　利用助步器练习步行（老年人从助步器开始站立行走）

（三）使用双拐行走

利用双拐三点式行走，患肢蹠足，负重约 5 kg（图 7-30）。

（四）使用单拐行走

使用单拐练习步行，但是将单拐放在健侧，负重量为体重的 1/2（图 7-31）。

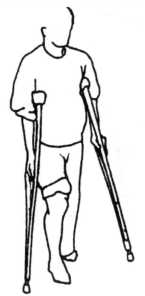
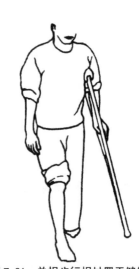

图 7-30　在允许的负重量下用双拐行走　　　图 7-31　单拐步行拐杖置于健侧行走

（五）使用手杖行走

将手杖用于健侧步行。老年人有长时间使用手杖的必要。

（六）阶梯行走训练

一旦平稳步行后，进入上下阶梯训练。

登梯时，健肢先行，带动患肢向上（图 7-32）；下梯时相反，患肢先行，健肢随后（图 7-33）。

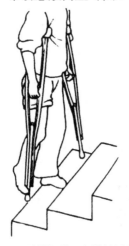
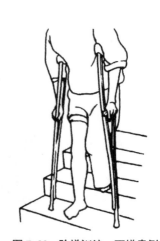

图 7-32　阶梯训练，上梯健侧先行　　　图 7-33　阶梯训练，下梯患侧先行

第三节　关节伤病悬吊疗法

预防挛缩的最好方法是手术后早期开始关节活动度（ROM）的训练，但是在 ROM 训练中不可诱发疼痛，一旦引起疼痛甚至疼痛有所加重，则康复训练就不能顺利进行下去。

助力主动运动是手术后首先采取的 ROM 训练形式，由于活动时受肢体重力影响小，运动幅度不大，助力手法轻柔，不易引起疼痛。术后早期开始这种运动，对减轻疼痛、改善静脉反流、减少肿胀的形成有一定的疗效。还可以促使肌肉进行各种收缩运动，加强主动肌和拮抗肌的协调性，有利于肌肉功能的恢复。

　　助力主动运动可有两类方法，一种是由康复治疗师介入的方法，另外一种是由患者自身进行的悬吊疗法。悬吊疗法需要预先在康复治疗室或病房内安装固定的框架、弹力拉钩及吊带等器具，然后才能进行锻炼。

一、髋关节

（1）向健侧侧卧位，悬吊患侧，进行患髋屈曲和伸展活动（图7-34）。

（2）患者自行牵拉吊绳，屈曲髋关节（图7-35）。

（3）在悬吊下，进行下肢直腿抬高训练（图7-36）。

（4）在仰卧位悬吊下，进行髋关节内收、外展运动（图7-37）。

（5）在侧卧位悬吊下，进行髋关节外展训练（图7-38）。

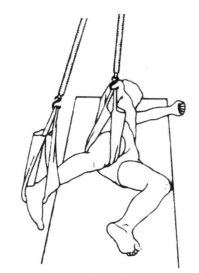

图7-34　髋关节伸屈活动

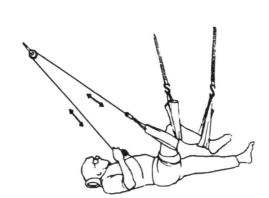

图7-35　利用悬吊滑轮自行练习屈髋

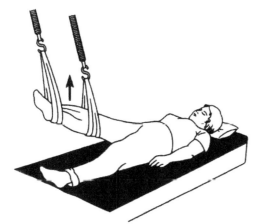

图7-36　悬吊下直腿抬高

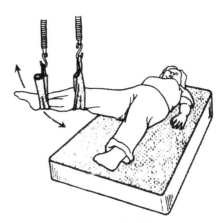

图7-37　仰卧位髋关节内收外展

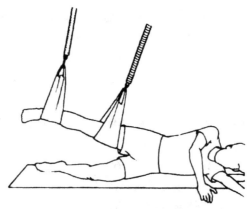

图 7-38　悬吊下训练髋外展运动

二、膝关节

（1）向健侧侧卧，悬吊患侧，进行患膝屈曲和伸展活动（图 7-39）。

（2）仰卧位，患者自行牵拉吊绳，屈伸膝关节（图 7-40）。

（3）在仰卧位悬吊下，小腿下置圆枕，进行膝关节屈伸运动（图 7-41）。

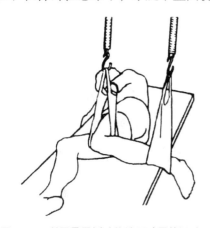

图 7-39　利用悬吊侧卧位练习膝屈伸运动

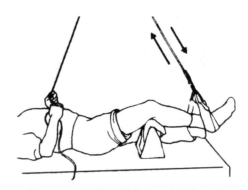

图 7-40　利用悬吊滑轮练习膝屈伸运动

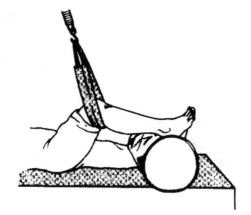

图 7-41　悬吊下翻滚圆枕练习屈伸膝

三、肩关节

（1）向健侧侧卧，悬吊患侧，进行患肩前屈、后伸活动（图 7-42）。

（2）在坐位悬吊下，患者自行牵拉吊绳，前屈肩关节（图 7-43）。

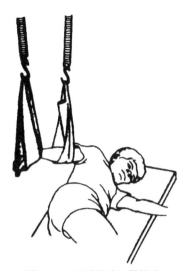

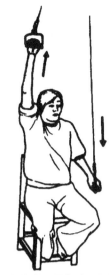

图 7-42 侧卧位练习屈伸肩　　　　图 7-43 坐位利用滑车练习屈曲

（3）在仰卧位悬吊下，进行肩关节内收、外展运动（图 7-44）。

（4）在坐位悬吊下，进行肩关节水平位的内收、外展运动（图 7-45）。

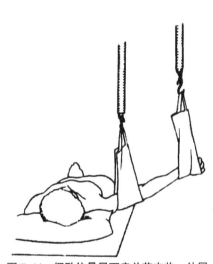

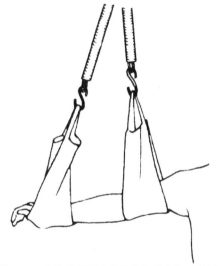

图 7-44 仰卧位悬吊下肩关节内收、外展　　图 7-45 坐位悬吊下肩关节水平位内收、外展

（5）在仰卧位悬吊下，进行肩关节前屈旋转运动（图 7-46）。

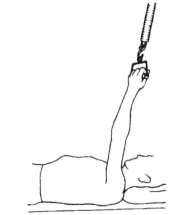

图 7-46 仰卧位提拉吊绳上肢前屈旋转训练

四、肘关节

在坐位悬吊下，练习肘关节屈伸运动（图7-47）。

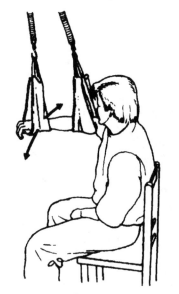

图 7-47 坐位悬吊下练习屈伸肘运动

第八章 骨科疾病的术后康复

第一节 脊柱骨折的康复

脊柱骨折是一种严重的损伤，不论在日常生活还是战争中都较为常见。如处理不当，将遗留畸形和腰背疼痛以至丧失劳动能力，重者可危及生命或致终身残疾。

一般脊柱骨折占全身骨折的6%，其中造成神经损伤的约占10%，脊柱骨折多发生于脊柱活动多的部位，如胸腰交界部及下部颈椎，且以前者为最多，约占脊柱骨折的70%，其致伤原因为高处坠落致头部或双足及臀部着地，或因弯腰工作时重物自高处坠落于患者的头颈及肩背部，外力使脊柱过度前屈，或由高速运动物体直接撞击脊柱而成。

长期以来，西医治疗脊柱骨折的传统观念是"广泛固定，完全休息"，也就是早期快速过伸位整复，长时间石膏背心外固定；而长期固定将导致腰背肌肉萎缩，骨质疏松，往往解除固定后椎体会再次压缩并遗有慢性腰背痛。而这仅适用于稳定性单纯压缩性骨折。一些所谓不稳定性骨折、合并附件骨折或脊髓损伤者，仍需手术治疗。中医传统观念单纯强调非手术疗法。以上这些疗法都未能取得很好的效果。近十余年来，许多骨伤工作者在治疗脊柱骨折中逐步摸索出一套以辩证唯物论为指导的骨折的新康复疗法，提出了"及时整复，合理固定，动静结合，筋骨并重，身心兼治，全身统一，社会辅佐，医患合作"治疗骨折的原则，并从解剖学和生物学等理论基础上摸索出一套行之有效的科学性和规律性较强的复位手法，辅以中医中药的内服外用、针灸磁疗，结合国外一些优良的复位和固定器械，如Harrington撑开棒、Lugue棒以及Edwards棒。

然而，真正的脊柱骨折的康复工作是一项极为艰巨复杂的任务，主要包括以下几个方面：

（1）综合性医疗：通过临床各专科诊疗过的患者（如进行手术治疗、药物治疗和护理），病情逐渐好转而治疗应侧重于运动疗法和物理疗法者。

（2）日常生活活动的锻炼：对截瘫和伤残者通过训练，动员其机体多种代偿功能和"自卫"力量，恢复其丧失的部分能力。

（3）职业训练：即就业前训练，使患者恢复适应原职业的工作能力或具备一定的他项工作能力。

（4）劳动能力鉴定及其障碍程度的评价：确定康复的目标、治疗方案，经过治疗后再对患者进行定期评价。

（5）设计各种装具：如支架、轮椅及其他生活用具。

（6）患者的预后和疾病的转归：患者的就业安排和社会福利待遇问题的建议等。

总之，脊柱骨折的康复不仅涉及临床医学以及各基础学科，同时也涉及社会科学如社会学（如社会学、经济学等），同时又与电子学、生物医学工程学、超声学等都有密切关系。在康复过程中的不同阶段，上述各学科有不同的侧重。下面就脊柱骨折的不同阶段分别进行论述。

一、早期（急性期）

1. 单纯脊柱骨折脱位的治疗与康复

单纯脊柱骨折脱位依受伤部位不同又分为颈椎骨折脱位及胸腰椎骨折脱位。

（1）颈椎骨折脱位：治疗该部位骨折脱位时常根据损伤的解剖部位、骨质及韧带软组织损伤的范围及对其稳定性的影响和有否脊髓损伤等一并考虑，不同类型损伤的具体治疗方法虽各不相同，但该区域内损伤的治疗目的，主要是复位、稳定脊柱并对损伤的脊髓做必要的减压，颅骨牵引常为首选方法；但如果牵引重量达 12 ~ 15 kg 时仍未能复位，应考虑其有机械阻力，如关节突骨折交锁或软组织韧带嵌入而行手术治疗。手法复位可以用，但必须谨慎操作，以免加重损伤。

（2）胸腰椎骨折脱位：脊柱骨折的 70% 发病率在胸腰段，该段为脊柱生理弯曲相互交界处，活动度较大，是脊柱骨折脱位的好发部位。该段受伤机制种类繁多，治疗方法多样，现归纳如下：

①卧硬板床。

②骨折处垫枕：垫枕放置要以伤椎后突处为中心，开始厚度以患者舒适为度，一般厚为 5 ~ 10 cm，以后渐增高，尽可能达到 15 ~ 20 cm。垫枕高度不够，不足以使脊柱维持过伸位，垫枕的部位不准，不但影响疗效，且起反作用，造成伤椎屈曲，甚而加重神经损伤。

③背伸四步法练功。

第一步（五点支撑法）：伤后第二天，疼痛减轻后，患者即可仰卧在硬板床上，用头部、双肘及足跟撑起全身，使背部尽力腾空后伸，每日练功 4 ~ 5 回，每回可 20 ~ 50 次，次数逐渐增多，幅度逐渐增大。

第二步（三点支撑法）：1 周后患者将双臂置于胸前，用头部及足跟撑在床上，而身腾空后伸。

第三步（四点支撑法，也就是拱桥支撑法）：4 周后，患者用双手及双足撑在床上，全身腾空呈一拱桥状。

第四步（燕子点水法）：2 周后，俯卧位抬头挺胸，双臂后伸，使胸部离开床面，两下肢过伸，向上翘起离开床面，呈燕子点水样，每天反复做 2 ~ 4 次，每次坚持 5 ~ 10 min。

一般压缩椎体骨折，经过 3 ~ 4 周的上述步骤刻苦锻炼即达到大部复位。

2. 脊柱骨折脱位伴脊髓损伤的治疗与康复

（1）内固定手术的方法：长期以来，对已经完全损害的骨髓认为外科手术不能恢复其功能，一般急性脊柱脊髓损伤无外科手术适应证；但近十几年来，由于脊柱外科技术和脊柱、脊髓影像学、电生理学诊断技术的进展，使脊柱脊髓损伤的外科手术治疗再次受到重视，临床实践证明，正确及时的外科手术治疗可以达到下述目标：①解剖复位，是最好的椎管减压，纠正畸形，可防止晚发性脊髓功能损害。②有效椎管减压，可促进残存的脊神经功能恢复。③重建脊柱稳定性，可防止继发性脊髓损伤，促进早期活动和早期康复。因此，外科基本原则是应根据脊柱损伤类型、脊髓损伤程度来确定手术方式并早期手术，并根据骨折类型的生物力学特点选用术式和有效内固定器。已确定为，完全截瘫者或无神经损伤者一般不需椎管减压，避免进一步损伤脊柱稳定性和脊髓功能。

手术方式经十余年的发展，最终确认以 Armstrong 的手术选择切实可用，其方法是：

①爆裂骨折无神经功能损害者应用双哈氏撑开棒。

②爆裂骨折合并神经损伤者应用侧前方减压术式加用 Casp 前路内固定，也可应用后外侧减压加用后路哈氏棒内固定。

③骨折脱位则用哈氏撑开棒加棘突间钢丝固定或用 Dick 器械。新近已发明爱德华兹套棒，性能优于哈氏棒。

④后位损伤如为单纯椎板骨折，行椎板减压术。

⑤无神经功能损害者不做预防性椎管减压。

（2）伴脊髓损伤的手术。

①首先采用上述所及的手术方法早期切开减压。

②低温疗法：脊髓损伤后，迅速发生灰质中央性进行性出血坏死并自溶，哪怕是浅而轻微的损伤也

会发生坏死，故传统的椎板切除减压术不能停止坏死的进展。应用硬膜外或硬膜下低温盐水 4° ～ 6℃ 持续灌注 1 ～ 4 h，可使伤髓肿胀消退，体积缩小。

③肋间神经与腰骶神经吻合术：医学实验证明，周围神经损伤后可以修复，并且可以恢复部分肌肉的功能。但影响手术效果的因素很多，如损伤距手术的时间，手术适应证，游离神经的条件，神经吻合的技巧，肋间神经与吻合神经的粗细比例，等等。

3. 药物治疗

（1）脱水疗法：在损伤初期或手术后，立即使用药物进行脱水治疗，可减轻脊髓水肿，保护和恢复脊髓功能，常用药物有甘露醇、山梨醇、尿素及高渗葡萄糖，轻者可用利尿药。

（2）肾上腺皮质激素：可预防或减轻脊髓水肿，保护细胞膜使之不受损害；保持血管完整性；防止溶酶体及其他酶释放作用；抑制损伤组织内儿茶酚胺的代谢与聚积；对脊髓白质有显著稳定作用，通常静脉用氢化可的松或地塞米松。

（3）抗儿茶酚胺药物：该类药有抑制去甲肾上腺素合成，耗尽其贮存或阻断其受体作用，常用药物有利血平、左旋多巴等。

（4）抗纤维蛋白溶解药物：急性损伤者，脊髓组织内继续出血是造成后来脊髓损害加重的一个重要原因，临床上应用 6- 氨基己酸，可对抗纤维蛋白酶的溶解，增强凝血块的稳定性。

（5）低分子右旋糖酐：可改善组织微循环，减少缺血坏死，促进水肿消退，缩短治疗时间，有损于脊髓功能的恢复。

4. 体育疗法

（1）被动运动：不是借助于患者的肌肉的主动收缩，而是由一位理疗者或家属来活动患者的关节，当肌肉极度无力或麻痹时，被动运动能保持肌肉和关节的活动性。当关节快强直时，被动运动可帮助关节恢复其活动性，这种运动对外伤性截瘫的早期患者是非常有用的。需要强调的是，截瘫患者如果不从早期开始并持续几周的被动运动，其关节很快就会僵硬。

（2）助力运动：患者肢体在理疗者的帮助下，主动地、积极地做肌肉收缩运动，这种锻炼对于截瘫患者的早期恢复，对于创伤或手术后因疼痛和无力所致的关节活动障碍者，都是有帮助的。

5. 物理疗法

（1）电疗法：目前广泛应用于临床的是一种功能性电刺激器。主要用于瘫痪肌肉的功能锻炼和辅助不完全性瘫痪肢体的运动。其他尚有直流电离子导入疗法、低频脉冲电流疗法及高频电疗法等。

（2）光疗法：常用紫外线、红外线及激光等。

（3）温热疗法：常用石蜡疗法。

（4）冷冻疗法。

（5）超声波疗法。

（6）磁疗法。

二、中期（愈合期）

1. 手术治疗

许多创伤后继发神经功能不全者，经过早期治疗，甚至早期手术，均可获得有意义的恢复，但随即停留在一定水平而不再进展。如不彻底解除脊髓前方由骨组织、椎间盘碎片造成的压迫，则神经功能难以得到根本的恢复，采用前路减压及用 RF 内植物系统，术后 3 ～ 4 d 即可下床活动；如神经功能及肌力不足以行走，至少可允许患者坐立，所有患者均使用腰围以保护脊柱稳定，为期 3 个月。

2. 中西医结合疗法

（1）西医西药：脑活素、维生素 B_{12} 等营养神经药物。

（2）中医中药。

①中药内服：此期表现为瘀阻未尽，治以活血化瘀、和营生新，滋养筋骨。治疗上以和法，和营止痛、接骨续筋。常用和营止痛汤、七厘散、新伤续断汤等。

②中药外敷：用舒筋活络类药物，以赤芍、红花、南星各40 g，生蒲黄、旋覆花、苏木各60 g，生木瓜、生半夏、生栀子、生川草乌、羌活、独活、路路通各80 g，研末，以饴糖或蜜调膏。外敷患处。每日换药1次。

3. 体育疗法

（1）被动和主动站立：对大多数患者来讲，站立后行走是一个更现实的目标，站立给脊髓损伤患者带来许多好处，包括预防下肢挛缩，减少骨质疏松，刺激循环，减少痉挛和改善肾功能，还可预防泌尿系统感染及褥疮的发生、增强食欲。

（2）主动运动：悬吊练功二步法，即利用单杠或门框做攀悬动作及引体向上，时间长短视上肢耐力而定。以此锻炼上肢各肌肉及背阔肌。

4. 物理疗法

功能性电刺激仪仍起着重要作用。

5. 心理疗法

脊柱骨折特别是合并截瘫的患者，由于截瘫程度、大小便控制能力的不同，再加上诸如年龄、性别、婚姻状况、家庭、子女、职业、经济状况、单位的关心程度不同，其心理状态也不同。在这种情况下，最突出的表现为"四最"：最关心其伤残能否康复，最痛苦的是生活不能自理，最担忧的是婚姻和家庭问题，最缺乏的是耐心和毅力。截瘫患者的心理障碍严重影响肢体功能的康复。因此针对患者发生的一系列心理变化，适时地做好心理治疗，是全面康复的重要内容之一。具体表现为：增强医护人员的受伤观念，不仅要有同情心，而且要有强烈的责任感，帮助患者树立康复信心；教育患者正确对待伤残，稳定患者的情绪，创造良好的疗伤环境，必要时辅以镇静药物；争取家庭和社会的支持，向他们宣传截瘫患者康复治疗中单位、家庭做好配合工作的重要性。

三、后期（功能恢复期）

1. 中西医结合药物治疗

（1）中药内服：本期表现为筋骨未坚，功能未复，治法以补血养气、滋养脾胃及补肝益肾，助阳补火，温经通络。因外伤筋骨，内伤气血，长期卧床，引起气血双亏，筋骨痿软，可采用以补气为主的四君子汤，以补血为主的四物汤，气血双疗的八珍汤加十全大补丸，伤后正气汤；脾胃虚弱者常用补中益气汤；归脾丸、壮筋养血汤及养筋健骨汤。

（2）中药外用：应用活血祛瘀生肌药物，有龙骨、骨碎补、鹿角霜各180 g，血竭、土鳖、豹骨各60 g，自然铜、红花、肉桂、白芷各120 g，没药、乳香各30 g，续断、当归、紫荆皮各240 g，鹿香2～4 g，共研末，以蜜调膏。

2. 作业疗法

随着经济的不断发展，社会福利事业及康复医学亦进展迅速，其中应用作业疗法对截瘫患者进行康复已备受医学界重视。作业疗法主要以训练日常生活能力为中心，把具体的机能训练，如肌力提高、关节活动范围的扩大及平衡训练应用到日常生活中，其最大特点就是让患者从事有兴趣且有治疗意义的作业活动，把注意力放在怎样完成某一动作或某一活动上，而不是放在具体的哪一个关节的运动、哪些肌肉的训练上，这种训练效果很好，既有趣味性又有治疗意义。

作业治疗有两方法：一是根据生物力学原理，对高级中枢神经系统正常，而肌力、平衡能力、耐力等方面有障碍而进行的训练方法；二是康复治疗措施，是针对残留功能本身不再有改善的可能，但为了提高患者独立生活水平而进行有关器具、生活、工作环境的构造，提供必要的辅助器具和设备的方法。具体内容如下：

（1）提高肌力：采取逐渐增加运动负荷的方法来提高肌力，作业活动包括砂板磨、木工等活动。

（2）扩大或维持关节活动范围：作业活动包括木工、砂板磨、编织、球类等。

（3）改善平衡能力：双上肢上举保持长坐位或倚坐位，从各方向施加推力，作业活动包括抛球、编织、木工、手工艺等。

（4）提高转移能力：翻身、坐起动作训练；支撑动作训练，测量臀部抬起高度；上床到下床、上楼到下楼、室内到室外的训练；下肢瘫痪者尤要做从床上移动到轮椅，从轮椅移动到马桶上等之训练。

（5）日常生活能力的训练：实际练习进食、更衣、如厕、洗漱、驱动轮椅、简单家务等活动，必要时提供辅助器具。

3. 社区康复

社区康复是指在各个层次上（即从社区残疾人生活的地方，到国家一级可提供专门服务的机构）采取的康复措施。它对一些从医院、康复中心出院回社区的患者，在其功能未恢复而又有潜力进一步恢复的条件下，在社区进行延伸性治疗。也就是说从原来比较重视简易的康复医疗或功能活动训练，扩展至更强调全面康复，尤其重视职业康复和社会方面的训练和康复，从原来只重视发挥残疾人个人及其家庭的作用，扩展到也重视残疾人群体和残疾人组织在社区康复方面的作用；从原来只重视以家庭为基地进行训练，扩展到也重视通过多种形式，充分利用社区康复网络和转诊以及咨询联系。

总之，社区康复概念内涵的扩展，反映了各地区社区康复实践中的经验和要求，对促进社区康复多样化及提高效益有积极意义。

第二节 脊髓损伤的康复

一、急性期管理与早期康复

急性脊髓损伤患者需要综合、系统的评估，在此基础上通过全面细致的治疗与康复，帮助患者迅速过渡至稳定期进行进一步的早期强化康复训练。

1. 呼吸系统功能评估与管理

T_{12} 至马尾损伤通常没有肺部功能障碍。$T_{12} \sim T_5$ 脊髓损伤，腹肌和肋间肌的功能障碍程度逐渐加重，导致呼气时咳嗽力量逐渐减弱。T_5 以上的完全性脊髓损伤患者咳嗽功能基本丧失，而 C_5 或更高平面的脊髓损伤患者的吸气功能也出现障碍。在脊髓损伤的早期，C_4 水平的脊髓损伤患者通常需要进行机械通气但一般可以逐渐脱机。C_3 及更高水平的脊髓损伤患者，由于膈肌的神经支配丧失被迫持续机械通气。但是，那些损伤水平很高的不完全性脊髓损伤患者最终可能能够脱机。

急性高位脊髓损伤患者的肺部并发症包括低氧血症、高碳酸血症、肺炎、肺不张、肺栓塞、急性呼吸衰竭等。在患者入院后，常规给予持续低流量吸氧、气道湿化、辅助排痰、呼吸康复，同时根据患者的不同情况加以特殊治疗。

对患者实行呼吸功能康复的目的在于增加肺活量及清除呼吸道分泌物。为保证通气良好，所有患者都需要做深呼吸锻炼。如有可能，可进行专门的膈肌、侧肋部和肺尖部的呼吸锻炼。在患者进行有效呼气期间，治疗师要用两手在患者胸壁上施加压力，并且要将两手尽量分开。每次呼吸之后，治疗师都应变换手的位置，以尽可能多地覆盖患者胸壁。这种手法对胸壁有挤压作用，使之形成轻度的被动呼气，这样，随后的吸气也会更加充分。腹肌部分麻痹或完全麻痹的患者，不能做咳嗽动作，治疗师要用双手在其膈肌下面施加压力，以代替其腹肌的功能，帮助患者完成有效的咳嗽动作。

2. 心血管系统评估与管理

脊髓损伤后患者心血管系统常见问题包括深静脉血栓（DVT）和肺栓塞（PE），窦性心动过缓、低血压、自主神经过反射致高血压等问题，其中，以肺栓塞对患者的威胁最大。在脊髓损伤后的最初几周内发生DVT的危险性较高。文献报道DVT的发生高峰为伤后30天左右，发生率各家报道不一，多数作者认为未使用低分子肝素前的发生率在20% ~ 30%。通常使用血管多普勒超声检查（二维扫描）评估DVT的情况，实验室检查中D-二聚体的检查有一定价值。D-二聚体检查结果阴性通常可以除外DVT或肺栓塞；但是，很多其他的临床情况可能导致D-二聚体检查结果阳性。肺动脉造影或螺旋CT扫描的准确性更高。新近美国公布的临床实践指南推荐在急性脊髓损伤发生后，根据危险因素的不同，对DVT的预防措施持续8 ~ 12周不等。早期（伤后72小时内使用）使用低分子肝素和弹力袜、下肢循环气压助动泵可有效减少 DVT 的发生（降至 2% ~ 27%）。

3. 低钠血症的评估与处理

低钠血症是脊柱脊髓损伤患者尤其是高位脊髓损伤患者早期常见的并发症，脊髓损伤后患者低钠血症的发病率为 18.6% ~ 37.2%，颈脊髓损伤患者中发病率为 45% ~ 100%。对于颈脊髓损伤患者应在入院后定期做血生化检查，严密观察患者精神状态、神经系统体征及 24 小时出入量，适度限水，进高钠膳食，一旦发现低钠血症，应积极补充钠盐并将每日入量控制在 2 500 mL 以下。同时每日检查血钠及尿钠值，如发现血钠急剧下降、尿钠超出 80 mmol/24 h，应除外抗利尿激素分泌不当综合征（SIADH）的可能。对于临床表现高度类似 SIADH 的低钠血症患者，治疗应以限水为主。如患者出现急性低钠血症即 24 ~ 48 小时内血钠急降 10 mmol/L 以上，患者会出现脑水肿症状如嗜睡、神志淡漠、谵妄、幻听、定向力减退等表现，应立即静点高渗盐水、使用 20% 甘露醇脱水并严格限水治疗。积极掌握气管切开的指征以抢救生命，同时注意发生脑桥中央髓鞘溶解症（CPM）的可能。

4. 皮肤的管理

压力和剪切力对神经损伤后的皮肤有很大的危险，尤其在骨突的位置。在急性期要采取严格的预防措施，对损伤平面以下的皮肤挫伤进行积极处理十分重要，对很小的伤口也要进行仔细的处理以防止其长期不愈合。对所有急性脊髓损伤患者，在保证脊柱稳定性的前提下由护士为其每两小时进行一次轴向翻身十分重要，可避免压疮的发生。使用防压疮气垫也有一定效果。

5. 被动运动和正确肢位

在患者处于脊髓休克期内，即受伤的大约前 6 周内，要每天进行两次被动运动，以后可每天做一次，一直持续到患者能够进行主动运动，并且能够靠自己的力量保证充分的关节活动范围为止。关节被动运动操作要缓慢、轻柔，并有节奏地进行，以避免损伤既无感觉又未受保护的关节和其他麻痹的组织结构。要避免活动范围过大，特别是膝关节和髋关节的活动范围不可过大，因为任何组织的拉伤都会成为关节周围异位骨化的诱发因素。髋关节外展限制在 45° 以内，以避免大腿内侧结构被拉伤。对患膝关节内侧要一直加以保护，防止拉伤内侧韧带。当患者下段胸椎或腰椎有骨折时，做屈髋动作时要小心，勿使其腰椎活动。如果运动时患者感到疼痛，屈曲动作就要限制在无痛范围之内，并随着骨折部位疼痛的减轻而逐渐扩大活动范围。直腿抬高的同时，踝关节背屈可以增加对跟腱的牵拉作用。禁止同时屈曲腕关节和手指，因为这个动作可造成伸肌肌腱的损伤，导致其活动能力和功能的丧失。禁止同时伸腕关节和手指，因为可能导致屈指肌腱损伤或松弛，导致患者抓握能力的丧失。特别是在颈完全损伤的患者，通过腱固定技术——伸腕时手指被动屈曲可获得一定的抓握能力，如屈肌腱损伤或松弛则这一能力将丧失。患者卧床期间需采取正确肢位以预防关节挛缩。

6. 主动运动

在患者受伤后的第一天，就要开始对有神经支配的肌肉进行轻柔的辅助主动运动，并逐渐过渡到无辅助的主动运动。要鼓励患者尽可能早地进行独立的功能性上肢运动。

二、脊髓损伤慢性期的康复

1. 脊髓损伤患者的预后

在任何损伤平面的脊髓损伤患者，伤后早期如鞍区针刺觉的保留和肛门括约肌存在自主性收缩，都提示预后较好。大多数的运动功能的恢复都发生在最初的 3 到 6 个月，其后恢复仍旧持续但速度减慢，可持续至伤后一年，据报道可延长至两年。因此脊髓功能恢复的速度也是判断预后时需要考虑的一个非常重要的因素。

研究显示大部分完全性颈脊髓损伤患者可以获得损伤平面以下的根性恢复，即在最初的运动平面之下至少一个运动平面的肌肉恢复至功能性的肌力（≥ 3 级），其可能性最多可达 70% ~ 85%。在完全性截瘫患者，最初残余肌力在 1 级或 2 级的肌肉，1 年后约 70% 可恢复到 3 级或 3 级以上。最初肌力 0 级的只有 3% ~ 7% 在 1 年内恢复到 3 级肌力。

社区内行走功能是患者必须在无人扶助下在家里或户外行走相当远的距离。一般经验，完全性截瘫患者只有在双侧屈髋肌力恢复至 3 级且至少一侧股四头肌 ≥ 3 级时，依赖支具的帮助才可获得社区内行走能力。多数不完全性截瘫患者（76%）最终能恢复社区内行走能力，伤后 1 个月时下肢 ASIA 运动评分 ≥ 10 分者 12 个月后都能行走，低于 10 分者 12 个月后也有 70% 可以行走。仅有部分不完全性四肢瘫（46%）可能在 12 个月后恢复社区内行走。

2. 不同平面脊髓损伤的功能性预后与康复目标的制定

$C_1 \sim C_3$ 水平的患者其躯干、上肢、下肢完全瘫痪，依赖机械通气。C_4 水平的患者躯干、上肢、下肢瘫痪；肋间肌瘫痪导致不能咳嗽、呼吸肌耐力和呼吸储备减少。完全性 $C_1 \sim C_3$ 脊髓损伤患者需要某种方式的机械通气。这些患者可能需要安装膈神经刺激器并进行膈肌起搏治疗。C_4 脊髓损伤患者通常不需要慢性机械通气，但可能需要在夜间进行持续气道正压通气（CPAP）或双向气道正压通气（Bi PAP）治疗以应对通气不足。通过用头、嘴、舌的动作或声音、红外线装置，患者可以独立控制电动轮椅的运行，调整椅背倾斜的角度。通过类似的控制方式，在环境控制系统（ECUS）的辅助下，患者可以使用特殊界面操控电脑、电话并可控制电灯、电扇、电视、门、安全系统及其他的家庭设施，从而提高其功能的独立性。

C_5 水平四肢瘫患者肱二头肌、三角肌和菱形肌的肌力达到三级，另外还有对肱肌、肱桡肌、冈上肌、冈下肌和前锯肌的部分神经支配。获得的运动功能包括肩关节屈、伸和外展，屈肘，前臂旋后，减弱的肩胛骨外展、内收功能。对肱二头肌的部分神经支配，再加上使用夹板、位于头上方的吊索或可移动的上肢支持辅助装置，患者有可能独立进食、洗漱。带有防倒转棘齿的夹板可帮助患者无须伸腕肌的帮助完成伸腕功能。

C_6 水平的四肢瘫患者较 C_5 水平患者增加了至少达到抗重力（3/5）的桡侧伸腕肌肌力，额外增加的部分神经支配的肌肉包括旋后肌、旋前圆肌、胸大肌锁骨头和背阔肌，获得了主动伸腕和通过伸腕使屈肌腱紧张的功能，使手指获得捏握功能成为可能。C_6 水平四肢瘫患者在辅助设备的帮助下，使用腱固定夹板经常可以达到进食、洗漱自理。不推荐患者长期自行驱动轮椅。对社区内的活动，电动轮椅可能是一个不错的选择，尤其是患者已经重返工作岗位后。肌腱转移手术可以提高手的功能，手术指征包括神经恢复已经停止，患者已经获得最大的功能改善；手没有痉挛或很轻微；关节活动度正常；欲移位的肌肉肌力最少 4 级（4/5）；患者有足够的意愿和承诺进行术后大量的康复训练。肱桡肌代拇长屈肌、旋前圆肌代屈指深肌和三角肌后部纤维代肱三头肌可以重建拇指、手指的主动运动功能和主动伸肘功能。

$C_7 \sim C_8$ 水平四肢瘫患者增加了肱三头肌、前锯肌、旋前方肌、尺侧伸腕肌、桡侧屈腕肌、屈指深肌和屈指浅肌、骨间肌和蚓状肌及拇短展肌的功能。C_7 水平损伤患者获得的运动功能包括伸肘、肩胛骨稳定前伸和上抬、尺侧伸腕和屈腕。在 C_8 水平损伤患者，主动的手指的屈伸和拇指的屈、伸及外展和环形运动使得手功能改善。在合适的辅助器材和耐用的医疗设备帮助下，拥有足够的上肢运动功能的 C_7 水平脊髓损伤患者可以重新获得独立进食、洗漱、穿衣和洗浴的能力。男性患者可以独立进行自我导尿，女性患者可能仍需辅助，尤其是那些下肢痉挛的患者。经过大量的康复，患者可获得确实可行的独立转移、支撑体重、减压和徒手驱动轮椅的能力。

$T_1 \sim T_9$ 截瘫：T_1 水平脊髓损伤者获得了完全的上肢运动功能。T_2 到 T_9 损伤者呼吸系统功能改善但仍有障碍，肺活量降低、耐力下降。T_6 以下水平腹肌和胸背肌肌肉力量提高。患者获得包括膀胱和肠道管理、功能性运动在内的所有生活自理的独立性。在下胸髓损伤水平，使用支具，患者可以站立和行走，但因为患者长距离行走所需能量太高，所以行走不作为患者的长期的功能目标。

$T_{10} \sim L_1$ 水平截瘫：T_{10} 到 L_1 截瘫患者下肢瘫痪，可以完全控制肋间肌、腹外斜肌和腹直肌。L_1 截瘫患者还可以部分控制屈髋肌肉如髂腰肌。T_{10} 到 L_1 截瘫患者获得了良好的躯干稳定性，带支具行走的潜力也提高。L_1 截瘫患者使用拐杖和双侧的髋膝踝足矫形器，可以用四点步态获得室内行走。包括膀胱和肠道管理的所有生活自理均可独立完成，在轮椅上的功能性活动均可独立完成。

$L_2 \sim S_5$ 水平截瘫：L_2 到 S_5 截瘫患者有正常的腹部肌肉和大部分躯干肌，部分直到完全控制髋部屈曲、伸展、外展肌肉，屈膝和伸膝肌，踝关节跖屈和背屈肌。L_3 水平截瘫患者的髂腰肌和股四头肌的神经支配是完整的。获得的运动功能包括髋关节屈伸、内收外展、内外旋和伸膝。L_4 水平患者的踝关节背屈肌肉有部分的神经支配。S_1 水平获得踝关节跖屈功能。这些水平的患者有完全独立的生活自理和功能性的活动，可独立地完成肠道和膀胱的管理。在 L$_3$ 水平，使用四点步态进行社区内行走通常需要使用踝足矫形器和拐杖或手杖。

3. 脊髓损伤患者的运动训练

四肢瘫患者手功能的好坏决定了其功能独立性的程度。提高患者手功能的方法如下：保持手的关节活动度，减缓手内在肌的萎缩；日常生活技巧训练；功能性支具和辅助具的应用；功能性电刺激器的使用；外科手术重建手功能。

四肢瘫痪患者的翻身训练。不用辅助用具：双上肢伸直，头、躯干协同向两侧摇摆，摆动幅度足够大时，向希望翻转的一侧再用力摆动，即可达到翻身的目的。借助辅助用具：辅助用具可为床栏扶手等，一侧上肢固定于转向侧，另一上肢向同侧摆，头、躯干协同摆动即可达到目的。

四肢瘫痪患者平卧位坐起训练：利用床尾之绳梯从平卧位坐起，利用头上悬吊带从平卧位坐起。

截瘫患者的行走训练。一旦患者可耐受静态站立就可在平行杠内训练站立平衡（包括自由站立）。其他需掌握的内容包括重心转移、腰腹或躯干控制和步态序列。完全性截瘫患者的步态训练包括摆至步、摆过步、四点步行等几种。一旦患者掌握了平行杠内行走的技巧，可考虑在诸如往复式行走支具、拐杖或手杖的帮助下行走。截瘫矫形器主要可分为两种类型：助动功能步行矫形器如交替迈步式行走矫形器（ARGO）和无助动功能步行矫形器如双侧髋膝踝足矫形器（HKAFO）或双侧膝踝足矫形器（KAFO），前者在步行中有助动功能，而且在患者站立与坐位姿势互换过程中有助动功能。在整个训练过程中，都要考虑行走的缺点并与患者讨论，包括这种运动模式所耗费的大量能量是否值得，体重施加于上肢所产生的额外的应力是否导致过用综合征和／或骨关节损伤等。

4. 脊髓损伤患者的膀胱管理

Tumer-Warick 分类法将患者膀胱分为逼尿肌反射亢进和逼尿肌无反射两类，以下三类常见：①逼尿肌反射亢进，括约肌协调性膀胱。②逼尿肌反射亢进，括约肌失调性膀胱。③逼尿肌无反射性膀胱。在脊髓休克期间，通常表现为无反射性膀胱，需置入导尿管帮助患者排尿。渡过脊髓休克期后对患者进行泌尿系统功能的评估，可以帮助判断神经损伤为上运动神经元损伤还是下运动神经元损伤及有无膀胱逼尿肌括约肌失协调（DSD）。

膀胱管理方案的目标包括排尿能够控制、足够的膀胱的排空、防止残余尿量超过 200 mL 及使患者尽可能的功能独立。通常，在急性期过后，立即开始间歇导尿，记录排尿日志，在适宜的时间进行尿流动力学检查，逐渐调整排尿方式。对于逼尿肌反射亢进括约肌协调性膀胱，可尽早地建立自主性排尿节律，不施行或少施行导尿。逼尿肌反射亢进括约肌失调性膀胱，可能需要长期间歇导尿，并需要进行药物、手术、电刺激等治疗。逼尿肌无反射性膀胱，可能需要依靠压腹排尿、间歇导尿等措施。此外，新的技术如人工括约肌、尿道内支架、骶神经刺激器（神经假体）、人工建立躯体－自主神经反射通路治疗脊髓损伤后膀胱功能障碍等也已经开始在临床应用。

5. 脊髓损伤患者慢性并发症的处理

80% 的脊髓损伤患者会发生各种并发症，常见的并发症依次为慢性疼痛、尿路感染、痉挛和压疮。有些并发症在脊髓损伤急性期更常见如深静脉血栓和肺栓塞，而痉挛和自主神经过反射直到脊髓休克结束后才会发生。

（1）泌尿系统并发症：尿路感染在脊髓损伤患者最初住院的时期十分常见。留置尿管是脊髓损伤患者发生院内感染的独立危险因素。间歇导尿（IC）和自行间歇导尿（ISC）相比较，后者尿路感染可能更少，而由护理人员为患者进行的间歇导尿发生发热性尿路感染可能性较高。预防性应用小剂量的抗生素可能有助于减少尿路感染的发生，但在这之前应发现尿路感染复发的原因。对于住院的脊髓损伤患者不推荐预防性使用抗菌药物。

膀胱逼尿肌括约肌失协调（DSD）可能导致肾积水、肾衰竭。使用 A 型肉毒毒素进行逼尿肌注射治疗脊髓损伤后逼尿肌过度活动效果良好且无明显副作用，但可能需要在 16 周后重复注射。口服舍尼停可减轻逼尿肌的过度活动。尿道括约肌活动过度可采用尿道括约肌注射肉毒毒素以改善膀胱功能，但同样面临需反复注射的问题。

（2）心血管系统并发症：直立性低血压的治疗方法包括使用弹力长袜、腹带及可斜躺或翘起的轮椅。下肢进行功能性电刺激治疗，通过刺激肌肉有节奏收缩促进下肢血液回流可有效改善四肢瘫患者的体位性低血压。同时，逐渐增加角度、增加持续时间的站立床站立训练可帮助四肢瘫患者逐渐适应体位性低血压。药物治疗方法包括直立前给予拟交感药物如米多君、盐片或盐皮质激素。

自主神经过反射（AD）可在脊髓休克期过后于 T_6 或 T_6 以上损伤平面的脊髓损伤患者身上发生。症状包括血压急剧升高、头痛、大汗、脊髓损伤平面以上皮肤潮红、鼻腔充血、汗毛直竖，有时出现心动过缓。最常见的诱发原因为肠道充盈及膀胱充盈。但是，脊髓损伤平面以下的任何对身体有害的刺激都可以诱发 AD。治疗方法是立刻移除诱因，比如，如果患者留置尿管应检查有无尿管的纽结，如果患者接受间歇导尿治疗应立即予以导尿排空膀胱。有时需要对高血压进行治疗，可使用心痛定、硝酸甘油舌下含服。

（3）压疮：急性期骶骨区压疮最常见，慢性期最常见的类型是坐骨结节区的压疮。对压疮的最好的治疗是预防。卧床时脊髓损伤患者应安放在特制的垫子上以合理分散压力，并且需要每两小时翻身一次。在患者开始坐轮椅前，应为患者配置特制的轮椅坐垫，患者坐在轮椅上的时候应该每 15 ~ 20 分钟做支撑动作减压。压疮治疗方法很多，相对于传统的换药，使用水溶胶敷料效果可能更好。如果压疮伤口较深，可能需要做肌皮瓣手术治愈伤口。

（4）异位骨化：脊髓损伤患者异位骨化（HO）的发生率从 16% 到 53%，仅发生在损伤水平以下部位，髋关节是 HO 发生最多的部位。碱性磷酸酶的升高对诊断有帮助，并可用于监测对使用二磷酸盐或吲哚美辛治疗的反应。C 反应蛋白的升高与 HO 正相关，并随病情缓解而下降。二磷酸盐特别是依替膦酸二钠对预防 HO 可能有效。非甾体类抗炎药物特别是吲哚美辛被用于预防和治疗 HO。对于药物治疗疗效不好的病例，可考虑根据关节活动受限的情况采取手术和放射治疗。如果骨化严重限制了关节的活动，在骨化成熟后可以考虑手术切除。骨化成熟的时间大概需要 18 个月，过早的手术会导致骨化复发和加重。术后可早期开始轻柔的被动关节活动，连续服用二磷酸盐药物 12 个月。

（5）痉挛：脊髓休克恢复后，上运动神经元损伤的患者会出现痉挛并逐渐加重。抗痉挛治疗中以药物治疗为主。几种药物可用于治疗痉挛，包括贝可芬、替扎尼定和丹曲林钠。安定可快速缓解痉挛但可产生药物依赖因此不作为一线药物。常用抗痉挛药物见表 8-1。对口服药物产生抗药性的患者使用苯酚或肉毒素阻滞可能有效。部分患者使用药物或阻滞治疗后痉挛仍不能有效地缓解，则可能从贝可芬硬膜内注入的治疗中获益。

表 8-1　治疗痉挛常用药物

名称	作用机制	剂量
贝可芬	GABA-β 受体激动剂	5 ~ 10 mg qd 到每天最高 150 mg 分次服用
替扎尼定	中枢神经系统 α_2 肾上腺素能受体激动剂	开始 2 ~ 4 mg qhs；渐增至最大 12mg po tid
丹曲林钠	肌浆管钙离子释放阻滞剂	第一周 25 mg qd，然后渐增至每天 300 ~ 400 mg 分服
安定	中枢神经系统 GABA-α 介导抑制剂的促进剂	2 ~ 10 mg po，每日 2 ~ 4 次

（6）慢性疼痛：慢性疼痛是脊髓损伤患者的一个常见的并发症，据估计慢性疼痛的发生率在 70% ~ 79%。脊髓损伤后疼痛两个主要的类型为神经性疼痛和骨骼肌肉性疼痛。神经性疼痛包括四种类型：①疼痛位于损伤平面以下，由脊髓损伤引起，有时称为中枢神经痛或截瘫神经痛；②移行区痛，疼痛位于损伤平面有时称为节段性疼痛；③放射性疼痛，可位于任何皮节，通常为单侧，④内脏痛，经常发生在腹部。

脊髓损伤后神经性疼痛发生机制目前并不明确。疼痛闸门学说的创始人 Melzack 提出模式发生机制的假说。他将脊髓后角细胞及与脑神经有联系的同源相互作用系统、主要的躯体感觉上行投射系统、脊髓及马尾损伤水平以上部位的多种神经元组成的神经元池，命名为模式发生机制。认为脊髓损伤后感觉传入的缺失促使脑干的下行抑制系统的抑制作用减弱（或丧失）及伤前大脑对痛觉记忆的神经基质激活，可使由躯体感觉、内脏感觉及交感神经等诸传入系统传来的非伤害性刺激触发神经元池的长时的异常疼痛放电模式，传入到皮层引起痛觉。

对脊髓损伤患者神经性疼痛的治疗通常凭经验。脊髓损伤患者的慢性疼痛经系统治疗后36%的患者疼痛可以持久减轻，平均减少1.8分（视觉评分系统）。使用的药物包括麻醉镇静药、抗抑郁剂、抗惊厥药及其他。卡马西平（得理多）对放射性和刺痛性质的截瘫神经痛治疗效果最好。从100 mg每日两次开始，最大可增加至400 mg每日3次。治疗前必须检查血常规、肝功能和肾功能，因其可引起骨髓抑制、肝毒性作用和较轻的肾功能不全。加巴喷丁被发现对治疗脊髓损伤疼痛有好处，而其副作用较卡马西平少。加巴喷丁的初始剂量要低，加巴喷丁常用量每天900～1 800 mg，分三次服用，最大量可达2 700 mg每日。推荐第一天300 mg睡前服，第二天每天2次，第三天每天3次，随后可逐渐增加剂量直至最高量或疼痛完全缓解。

脊髓丘脑侧束切断由于长期疗效不佳，国外已少用。对那些疼痛正好位于脊髓损伤节段或以下皮区的局限性疼痛、从损伤节段扩散而来的疼痛和单侧疼痛，采用背侧神经根进入区手术（dorsal root entry zone，DREZ）获得了良好的疗效，其治疗原理可能是手术破坏了位于后角缘到受损节段疼痛神经元的正常活动或使受损感觉网络内抑制和兴奋性冲动的输入重新获得平衡。

第三节 骨盆骨折的康复

骨盆骨折多由于压砸、轧辗、挤撞或高处坠落等直接暴力引起，也可因肌肉剧烈收缩而发生撕脱骨折，多为闭合性损伤，且常合并腹腔脏器损伤、大量出血、休克等，甚至危及生命，是一种较为严重的损伤。而骨盆骨折的康复与临床医学是截然不可分的，伤者的生命力不能保证，就无从谈及伤后的康复，而骨盆骨折伴发的各系统损伤，在康复的过程中则分别暴露出来。所以，运用中西医结合疗法，以现代医学急救理论为基础，采用西医之手术内固定结合中医的局部固定，可以将整复、固定和功能锻炼有机地结合起来。

1. 骨盆骨折本身的治疗

为了更好地处理骨折及脱位，可将骨折脱位分为四型处理：

Ⅰ型：无损于盆弓完整性的骨折，如髂骨翼骨折，髂前上、下棘骨折，对此型骨折无移位或移位不大的患者，仅卧床休息，保守治疗。2～3周后即可下地活动，但如有个别骨折块的游离突出于会阴部皮下，则需手法复位。少数移位较大的，考虑切开复位内固定。

Ⅱ型：为盆弓一处断裂骨折，也属稳定性骨折。如单纯耻骨联合分离、单侧耻骨枝骨折，这类骨折均采用保守治疗，卧床休息2～4周。

Ⅲ型：为盆弓两处断裂或多处骨折，是极不稳定骨折，如双侧耻骨上、下肢骨折，或耻骨联合分离，同时伴有骶髂关节脱位，或骶髂关节附近之髂骨骨折，在腰麻下手法复位。复位后用胫骨髁上牵引维持6～8周，并结合骨盆悬吊或骨盆弹力夹板固定4～6周。

Ⅳ型：为髋臼骨折或合并有中心型髋脱位，这类骨折一般采用卧位休息。保守治疗，但如有中心型髋脱位的应予以股骨髁上牵引复位；必要时以股骨大粗隆侧方牵引，以达复位并维持牵引4～6周。

2. 骨盆骨折并发症的治疗

（1）休克：首先积极抗休克，迅速、有效地恢复血容量。补液输血后应密切观察患者的反应，血压是否回升，中心静脉压是否恢复正常，尿量及心电变化等。在补充血容量的同时要积极找出活动性出血部位，通常髂血管、胸、腹腔内和腹膜后是主要而常见的出血部位；同时骨折错位也是出血的重要原因。所以对损伤的髂部大血管予以妥善的结扎和修复，以及错位骨折的复位和采用内或外固定，是控制出血的关键措施。

（2）直肠肛管损伤：此种损伤伤口污染严重极易引起感染，应及时予以清创，清除一切坏死组织及异物。直肠应予及时修补并行结肠造瘘术。肛管损伤则强调局部引流，必要时持续负压吸引。

（3）膀胱及尿道损伤：膀胱破裂均应手术探查缝合。尿道损伤可放入较细的软导尿管，留管3～4周；若导尿失败可行尿道会师术及耻骨上膀胱造瘘术，术后定期尿路扩张。

（4）女性患者骨折合并阴道损伤，必须及时修补破裂阴道，可避免日后阴道狭窄。

（5）神经损伤：神经多为牵拉伤，大多能恢复，一般不做特殊处理，但如有足下垂或骶管骨折伴大小便功能障碍者，以早期手术探查减压为佳。

3. 运动疗法

骨盆骨折患者的功能锻炼，强调主动活动为主，被动活动为辅。稳定性骨折患者，伤后1周即可练习下肢肌肉收缩及踝关节活动，伤后2周练习髋膝关节伸屈活动，3周后可扶拐下地活动。不稳定性骨折患者，在牵引固定期间应加强下肢肌肉的收缩及踝关节活动，解除固定后，应抓紧时间进行全身活动。

4. 物理疗法

初期伤部以出血为主，可用冷冻法，起止血作用。伤后数日应积极促进血肿及坏死物吸收，以减少瘢痕形成。对于腹膜后血肿及软组织损伤甚至是开放性损伤，以温热、光疗及磁疗为主。对于深部组织损伤及血肿，以超声波疗法结合直流电离子导入法为主。对于神经损伤者，可结合穴位针灸治疗。

第四节 关节脱位康复

凡是组成关节各骨的关节面失去正常解剖关系者，称关节脱位。临床上脱位多发生于活动范围较大的关节，如上肢的肩、肘关节，下肢的髋关节。康复治疗是对关节脱位患者的主要措施，其中功能锻炼是康复主要手段，功能恢复是康复治疗的目的。故从开始复位到治愈都应注意功能锻炼。

一、上肢关节脱位康复

（一）肩关节脱位

1. 概述

肩关节由肱骨上端的肱骨头和肩胛骨外侧的关节盂构成。该关节盂小而浅，肱骨头大而圆滑，关节囊及局部韧带较薄弱、松弛，因此肩关节的稳定性主要靠关节周的肌肉和韧带维持，肩关节的前下方是肌肉和韧带的最薄弱的部位，当暴力作用在这一部位时，肱骨头易冲破关节囊的前下方，因而发生前下方脱位。临床上肩关节脱位占全身关节脱位中第二位，分前脱位、后脱位两种，以前脱位多见。

2. 病因

肩关节脱位的病因有间接暴力和直接暴力两种，直接暴力少见，间接暴力引起者多见。跌扑时上肢处于过度的外展。外旋位，手或肘部着地，外力经肱骨干传到肩关节，使肱骨头向前方或下方脱出。如果肱骨头停留在肩胛盂下，称为盂下脱位；停留在喙突下，称为喙突下脱位；停留在锁骨下，称为锁骨下脱位。

3. 病理

肩关节脱位的主要病理变化是关节囊撕裂和肱骨头移位。同时，肩关节周围软组织还发生不同程度的损伤，或合并肩胛盂边缘骨折、肱骨头骨折与肱骨大结节骨折等，其中有30%～40%的病例合并有大结节撕脱性骨折，是最为常见的并发症；偶见腋神经损伤，复位注意检查。

4. 临床症状

患者有明显外伤史，或有习惯性关节脱位的既往史，稍受外力作用即可发生脱位。脱位发生后，患肩肿胀、疼痛、功能障碍。

5. 体征

肩关节脱位后，肩峰明显突出，肩峰下部的外侧失去正常的饱满而变成平坦样（称为方肩畸形）。在肩峰下方可摸到隆突的肱骨头。上臂处于外展位，呈弹性固定。测量上臂伤侧比健侧长（由肩峰至肱骨外髁）。伤肢肘部不能紧贴胸胁，搭肩试验不能完成。X线检查可了解肱骨位置和移位方向，以确定脱位类型及有无合并骨折等。

6. 治疗

（1）手法复位：肩关节脱位的复位方式很多，我们常用的有以下三种。新鲜肩关节脱位应争取早期手法复位。早期局部瘀肿、疼痛及痉挛较轻，不需麻醉，只需给予止痛药物即可复位，复位易于成功。

若脱位超过 24 h 者，可选用针麻、血肿肉麻醉或全身麻醉，局部亦可先用中草药热敷，可配合按摩手法，以松解筋肉紧张。

①上提外位整复法：伤者坐位，一助手站在伤员的健侧，用两手分别伸过胸和背部，紧抱伤侧胸胁拔伸；另一助手站在伤侧，一手握住伤侧上臂的下端，另一手握住其腕部，然后将伤肢外展 60°～70°，继而是外旋位进行拔伸。术者站在伤肩的后侧，用两手的大拇指压住肩峰，以作固定，余指扣住腋下的肱骨头。当感到助手拔伸肱骨头向外移动时，便把肱骨头向上提升并向外位。此时闻滑响声，肱骨头有向上弹回感，即已复位。复位后，助手把伤内收贴胁部，屈肘 90°，接着作固定。

②外旋内收整复法：伤者坐位，一助手站在健侧，两手分别伸过伤员的胸部和背侧，双手在腋下合并，紧抱着伤员作固定。术者右手握住伤肢的肘部，并使伤肢的前臂搭在术者的右前臂上，使伤肢的肘部处于屈曲 90°，术者的左手按住伤肩做固定，这时术者与助手做对抗拔伸 3～4 min。继而把伤时的上臂后伸，并极度外旋，紧接着再内收。此时如闻到肱骨头滑响声，伤肩的外侧平坦样已恢复饱满，则提示肱骨头已复回原位。如复位未成功，就应继续把伤肢向前上方提，并外展内收，使其复位。

③足蹬复位法：患者仰卧于台上，术者双手牵拉患肢腕部同时将脚跟伸入患者的腋窝（右肩用左脚，左肩用右脚），用力牵引患肢，在上臂外旋情况下逐渐内收，即可推压肱骨头使其复位。

（2）固定方法：复位后，在肩部上外敷药，屈肘 70°，用布带悬吊前臂（患肢）再用绷带把伤臂与胸胁一起绕缠，将伤肢侧向上臂固定于胸肋部，最后用布带悬吊前臂于胸前。

（3）术后护理及功能锻炼。

①指导伤员做指、腕、肘关节的屈伸活动及肩部顶颈耸肩锻炼，以防止肩关节粘连，并注意观察指端的血液循环及指屈伸活动有无障碍。

②每 2～3 d 更换敷药 1 次，并检查伤部。

③2～3 周后可去除固定，进行磨肩旋转的功能锻炼。

（4）内服药：初期活血祛瘀，如云南白药，或桃红四物汤加减；中期，舒筋活络，大小活络丸；后期，六味地黄丸、八珍汤。

（5）外用药：早期双柏膏；中后期骨洗 I 方、II 方。

骨洗 I 方：

处方：威灵仙 12 g，千年健 12 g，透骨草 15 g，钩藤 12 g，刘寄奴 15 g，宽筋藤 15 g，苏木 15 g，荆芥 12 g。

主治：活血化瘀、舒筋活络，促进骨折后期关节功能恢复。

用法：煎水熏洗伤处，每天 1～2 次。

骨洗 II 方：

处方：川椒 9 g，桂枝 12 g，细辛 5 g，独活 12 g，艾叶 15 g。

主治：活血散瘀、温经通络，促进骨折后期关节功能康复。

用法：煎水熏洗伤处，每天 1～2 次。

（二）肘关节脱位

1. 概述

肘关节是一个复合性关节，由肱尺部、桡尺部等三组关节组合而成。肱尺部由肱骨的滑车端与尺骨半月切迹组成；肱桡部由肱骨小头与桡骨小头凹组成；桡尺部由桡、尺骨上端组成上桡尺关节。这三组关节中，以肱尺部为主体，它属于蜗状关节，能使肘关节进行屈伸运动。肘关节囊的前后方较薄弱，两侧坚韧，形成肘部的内外侧副韧带，所以肘关节发生前脱位和后脱位，是全身关节脱位最多见者，多见于青壮年。

2. 病因

肘关节脱位多数由间接暴力造成。

3. 病理

跌倒时，手掌触地，上肢处于旋后位，肘部过伸，暴力沿尺骨上传至尺骨鹰嘴突。鹰嘴突冲击于肱骨下端的鹰嘴窝，将肱骨下端推向肘前方，使肘关节前侧的关节囊破裂；这时，肱骨下端继续向前移，冲击关节囊，尺桡双骨上端后侧脱出，因而造成肘关节后脱位。不少病例，常合并尺骨喙突撕脱骨折，肱前肌被剥离，肱骨内上髁骨折，肱骨外髁后缘骨折。若骨折片夹入关节内，则影响复位。

4. 临床症状

受伤肘关节肿胀疼痛，肿胀发展很快，失去正常的伸屈功能，肘关节弹性固定于微屈位，约135°，患者常用健侧手托住患侧前臂。

5. 体征

肘窝前丰满，前后径增宽，左右径正常，上臂与前臂比例失常，从前面看，前臂变短，肘后鹰嘴突异常后突，肘后上方空虚、凹陷。肘前可触摸到肱骨下端，尺骨鹰嘴桡骨小头可在肘后触到，肘后三角关系改变，肘关节被动屈伸活动受限。X线检查：明确脱位类型，及有无合并骨折，以便确定治疗方案。

6. 治疗

（1）手法整复：单纯性肘关节脱位及时就诊者，不加麻醉可复位；一般患者，应在针麻、局麻或臂丛麻下，取侧卧位或坐位。

①单纯的肘关节后脱位的整复方法：伤员取坐位。

一助手站在伤肢后侧，用两手握住伤肢上臂作固定。术者站在伤员的前侧，用另一手的大拇指按住肘前方隆突的肱骨滑车端，其余手指扣住鹰嘴进行拔伸。拔伸时将隆突部向后推按，将鹰嘴向前下提拉，顺势屈曲关节。这时关节有弹响感觉，使肘关节屈曲至90°～135°，复位成功。

②外侧脱位整复法：患者取坐位，一助手固定上臂，另一助手固定前臂下端，进行对抗拔伸，术者用一手指按住伤上臂下端的内后侧，另一手按住伤肢前臂的外前侧，进行内外推端。前臂旋后，将外侧脱位变成肘后脱位。再按整复肘后关节脱位的方法，牵引屈肘法很容易复位。

③合并肱骨内上髁骨折的复位法：合并肱骨内上髁骨折的伤员，绝大多数在关节复位时髁上骨折可随上复位。但在临床上复位时，个别骨折片可能会被夹入关节间隙内。这时要先使关节入为脱位，使髁上骨折片滑出关节腔，然后重新复位。

（2）固定方法：术后上双柏膏或跌打万花油等，肘屈70°，用绷带将肘部作"8"字或缚扎固定。然后用布带悬吊前臂于胸前。同时注意动静结合，预防关节失用性僵硬。

（3）内服药：早期，活血祛瘀，云南白药、桃红四物汤加减；中期活血舒筋，和营止痛汤；后期补益气血，强筋健骨，八珍汤或六味地黄汤、大小活络丸等。

（4）外用药：骨洗Ⅰ方、Ⅱ方。

（三）桡骨小头半脱位

1. 概述

桡骨小头半脱位是儿童常见的损伤，4岁以下的幼儿多见。但由于X线不能显影，一直得不到医学界的承认。1960年欧阳筱玺医生发表一篇文章，提出其发病机理，并名之为"小儿桡骨小头半脱位"，从此受到重视，并且载入中西医文献。

小儿桡骨小头半脱位伤势虽然不重，肘关节活动的功能同样受到影响。临床上有个别病例不经治疗亦能自愈，但绝大多数病例均需复位，才能获得痊愈。

2. 病因

桡骨小头半脱位，多因猛力牵拉小儿前臂，造成肱桡关节松动而产生疼痛，小儿因疼痛而屈肘拒牵，使抵制在桡骨粗隆上的肱、头肌突然收缩，造成桡骨小头半脱位。

3. 病理

桡骨小头脱位过程中，由于幼儿的桡骨小头发育不全，头小而颈粗，可能引起环状韧带不全滑脱，障碍关节自行复位。在牵拉前臂引起肱桡关节松动时，关节负压滑膜吸入关腔内，而阻碍关节自行复位。

4. 临床症状

有牵拉或跌扑伤史，肘部疼痛，无肿或轻肿，桡骨小头拒拉。

5. 体征

肘关节呈半屈曲，前臂处于旋前位。前臂上举或屈伸时，可见肢体颤抖无力，伤儿不愿屈伸肘部和用于取物。

6. 治疗

（1）手法整复：伤儿取坐位，术者用一手肘部的外侧，另一手握住前臂，将肘关节轻度拔伸，并将前臂旋后屈时，这时有弹响声即揭示已复位。如果伤肢不能拾取物，则提示复位未成功，可将前臂旋前进行复位。

（2）固定方法：复位后，可用跌打万花油纱布外敷。并用绷带悬吊前臂于屈肘90°位置。悬吊3～4d为宜。

（3）术后护理：应嘱其家长在穿衣时，先穿伤侧肢体后穿健侧肢体，解衣时先解健侧肢后解伤侧肢体。并嘱伤儿家长，在1～2年内注意不要牵拉伤侧的前臂以免产生再脱位，或造成习惯性脱位。

二、下肢关节脱位的康复

（一）髋关节脱位

1. 概述

髋关节为人体最大的关节，是躯干与下肢重要的连接部分。它由股骨上端的股骨头和髋骨的髋臼组成。其髋臼深而大，故也是最完善的球窝状关节。其位于身体的中部，主要功能是负重。髋关节有相当大范围的运动度，如前屈、后伸、内收、外展及旋转运动，故髋关节的功能特点是稳固灵活。这在治疗时，注意恢复其负重的稳定性，应考虑运动的灵活性。

髋关节有强韧有力的关节囊和韧带附着，还有丰厚的肌肉保护，所以具有较大的稳定性，一般情况下不易脱位，只有在强大的暴力作用下才造成脱位，一般多发生于青壮年男性。

在临床上髋关节脱位，根据脱位方向，可分为后脱位、前脱位、中心性脱位三种，但以后脱位多见，前脱位少见，中心性脱位极少见。

2. 病因

髋关节脱位绝大多数是由间接暴力造成的。如从高处跌下或担重物跌扑所致。

3. 病理

在强暴力作用下，髋关节屈曲，肢体内收内旋位置，暴力从膝关节经大腿传至髋关节，使股骨头冲击关节囊后上方，导致后侧的关节囊破裂，股骨头从破裂冲出，因而造成髋关节后脱位。如果受伤时，暴力作用使股骨冲击关节囊的前下方，导致前方关节囊破裂，股骨头从破裂处冲出，因而造成髋关节前脱位。受伤时，在暴力作用下，股骨头冲击髋臼底部，引起底臼骨折。骨折后，股骨头连同髋臼的骨折片一齐向盆腔移位，造成中心脱位。

4. 临床症状

（1）髋关节后脱位的症状：患者髋部肿胀、疼痛、功能障碍。患肢呈内收、内旋畸形，足尖内侧，髌骨亦旋向前侧。患肢不能外旋，髋关节呈弹性固定，髋部外后侧膨大隆起，并可摸到隆突的股骨头。少数病例合并髋臼后缘骨折或股骨颈骨折。

（2）髋关节前脱位症状：患髋关节有严重的肿胀和剧烈疼痛，伤肢呈屈曲、外旋、增长畸形，髋关节呈弹性固定，在腹股沟部内侧可摸到突出的股骨头。

（3）髋关节中心性脱位：患髋肿胀不明显，但疼痛明显，功能障碍。具有骨盆骨折的症状。如有腹胀、二便不利、瘀血内阻的表现；若股骨头向骨盆腔陷入严重，患肢可有缩短，一般不明显，外观畸形不显著。

X线检查了解关节脱位方向，有无合并骨折。

5. 治疗

（1）髋关节后脱位的整复方法：患者仰卧，一助手用两手分别按住髂前上棘，固定骨盆，并协助术者进行拔伸；术者一手由伤肢的膝关节内侧伸入，由腘窝部穿出，搭在大腿的前外侧，用另一手扣住股骨头部，然后进行拔伸，提膝，关节向前外展、外旋，将股骨头推向前下方，听到入臼响声即告复位成功。

（2）髋关节前脱位的整复方法：伤者仰卧位，一助手用两手固定骨盆；另一助手一手握住伤肢小腿，一手握住小腿下端，使伤肢外旋、外展、拔伸。术者一手拖住伤肢大腿，另一手将脱出的股骨头推向后方，并将伤肢前屈内旋，一般下肢离床 30°～40° 时即可听到复位声。

（3）髋关节中心性脱位的整复法：本脱位常合并髋臼骨折。为了避免骨折再移位，临床不宜采用手法复位，应采用骨牵复位法。患者仰卧，可采用股骨髁上骨牵引，使其逐步复位，患肢需外展 30° 左右为宜；重量，视伤员大腿丰满而定，一般 8～10 kg，2～3 d 内已达复位，减轻重量 4～6 kg，维持 6～8 周。若牵引不能使其复位，可于伤肢大转子部，另打一前后钢针，向外侧同时进行牵引，固白底骨折，故需 8～10 周后，才能扶拐活动，不负重下地活动。

（4）固定方法：固定所需要的器材为后侧小夹板 1 块（长度从髋后上棘至小腿的下 1/3 处止），绷带、棉花若干。

固定前须将伤肢外展 30°，置于伸直位，上外敷药后，放好后侧小夹板。将伤肢分四段用绷作造瓦或包扎固定，一般固定 3 周。

（5）药物治疗：早期内服复元活血汤或桃红四物汤；中后期服六味地黄丸或大、小活络丸。

（6）外治法：初期外敷双柏膏；后期用骨洗 I 方。

（二）膝关节脱位

1. 概述

膝关节是人体较大的关节，是活动最多的关节。前侧有髌韧带保护，内外有侧副韧带保护。膝关节的构成坚强牢固，非有强大暴力冲击，是不会造成膝关节脱位的。所以临床上膝关节脱位的病例不多见。若脱位须及时进行复位，及早循序渐进进行功能锻炼，恢复功能是治疗的关键。

2. 病因

膝关节脱位主要原因是直接暴力冲击胫骨的上端，或间接暴力使膝关节突然旋转、过伸，都可造成膝关节脱位；由于外力的方向不同，还可产生前、后、内、外脱位。

3. 病理

由于暴力冲击，膝关节正常结构被破坏，十字韧带、内外副韧带撕裂，半月板脱出，有的合并胫骨棘骨折，有的合并腘窝动静脉损伤，向内侧脱位严重可发生腓总神经损伤。

4. 临床症状

膝关节有严重的肿胀、疼痛，关节功能丧失。

5. 体征

患关节前后、内外侧隆突畸形，可摸到股骨下端或胫骨上端的关节面，呈弹性固定。

6. 治疗

（1）手法整复：一助手用两手固定伤大腿，另一助手抓住伤肢小腿，并进行拔伸。术者用一手掌固定股骨的下端，另一手掌托住胫骨上端，根据脱位的不同方向，使用上提下按或内外推挤端的手法，听到滑响声即复位。

（2）固定：石膏托固定或小夹板固定。患关节维持 150°～150° 的伸直位。

（3）药物治疗：内服药，初期服桃红四物汤；中后期补气血、壮筋骨，六味地黄汤或八珍汤。外用药，初期外敷双柏散；中后期可骨洗 I、II 方。

（4）术后固定：注意患肢血运、趾动情况，应进行股肌收缩和踝跖屈伸功能锻炼。4～6 周后可带小夹板下地学行。6～8 周可去小夹板，逐渐做膝关节的屈伸功能锻炼。

第五节　关节损伤的术后康复

关节损伤经过手术治疗之后，常发生关节活动障碍，尤以并发关节内骨折，且骨折愈合迟缓或形成骨不连，需长期固定者更为严重，甚者发生关节僵硬。其原因不外关节内粘连与关节外肌肉粘连与挛缩。对关节活动障碍的预防及治疗，莫过于早期进行康复锻炼。根据关节损伤的病理及治疗，康复治疗可分为 3 期。

一、早期康复

自伤后或手术后 3 周或 6 周之内，视关节损伤的严重程度及部位而异。此期主要病理生理为软组织肿胀及软组织愈合。因创伤疼痛引起反射性肌肉痉挛，致其回血"唧筒"作用消失，肢体肿胀，关节周围损伤的软组织未愈合，活动关节的杠杆不稳；外固定的限制，妨碍了受伤关节或伤肢关节的活动。康复措施如下：

（1）抬高患肢，消除肿胀。

（2）肢体末端的关节进行活动锻炼。上肢的手指、下肢的足趾多没有包括在外固定之内，每日应多次进行活动锻炼。

（3）固定肢体中的肌肉行等长收缩，每日进行多次，每次 15 ~ 20 min，做成百次的收缩。

此两种锻炼在早期康复中甚为重要，由于患肢肌肉收缩，既可促进肢体的静脉及淋巴回流、减少肌肉间的粘连、消除水肿，又可减慢肌肉萎缩、有利不愈合软组织修复。两者均有利于以后的功能恢复。

（4）损伤关节的活动需视治疗及固定方法的不同，而采用不同的锻炼方式。

（5）连续被动活动（CPM），可早期活动关节。

早期活动关节的有利条件是关节内与关节外软组织尚未形成粘连或有粘连尚未完全机化，此时锻炼的难度不大，可较快地恢复功能。但早期锻炼需以治疗原则为指导，锻炼活动时，要避免发生不利于损伤关节愈合的活动。因此，应在医师指导下进行锻炼。

二、中期康复

自伤后 3 ~ 6 周起至 8 ~ 10 周，软组织已愈合但发生粘连，经固定的关节其关节囊、韧带等粘连或挛缩，肢体肌肉明显萎缩、力量减弱但尚未挛缩。此期康复目的是恢复肌力及活动关节。

康复措施：

（1）关节损伤基本愈合除去固定者，逐渐增加肌力锻炼，肌力达 3 级以上后，逐步增加抗阻力锻炼。关节活动锻炼在肌力控制之下后，逐步增加活动范围。由于关节损伤初步愈合，用力屈曲关节或被动屈体关节应当慎重。

（2）尚带有外固定的患者，锻炼的方式同早期康复者，不过此时肢体肿胀消退，以练习肌肉力量与末端关节活动为主。

三、晚期康复

此期关节损伤已愈合并除去外固定，主要病理改变是关节内外软组织粘连、韧带挛缩、肌肉萎缩与挛缩。康复治疗的目标是增强肌力、克服挛缩与活动关节。

（一）肌力的锻炼

肌肉力量的增强有赖于持续地、渐进地锻炼。经过早、中期康复，肌力有了部分恢复。关节损伤愈合后，肌力达 3 级者，增强肌力的措施，主要是在抗阻力下进行锻炼：从最简单的上肢提重物、下肢缚沙袋等开始，到各种机械性物理治疗，如划船、蹬车等以及配有音乐的器械锻炼。既提高了患者锻炼的兴趣，又有客观的记录，便于评价。

（二）关节活动练习的 3 种形式

（1）主动锻炼关节活动：对不同的关节，练习活动的范围有所不同。髋关节以伸、屈为主，也要练内收、外展与内、外旋转，直到能盘腿坐；膝关节主要为伸屈活动，应先练伸直，以便能稳定站立；距小腿关节则以 90° 位为主，有足下垂首先练到此位，再练背屈与跖屈；上肢肩关节的活动范围大，练习的重点是外展与上举，其他范围练习也要进行；肘关节以伸屈为重点，但屈曲比伸直对日常生活更为重要；腕关节背屈为功能位，首先练习达到此位；前臂的旋转活动对各种生活、工作都是重要的，要采取多种锻炼方式来达到。应定期测量关节活动的范围，客观记录以资比较。

（2）被动活动：此处所指是自身控制的被动活动。例如，膝关节屈曲障碍，自身被动活动的方法有：

坐于床上屈膝，患者双手合抱住小腿前面中下部，以双臂的拉力将膝关节被动屈曲；另一方法是站立于床头，双手握住床栏，屈膝下蹲，以自己躯干的重量向下压，以被动屈曲膝关节。每日上下午各锻炼1~2 h。此种被动屈膝，当撕开粘连时疼痛。被动屈膝的力量及程度，患者本人可以控制，逐日渐进，慢慢发生效果。

上肢锻炼，如手握单杠，以身体重量下坠，被动使肩外展及上举。屈肘练习，可将前臂置于桌面或墙壁上，以身体上半的压力，向前向下压迫该臂，使肘关节被动屈曲。此种被动活动在任何简陋设备条件之下，均可实施，而且是有效的。

有各种物理治疗设施的，在主动锻炼时，通过其阻力亦有轻微被动活动的作用。

（3）主动控制下有节律地主动被动交替活动练习：此种方法主要用于膝关节屈曲与肘关节伸直。

①屈膝锻炼：有人坐于椅子上或床边，腘下置小枕，以容许膝关节屈曲达90°以内。于小腿下端踝上置沙袋，患者主动伸膝至直，借助沙袋下压小腿及小腿重力，迅速屈膝，除主动屈膝力外，尚有沙袋下压被动屈膝力。如此反复伸膝、屈膝练习，并形成一定速度与节律，可协助屈膝活动的恢复。

②伸肘练习：患者平躺床上，臂外展90°，前臂外旋，手心向上，用绳索系一重物，绳索握于掌中，先屈肘，然后放松伸肘，借重量向下垂，牵按肘伸直，如是有节律反复进行。

此种锻炼的先决条件是：肌力达4级以上，关节有一定活动度，有一定耐力，能控制不使重量被动加于关节以致创伤。重量由小开始，逐步加大。

还有一些现代的关节练习器，如配有音乐等，可提高患者锻炼的兴趣。

（三）理疗

如电、热、超声等治疗，可缓解疼痛、促进血运，可作为自己锻炼的辅助。但实施切勿过度。

（四）手法治疗

对于关节粘连与肌肉挛缩较重者，自己锻炼效果甚微者，可行手法治疗。但应有先决条件：①关节损伤或关节内骨折已愈合坚实，手法治疗时不致发生再骨折。②身体不能太虚弱，有主动锻炼能力。③肌力在3级以上。④能积极配合，术后能忍痛锻炼。

方法：以膝关节为例，于麻醉下行手法治疗，术者抱住小腿以双臂之力或加躯干力，使膝被动屈曲，当听到组织撕裂声并膝关节屈曲角度增加时，谓之奏效。

撕开关节内外粘连的方式有两种。一为分次断开，即第1次使膝屈曲接近到90°，术后经练习固定此活动度之后，第2次屈膝超过90°。此种方法的优点是，一次撕伤组织较少，术后疼痛肿胀不重，一般体质可以耐受，术后锻炼轻易。另一种方式是一次屈膝超过90°，在体质强壮者、术后能坚持活动者效果较好。如果术后不能坚持锻炼，则因出血肿胀、疼痛不能活动，又有粘连的危险。

第九章 儿童疾病的康复

第一节 儿童智力障碍康复治疗

一、儿童智力障碍康复治疗的原则和目标

儿童智力发育障碍是影响儿童获得正常生活能力及融入正常社会生活的重要因素之一，因此，智力障碍儿童并非个体存在，亦不可能孤立地在人类社会中度过枯燥无味的一生，对于儿童智力障碍的康复治疗原则就是综合地和协调地利用医学的、工程的、教育的、职业的、社会的和其他一切可能利用的措施，使智障儿童的功能和潜力尽可能达到最大限度，并为其营造合适的社会生活环境，使其成年以后能够与健康人平等地参与社会生活。根据不同程度的智力障碍，应设定相应及合适的目标（表9-1）。

表9-1 智力障碍儿童能力分类表

智障程度	IQ	接受教育能力	适应能力及工作能力
轻度	69 ~ 55	可教育	经教育可独立生活，可在他人照顾下从事一定技能的工作
中度	54 ~ 40	可训练	简单技能，半独立生活，在特殊设施中可做有限的工作
重度	39 ~ 25	难以训练	自理有限，减少监护，可能从事无危险的极简单的体力劳动
极重度	24 ~ 0	需全面照顾	不能自理，需监护，不可能就业，尽可能提高生活能力

二、儿童智力障碍的西药治疗

对于智力障碍的治疗目前尚无特效的药物，加之其病因复杂，至今还有许多病例的病因不明，故治疗难度较大。目前对于智力障碍治疗主要是从医学干预和教育干预（非医学干预）两方面进行，医学治疗与教育训练有机结合，以促进康复为主，并结合病因和病情采取药物治疗、营养干预治疗。

西医药治疗主要从以下四方面进行干预：

（一）病因治疗

西医药病因治疗主要是针对引起智力障碍的病因进行治疗，可阻止智力障碍的进展或促进智力低下的恢复。对于病因明确者，应尽可能设法去除病因，使其部分或完全恢复（如苯丙酮尿症、半乳糖血症、枫糖尿症、肝豆状核变性等），如能早期诊断，及早进行饮食治疗，可避免发生严重智力障碍。

（二）排余治疗

排余治疗是去除体内因代谢障碍而造成的物质蓄积。如肝豆状核变性用青霉胺促进铜的排泄。Lesch-Nyhan综合征用别嘌呤醇促进尿酸排泄。

（三）对症治疗

对于智力障碍伴有癫痫、行为异常等相关疾病患儿，其伴随疾病可影响智力发育和社会适应能力，故必须注意加以西药的对症治疗，如抗癫痫药物治疗、抗精神病药物治疗等。

（四）促进脑细胞发育及功能的药物治疗

目前尚未有确切的治疗智力障碍的特效药物，可用谷氨酸、γ 氨络酸、吡拉西坦、吡硫醇、脑磷脂、甲氯芬酯、脑组织注射液、胞磷胆碱及能量合剂等。近年来认为这些药物无肯定疗效，仅能作为辅助用药，现多应用脑活素、神经生长因子等促进脑细胞发育。

三、儿童智力障碍的教育康复

教育康复是智障儿童生活自理的基础，教育康复对促进他们的感知觉发育，提高他们对未知世界探索的兴趣和能力，使其主动克服残疾对他们成长、独立生活的影响，积极学习和掌握生活技巧是十分重要的。教育康复能帮助他们克服躯体和社会心理适应上的困难，充分挖掘出他们的各种潜能，提高他们的自理能力，促进其身心正常发育，提高生活质量。

（一）教育康复的目的

教育康复是通过适合智力障碍患儿身心发展特点的教育与训练，能使他们在心理、智力、体能诸方面得到充分发展，可以最大限度地补偿其缺陷，并能掌握生活中实用的知识，形成基本的生活实用技能和良好习惯，为步入学校打基础。

（二）各程度智力障碍患儿实行教育康复的目标

轻度智力障碍的患儿可到特殊学校接受教育，也可以在普通学校学习，教师和家长在教育过程中要用形象、直观、反复强化的方法，循序渐进地训练日常生活技能、基本劳动技能、回避危险和处理紧急事件的能力，可望通过教育和训练使患儿能达到自食其力，成年后可以过正常人的生活。

中度智力低下患儿应着重训练生活自理能力和社会适应能力。如洗漱，换衣，与人交往的正常行为，举止和礼貌，如何表达自己的要求和愿望等，同时给予一定的语言训练。并可通过长期训练，掌握简单的卫生习惯和基本生活能力。

重度智力障碍儿童主要是训练其基本生活自理能力。如正确用餐、定点如厕，用简单的语言表达饥饱冷暖。此类型患儿应在康复机构里接受集体训练。

极重度智力障碍患儿将无法训练。

（三）教育康复的原则

共性与个性统一原则：准确地认识和掌握中度 MR 儿童的认知活动、心理发展规律。

（1）应用性原则：输入知识、能力、习惯应是他的现实生活及未来劳动所需要的。

（2）实践活动性原则：实践中学习，游戏中学习，习惯中学习。

（3）补偿原则：补偿功能缺陷，挖掘并发挥潜能，促进康复和社会需要作用。

（4）弹性原则：规定教育训练内容、进度、要求，要个性化量力而行。每次训练内容不可多，先易后难，对较困难的内容可分为有连续的小项目，顺序进行。

每天坚持定时、定量的训练，以便养成训练习惯。每次训练时间不宜过长，10 ~ 20 分钟即可。

从一个训练项目转到另一个项目时，不可追求速度，以免患儿难以适应。尽量利用图片、实物进行训练，以便于理解。

训练环境要安静，过多无关物品应拿开，以免患儿分心。对训练要有信心，并要多次反复训练，不可轻易放弃。

（四）教育康复的开展方式

教育康复的开展方式按场景教育可分为临床医学教育、特殊学校教育、家庭教育、社会职业教育等方式，其中家庭教育与康复中心训练方式相结合为主要方式，中心的教师为主要训练者，让患儿既接受家长充满爱心的训练教育，又接受专业人员正规的训练，使训练效果更为满意。具体教育实施方式应包括以下四步：

一是个别教学法。

二是综合教学法（三多、四性、五动）：多引导正确行为，多表扬鼓励，多实际操作；游戏性、活动性、趣味性、直观性；动手、动眼、动口、动脑、动多种器官。

三是要与家长密切合作，共同参与。

四是定期评估（至少三个月一次，智力、行为、心理、语言、社会适应能力评定）。

（五）教育康复的内容

（1）社会生活适应能力（占30%）：包括个人、家庭、社会生活适应方面的知识和能力的训练。

（2）活动训练（占40%）：包括大小肌肉能力训练，运动能力训练，体育、美术、音乐、手工、游戏，观察认知能力。

（3）实用语算（占20%）：基本的语文，言语交往能力发展，常用汉字认识和应用，简单阅读与书写，日常生活中算术知识及应用，货币、基本的算术、常用计量单位、时间，音乐教学。

（4）感觉统合训练（占10%）。

（六）教育康复的时程设置

根据智力低下患儿自身条件所定，一般每日2～4小时，6个月为1个周期。

（七）智力障碍的学校教育

智力障碍患儿的学校教育与普通教育康复一样，都是把他们培养成德、智、体、美、劳全面发展的人才，但由于智力障碍患儿本身的限制，对他的要求必须符合智障儿童体力与智力的实际情况。

1. 智力障碍患儿学校教育课程设置

根据《全日制弱智学校（班）教学计划（征求意见稿）》规定，智障学校（班）主要应设置以下课程：

（1）常识：对学生综合进行思想品德、文明礼貌、遵纪守法及生活、自然、社会常识教育，补偿其智力和适应行为缺陷，培养学生具有良好的行为习惯和适应社会生活能力。

（2）语文：通过识字、写字、说话、阅读、作文教学和训练，使患儿掌握常用的字词，具有初步的阅读能力，能表达自己的思想、感情，写一般的应用文和简单的记叙文，加强说话能力训练，对其言语障碍进一步矫正。

（3）数学：使患儿掌握整数加、减、乘、除简单的四则运算，以及简单小数、计量单位、几何形体的知识和运算技能，培养患儿具有初步计算技能、抽象概括能力和应用数学解决日常生活中的一些简单实际问题的能力。

（4）音乐：通过音乐教学、音乐游戏和律动训练，培养和发展学生的听觉、节奏感和音乐感受能力，矫正患儿的感知障碍和动作不协调，促进学生身心和谐发展。

（5）美工：通过美术、绘画和手工技能的教学和训练，矫正患儿的感知缺陷和小肌肉群的活动障碍，培养和发展其视觉、观察、绘画、制作和审美能力。

（6）体育：通过体育教学和体育活动，培养患儿的大肌肉群的活动能力、反应能力和协调平衡能力，刺激大脑活动机能的发展，并培养成学生的卫生习惯和锻炼身体的习惯。

（7）劳动技能：通过自我服务劳动、家务劳动、公益劳动、手工制作劳动和简单生产劳动的教学和训练，培养患儿具有生活自理能力和劳动习惯，培养从事家务劳动、简单生产劳动的初步的技能。

2. 对于中度智力障碍患儿的学校教育与训练

按《中度智力残疾学生教育训练纲要（试行）》规定了以下三个方面的基本内容。

（1）生活适应：包括个人、家庭、社会和劳动生活适应方面的知识和能力的训练。

（2）活动训练：包括大小肌肉、运动能力训练，体育、美术、音乐、手工、游戏、观察认识世界等方面的知识和能力的培养。

（3）实用语算：包括最基本的语文、算术知识和技能，即言语交往能力的发展，常用汉字的认识和应用，简单阅读和书写，日常生活中的算术知识及运用，货币、常用计量单位及时间的初步知识和应用等。

3. 智障儿童学校教育注意事项

智障儿童课堂教育应因材施教，注意应充分运用直观教学的原理，发展智障儿童的观察能力；通过反复练习，提高智障儿童的记忆能力；创造条件，提供情境，发育智障儿童的语言能力；通过具体运演来发展智障儿童初级的逻辑思维能力；通过各种活动，发展智障儿童活动技能，使他们能从事简单的劳动。

四、儿童智力障碍的物理医学康复

在现代医学中，把研究和应用物理因子治病的方法，称为物理治疗或物理疗法，又简称理疗（Physiotherapy，PT）。物理治疗内容包括研究应用天然和人工物理因子两大类，人工物理因子包括应用电、光、声、磁、冷、热等治疗疾病的方法。

（一）智力障碍儿童进行物理医学康复目的

对于智力障碍儿童的物理治疗，进行相应的物理医学治疗，目的是通过各种物理因子对神经、体液、内分泌等生理调节，提高其智力，改善其社会适应能力。

（二）智力障碍儿童物理医学康复的原理

物理治疗能通过非条件反射对机体进行神经及体液调节，促使智障儿童神经系统、感觉前庭功能完善，进一步提高智力反应。

（三）目前常用于智力障碍的物理治疗方法

1. 体感振动音乐理疗

体感振动音乐理疗为电刺激理疗结合音乐治疗的一种物理治疗。体感振动音乐的频响范围在 16 ～ 150 Hz，同时伴随着音乐旋律变化而变化，体感振动幅度在数百微米到数千微米之间。这种物理作用可以改变脑组织供血状态，增加对受损脑组织的血液供给，对脑组织细胞产生细微的按摩作用，改善脑细胞的活性和细胞膜的通透性，有利于细胞膜内外物质的交换，促进脑细胞再生，使受损的脑细胞逐渐被新生的脑细胞取代，提高脑部代谢能力，使智障患儿感觉到身心的愉悦感，易于接受外界信息输入，促使智力发育。

2. 超声波疗法

超声波是指频率在 2 000 Hz 以上，不能引起正常人听觉反应的机械振动波。将超声波作用于人体以达到治疗目的的方法称为超声波疗法。频率 500 ～ 2 500 kHz 的超声波有一定的治疗作用。现在理疗中常用的频率一般为 800 ～ 1 000 kHz。超声波能加速局部血液和淋巴循环，改善组织营养和物质代谢。对于智力低下儿童，超声波主要通过改善脑部微循环，提高脑细胞代谢功能，促进智力语言水平提高。

3. 磁疗法

磁疗法是利用磁场作用于机体或穴位的外治法。其作用机制的基本点是通过磁场对机体内生物电流的分布、电荷的运行状态和生物高分子的磁矩取向等方面的影响而产生生物效应和治疗作用。对于智力障碍的患儿，磁疗法可以通过抑制中枢神经功能兴奋，调节机体生物电磁的平衡，改善睡眠状态，延长睡眠时间，提高患儿的注意力及学习能力，从而促进智力提高。

4. 视觉刺激治疗

视觉刺激是通过精细目力训练，促进视觉发育。精细目力训练可以使患儿手、脑、眼的空间联合感知得到训练，提高患儿视觉发育。精细目力描画训练让患儿在一定波长的红光背景下训练和强化锥体细胞，提高视觉中枢的感受性，有利于视觉发育和提高智力。以不同频率的黑白条栅作为视刺激源，让患儿眼在各个方位上既受到不同空间频率的刺激，又受到有对比度的光栅刺激，使视觉中枢细胞增强发育并提高视力。通过对眼眶周围睛明、攒竹、鱼腰、健明等穴位的刺激，增进眼球及其组织的气血运行。

5. 听觉刺激治疗

听觉刺激是通过对患儿听觉系统反复给予不同频率、不同音调、不同音符的声音及语言刺激，使听力增强，刺激脑的发育，刺激损伤脑组织的修复及发育，同时也有助于对声音语言理解能力的提高。

五、儿童智力障碍的家庭康复

由于康复治疗机构的有限及机构康复的经济负担较重，不可能所有的智力障碍儿童都能享受到系统的、科学的机构康复治疗，我国大部分智障儿童仍以家庭康复为主要治疗方式。

（一）家庭康复的目的与作用

家庭康复治疗可以大大减轻智力残疾儿童家庭的经济压力和精神负担，为残疾儿童家庭、为国家节约劳动力资源，是一项利国利民的工程。为智力低下儿童提供持续、稳定的个别化家庭康复服务，可以促进智力低下儿童的全面、健康发展。

（二）家庭康复的内容

家庭康复应以生活技能训练、社交能力训练为重点，实施正确的训练方法，遵循节奏教育、循序渐进、反复性、经常性的训练原则，并在训练中注意树立智障儿童的信心，从而激发起其学习的积极性和主动性。

（三）家庭康复的特点与优势

家庭康复以情景训练及反复练习为主，对于智力障碍儿童掌握许多日常生活的知识和技能，如洗漱、穿衣、进食、如厕以及社会生活习惯等，较机构康复效果要好。

家庭康复可减少在家庭中对智力障碍儿童过分的限制和保护，有利于其体格锻炼，认识事物，并取得生活经验，帮助智力障碍儿童心理健康发展。

家庭康复能创造适合智力障碍儿童与人交往的生活环境，防止家庭（兄弟姐妹）和邻居的同年龄儿童对其的歧视和排挤，能够确保儿童在家庭中获得较为全面的照顾，保证其有一个良好的发展环境。

家庭康复能使父母了解和掌握最基本的教育方式、态度，进而使智力障碍儿童在正确教育方式引导下获得积极健康的发展。同时，通过教育康复父母才能更好地与康复教育机构配合，弥补目前我国机构教育人力财力等的不足，并能和机构康复协调一致，互相配合，使教师、家长、孩子共同获得成长。

六、儿童智力障碍的音乐治疗

人类利用音乐来治疗智障的历史可以追溯到19世纪中叶。那时有一些公立和私立学校使用钢琴、吉他以及节奏乐器来促进智障儿童的语言、运动技能和社会能力。从1905年后，开始证实了音乐可以有效地引导情绪反应，促进记忆力、社会交流能力和运动能力。20世纪60年代是对智障的治疗得到重大发展的年代，音乐治疗被认为是一种智障儿童发展过程的重要治疗方法。在我国，中央音乐学院音乐治疗研究中心从1996年成立以来，就开展了一系列对儿童智力障碍的音乐治疗的应用研究，多年来，音乐治疗师们都发现，智障的儿童和成人对音乐的反应明显比其他教育或治疗方法更为积极。

（一）音乐治疗的定义与目的

现代的音乐治疗最初起源于美国，再由美国发展至世界各国（地区）。音乐治疗是一个系统的干预过程，在这个过程中，治疗师利用音乐体验的各种形式，以及在治疗过程中发展起来的，作为治疗的动力的治疗关系，帮助被治疗者达到健康的目的。智障患儿需要进行长期的不间断的康复治疗。且智障患儿往往伴有情绪行为障碍，在康复治疗及社交过程中难免出现焦虑、紧张、自卑等负面情绪，音乐疗法的目的在于能平衡身心、调和情绪，且能改善肢体协调能力，患者易于接受，无副作用，能融合于其他康复治疗之中，使智力障碍儿童在心理能力、社会适应能力方面得到提高。

（二）音乐治疗的基本要素

（1）一个有明确治疗需求的患者。

（2）一位受过训练的音乐治疗师。

（3）一段有目标导向的音乐历程、音乐素材以及一份有关治疗效果的评估。

（三）音乐治疗作用机制

1. 音乐能增强人的记忆力

欣赏或演奏乐曲，能强化精神、神经系统的功能，使视觉记忆、听觉记忆得到锻炼，并能加强情绪体验记忆。音乐可使儿童的记忆快捷性、持久性、准确性提高。因为人的记忆过程与大脑的"边缘系统"有密切关系，而音乐能刺激"边缘系统"分泌的激素、酶、乙酰胆碱等增多，这些物质能对中枢神经系统的功能产生广泛的影响，促进记忆能力的提高。

2. 音乐能增强人的注意力

人在欣赏或演奏乐曲中，务必要聚精会神才能进行，而且音乐其特定的韵律更有助于注意力的集中。经过长期的音乐实践，其注意力也必定会得到加强。

3. 音乐能促进人的想象力

音乐往往表达的是一种朦胧的艺术意境，没有过多的颜色、图像加以描述，需要聆听者结合自己的经历或经他人的引导，在脑海中通过思索和联想展现出来，因此能充分发挥人的想象力。

4. 音乐能培养人脑的抽象思维能力

音乐形象是比较抽象的艺术形式，只能通过思维来理解，音律、节奏、乐曲结构具有高度的逻辑性，几乎可以和"科学皇后"——数学的高度逻辑性相媲美。经常欣赏和演奏音乐，可以启发智慧，加强理解能力。

（四）音乐治疗在智障儿童中的具体作用

美国音乐治疗专家唐纳德在《人生的音乐治疗》一书中所强调的音乐治疗在智障儿童中的五个方面作用：一是协助智障儿童集中注意力，促进功能协调；二是培养想象力；三是促进人际沟通；四是促进社交动机；五是启发学习兴趣。

音乐治疗为智力障碍患儿提供了学习社交和促进行为的机会。通过音乐治疗的反应和小组音乐治疗中的社交活动，智障儿童可以获得自我意识，同时对周围环境产生自然反应，激发并且保持孩子的意识，为更复杂的技能发展做好准备。对于并存听觉障碍的智障儿童，音乐治疗可以在听觉训练中使用乐器来帮助患儿辨别周围的声波振动感觉。音乐治疗师还通过音乐的节奏感和音高变化造成的不同触觉感受来帮助听觉障碍儿童学习语言的节奏和音调变化，帮助他们学习正常的说话模式。对于并存视觉障碍的智障患儿，音乐治疗可以作为一种感官刺激形式来减少伴随着失明产生的不良习惯；同时发展方位感和运动能力。音乐可以集中智障患儿的注意力，这结合了音乐探索和听学刺激的无威胁本质，可能对有全面障碍和迟滞的患儿十分适用。

（五）智力障碍的音乐治疗的目标

（1）发展正确的社会与情绪行为。

（2）发展运动技能。

（3）发展沟通交流能力。

（4）发展学前能力和学习能力。

（5）业余生活活动。

（六）音乐治疗具体方法

1. 奥尔夫音乐治疗法

奥尔夫音乐治疗是在奥尔夫音乐教育体系的基础上建立的音乐治疗方法，强调音乐的"原本性"，意在追寻音乐作为人的本能为初始状态，需要人参与而不是作为听从的音乐，是与动作、舞蹈和语言紧密结合在一起的音乐，从即兴出发以游戏方式引入的音乐，使用原本性乐器的音乐。

奥尔夫音乐治疗的方式：

运用游戏中的音乐活动——即兴性方法。奥尔夫以为：所有的音乐教学应当从游戏入手，而通过即兴达到它的目的和成功，此方法能使患儿的创造性得到充分发挥。

与语言结合的方法——歌谣的运用，将语言引入音乐活动是奥尔夫体系最重要的特点之一。语言是与动作和音乐融合在一起的，对于智障儿童的音乐治疗，最需要用最简单的技法得到最好的治疗效果，"节奏基石"的训练方法则是最佳选择。

音乐和身体动作相结合应用的效果——按照奥尔夫的理念，音乐应是和躯体动作相结合的。人类音乐萌生之初皆为载歌载舞，这也最符合人生之初的儿童阶段的特点。儿童更需要从身体的动作中去感受音乐，身体的动作又最能产生节奏律动。

奥尔夫乐器的应用——原始性乐器的功效。奥尔夫乐器属纯节奏性乐器，演奏技法非常简单而且非常吸引人，音乐乐器音色美妙，打击乐器音调丰富，而且在儿童的眼里这些乐器又都是诱人的玩具，深受智障儿童喜爱并能感受到演奏乐器的快乐。

2. 音乐行为治疗法

以行为治疗的方法为基础：行为治疗的方法是音乐治疗的重要基础，对于智障儿童各种障碍，按照行为治疗的规范，包括准备阶段的收集资料、行为观察、行为功能分析、设定目标及制订计划等。其中行为功能分析又包括确定靶症状和靶行为；设定目标和制订计划时，应当包括长期目标、短期目标和每次训练的每日日程。

计划、日程和训练手记：针对智障患儿的不同症状，音乐治疗师进行了行为功能分析，确定了靶症状和靶行为，由此来设定长期的与短期的目的、目标。针对集体治疗的情况，音乐治疗师可将智障患儿分为几个不同的类型，包括行为过剩的、行为缺乏的以及表现各种症状的，如语言、情绪方面的缺陷与问题等，将短期的目标进行目标分级，在每日日程中详细体现出来，并可与音乐治疗学校的其他教育相结合。

七、儿童智力障碍的心理行为治疗

心理行为治疗是建立在巴甫洛夫经典条件反射、Waston 行为主义及 Skinner 操作性条件反射等理论基础上的一种心理治疗方法，心理行为治疗包括精神分析心理治疗、行为治疗、认知治疗等学派。最近 20 多年，心理行为治疗已证明对智障儿童行为问题的矫正是有积极意义的。

（一）心理行为治疗的目的与作用

智力障碍患儿往往伴有行为心理问题，通过心理行为治疗可预防及纠正患儿异常心理行为的发生，引导患儿建立良好生活行为习惯，提高其社会适应能力及生活自理能力。

（二）心理行为治疗步骤

1. 了解智障儿童存在的行为问题

主要是通过医生的观察，医生与患儿的直接对话及家长对儿童病情的介绍，从而初步了解主要问题。

2. 进行诊断性评估

在初步了解患儿的问题后，医生可以进一步询问与问题有关的各种因素，比如儿童的出生史、生长发育史、家族史、个性特点、情绪稳定性、应对能力、对养育者的依恋、同伴交往的情况等，制订和执行治疗计划。

3. 监测治疗进展，必要时修订治疗计划

根据治疗目的制订治疗计划和监控治疗进展是心理治疗的重要环节，如能及时发现问题，则能对治疗方法和计划进行必要的修改。

4. 制订详细的治疗计划并实施干预

（三）心理行为治疗方法

1. 精神分析心理治疗

精神分析心理治疗基于西格蒙德·弗洛伊德所创立的精神分析理论。实施精神分析治疗时主要运用自由联想、梦的分析、移情、阻抗等技术，让患者回忆早年的经历，分析潜意识里的矛盾冲突与症状的关系。一旦这些被压抑的心理冲突被患者识别和接受，他们就能尝试以与日俱增成熟的防御机制去适应。但是，对于心理发展尚不成熟的儿童来说，不习惯于内省，无法探讨潜意识里的精神活动，因此不能直接运用自由联想等技术进行治疗。儿童精神分析家通过实践发现通过游戏、讲故事、说愿望等治疗技巧可以帮助儿童将潜意识里的欲望和困扰"投射"出来。对话是精神分析治疗最常见的形式，对于儿童则是通过游戏的形式展开对话，儿童在游戏的过程中会不知不觉地展现出自己家里或伙伴之间的人际关系或生活实况，表达出内心的不满和愿望，治疗者可在游戏中引导儿童正确处理人际关系，宣泄不良情绪，学习以成熟的方式处理问题，增加适应性。同时，治疗医师应向家长解释儿童病症的缘由，使他们积极配合治疗，及时纠正不良的教育方法，建立良好的亲子关系，帮助智障儿童心理的健康发育。

2. 行为治疗

行为治疗基于经典条件反射原理、操作性条件反射学说和学习理论，认为个体的病态行为是通过学习并经条件反射固定下来，相反，通过条件反射、学习过程或强化手段，可以矫治病态行为或塑造良好的行为。行为治疗主要针对个体当前的问题，不考虑过去的经历或心理过程。行为治疗过程中建立良好的信任关系非常重要，对儿童的治疗需要家长的积极配合，学校和其他与家庭有重要联系者的积极参与有时也是必要的。

行为治疗方法包括有脱敏法、冲击疗法、厌恶疗法、强化疗法、放松疗法、模仿疗法、逆转意图疗法、生物反馈疗法、惩罚法。

3. 常用于智障儿童行为治疗方法

（1）正性强化法：正性强化法又称阳性强化法，是应用操作性条件反射原理，使用正性强化手段，增加适应性行为，矫正不良行为的方法。如每当患儿出现所期望目标行为后，给予物质奖励或精神鼓励，立刻强化，以增加此种行为出现的频率。使用正性强化法，应注意以下原则：

①奖励应即时给予。在智障儿童达到规定的要求时，便立即给予奖励，让智障儿童清楚地知道，这个奖赏是因何而得。

②选择对智障儿童最有吸引力的东西给予奖励。

③在训练过程中，当他"每次"有"良好表现"时，应有相应的奖励。

在正性强化法中，奖励是十分重要的，对于奖励的性质，可有以下几种：

a. 原发性奖励，是指满足机体生理要求的奖励。如饥饿时食物就是一种奖赏，进一步来说，给予喜欢的食物、零食也是一种原发性奖赏。

b. 继发性奖赏，包括有社会奖励，如微笑、点头赞许、拥抱、鼓励、表扬等；活动奖赏，如允许患儿进行喜爱的活动，游公园、看电影等；一般奖赏，如钱、高的分数、奖状等。

由于智障儿童的思维、情感发展落后，原发性奖赏的响应引力远远大于继发性奖赏，因此，在进行阳性强化法训练智障儿童时，以食物、饮料作为奖赏形式，其效果优于表扬、奖状等奖励形式。但原发性奖赏比较简单，容易厌腻而失去作用，因此，如果利用原发性奖赏智障儿童，必须注意不能使其轻易地得到喜欢的食物和零食。

（2）惩罚法：惩罚法是对智障儿童某项不合适的行为，附加一个令他嫌恶的刺激或减弱、消除其正在享用的增强物，从而减少该行为的发生频率。所谓的惩罚，范围很广，如治疗者摇头反对、终止增强物、暂时隔离及矫枉过正等，均为试图在患儿出现不良行为后，让其经受不愉快的体验，从而消除此种不良行为的发生。

惩罚的使用，也要遵照即时给予的原则，使其清楚地知道为何受罚。使用惩罚法时，应注意惩罚的方式，不能因此而影响智障儿童和家长的感情关系。惩罚时需注意惩罚无须口头的恐吓，也不能只开口，不动手。惩罚的目的，是要他所犯错误行为和疼痛联系起来，使他在意识中及潜意识里认为错误行为就会遭受惩罚，从而自觉改正。

（四）心理行为治疗的注意事项

不论哪种心理行为治疗者都是以医患间良好的信任关系为基础，对儿童进行心理治疗，尤其是要注意使用与儿童发展阶段接近的语言和交往方式，智力障碍儿童的认知和语言表达能力有限，需更多地借助于直接观察和家长提供的病史来掌握儿童的病情，制定出合适的心理行为治疗方案。

八、儿童智力障碍的早期干预

智力障碍是可以被早期发现的，对智障儿童的早期干预是指由多学科的专业人员对有发育缺陷或有发育缺陷可能的儿童及其家庭提供预防和矫治措施的一种综合性服务。高度警惕有高危因素的儿童发育情况和给予定期的体格和精神心理评估，是发现精神发育迟滞或智力低下的有效方法。

（一）早期干预的目的

早期干预主要针对婴幼儿期的高危儿和发展缓慢者，早期干预的目的是抓住脑发育及智能发育的关键时期，利用药物或环境刺激的方法减轻或修复脑组织病变，阻断神经细胞凋亡，从而最大限度地提高或发挥精神发育迟滞病儿的潜能并可防止神经后遗症。

（二）早期干预治疗的理论基础

1. 人类个体早年发育具有关键期的理论

小儿是生长发育中的机体，脑组织在出生时尚未发育成熟，大脑皮质较薄，细胞分化较差，神经髓鞘未完全形成。生后 6 个月内大脑处于迅速发育阶段，神经细胞数目并不增加，但体积渐增大，树突增多以及神经髓鞘形成和发育。同时，儿童从出生到学龄前期这一阶段是多种能力发展的关键期，如脑细胞分裂的关键期、感官发展的关键期、语言发展的关键期、人格发展的关键期等，如果在某种能力发展的关键期内未能得到充分的刺激发展，这种能力就会落后甚至难以形成。对发育障碍或有高危因素的儿童在发育的关键期内进行干预能使其能力发展或防止进一步落后。因多数关键期是在学龄前期，所以智障儿童早期干预治疗应贯穿于生后至学龄前阶段。

2. 器官用进废退和功能补偿学说

人们认识到大部分感觉器官缺陷儿童，器官的功能并未完全丧失，通过早期干预训练，可以建立这种功能或促使其残存的能力提高到最佳水平，还可以运用其他器官的功能对缺陷器官功能进行补偿或替代。

3. 遗传和环境的交互作用理论

遗传因素是儿童生长发育的基础，环境和教育使遗传的潜力得以实现，因此环境和教育是儿童发展的决定因素。20 世纪 60 年代，心理学家已指出早期环境对儿童发展有重要的影响，这种观点后来成为对年幼的残疾儿童进行早期干预的重要理论基础。对唐氏综合征患儿进行的早期干预研究则注重提高所有领域的能力，尤其是语言和沟通能力，研究结果表明，干预后唐氏综合征患儿的智力及社会情感明显提高。

（三）早期干预的内容

（1）医疗诊治、发育评估和护理服务。

（2）躯体治疗、心理治疗、言语和感官障碍以及职业技能训练。

（3）多学科协作性的服务和对患儿的个别指导。

（4）家庭训练、咨询和技术支持。

（5）健康教育和营养学知识的宣传。

（四）具体的非药物干预疗法

1. 早期教育

由我国著名儿科专家鲍秀兰教授负责的国家"八五"攻关课题《0～3 岁早期教育和窒息儿、早产儿早期干预》研究成果提出，主要根据 0～3 岁婴幼儿体格、动作、感知觉、语言、注意力、记忆、思维以及情绪、情感的发育规律，结合婴儿操及按摩操，分阶段对婴幼儿进行教育训练。

2. Doman-Delecato 治疗法

由物理治疗师 Doman 与教育心理学家 Delecato 合作，于 20 世纪 70 年代在美国创建。主要是通过视觉、听觉、触觉、浅触觉、平衡觉、温度觉六通道的全面康复及强化训练，使患儿全面发育。

3. 躯体训练

以粗大运动及下肢功能训练为主，利用机械的、物理的针对智障患儿的运动功能障碍进行一系列训练，常用的方法有 Bobath 法、Peto 法、Rood 法、Phelps 法、上田正法、Brunstrom 法、PNF（本体促通术）、Ayres 法等运动疗法。主要内容穿插于手法治疗（PT）、作业治疗（ST）、语言训练（ST）。

4. 按摩疗法

根据中医传统经络学说，采用循经取穴法进行按摩治疗的方法。主要手法有感知觉刺激按摩、捏脊、循经点穴按摩、头部叩打等手法。

九、儿童智力障碍的预防

近半个世纪以来，世界各国（地区）都在为降低智力低下患病率而努力，降低智力低下患病率最根本措施就是预防。1981 年联合国儿童基金会提出了智力低下三级预防的概念，三级预防的中心是将预防、治疗和服务紧密结合起来。三级预防的主要内容是：

1. 初级预防

消除智力低下的病因，预防疾病的发生，就是采取产前保健、婚前检查，避免近亲结婚、遗传咨询等措施以预防遗传疾病；实行围产保健、提高产科技术等以预防产时脑损伤，加强卫生宣传教育，提高广大人民防病意识，预防接种，合理营养，在缺碘地区普遍食用碘盐，坚持特需人群补碘，预防中枢神经感染等以减少出生后的各种不良因素。加强和提高经济文化水平，避免心理挫伤，提高心理文化素质，努力促进生物医学模式向社会心理医学模式的转变，才能有效地预防智力低下。

2. 二级预防

早期发现伴有智力低下的疾病，尽可能在症状尚未明显之前就做出诊断，以早期干预，使不发生缺陷，这方面的措施有遗传病产前诊断、先天代谢病新生儿筛查、高危儿随访、出生缺陷监测、发育监测等。先天代谢病新生儿筛查工作在许多国家（地区）已经有20多年的历史，已经挽救了成千上万个患儿免遭智力损伤，实践证明先天代谢病的新生儿筛查是一个行之有效的预防方法。目前我国许多地区已经开展了先天代谢病新生儿筛查，并取得了一定的成绩，但是筛查覆盖很低，广大小城市和农村还没有开展这项工作，致使许多患儿得不到早期诊断和治疗，遗留有不同程度的智力残疾。

3. 三级预防

已经有脑损伤以后应采取综合治疗措施，正确诊治脑部疾病，以预防发展为智力残疾。

总之，智力障碍的预防是我国提高出生人口素质的一项十分艰巨的任务，首先这项工作应引起全社会普遍关注，国家要有统筹规划和一定财政投入，还要建立有关法律和法规，以确保各项措施的落实。

第二节 儿童智力障碍的康复评定

一、康复评定的基本原则

（1）应选用公认的、有效的和应用广泛的智力测验，如韦氏智力测试。

（2）所选测验应具有较好的信度和效度。信度和效度是反映测验是否稳定可靠，是否能测出所了解问题的重要指标。

（3）根据目的和要求选用测验方法。如一般筛查可选用丹佛发育筛查测验、绘人测验等，而诊断选用韦氏智力测验。

（4）所选测验应有常模或正常对照标准，以供临床比较，否则无法解释利用。

（5）主试者应对所选用的测验熟练掌握并有一定的经验。

二、比内智力测试

比内测试是法国心理学家比内（Binet）1904年受法国教育部的委托，和西蒙（Simon）一起编制的世界上最早的智力测验量表，用于鉴别心理缺陷儿童。该量表于1916年传入我国，1924年陆志韦先生在南京发表了他所修订的《中国比内–西蒙智力测验》，这套测验是根据1916年的斯坦福–比内量表修订的，适合江浙地区儿童使用。1936年又与吴天敏教授进行第二次修订，使用范围扩大到北方。1979年，吴天敏教授进行第三次修订工作，称为《中国比内测验》。比内智力测试在1986年再次修订并重新标准化，1986年版本与以往版本完全不同，由4个分量表、15个分测验组成。①言语推理量表：包括4个分测验，测查词汇、理解和言语关系等能力。②抽象和视觉推理量表：包括4个分测验，测查临摹和图片分析推理等能力。③数量推理量表：包括3个分测验，测查计算、心算和逻辑运算等能力。④短时记忆量表：包括4个分测验，测查数学记忆、句子记忆和物体记忆等记忆功能。此量表每一年龄段设一组难度相近的测验项目，年龄越大测验项目难度越大。将各分测验的项目评分相加得粗分，再将粗分转换成分测验的年龄量表分（均数为50，标准差为10），最后换算出4个分量表和一个总量表分（均数为100，标准差为16）。总量表分作为总智力水平的估计值，4个分量表分别反映言语、抽象思维、数量和记忆等方面的能力水平（表9-2）。

表 9-2　智商与智力等级

智商	智力等级
140 以上	近似天才或天才
120 ~ 140	非常超常的智力
110 ~ 120	超常的智力
90 ~ 110	平常智力
70 ~ 80	近似缺陷
70 以下	低能

三、韦氏法智力测试

（一）韦氏儿童智力量表中国修订本（WISC-CR）

WISC-CR 适用于 6 ~ 16 岁的儿童，其形式与成人量表类似，只是增加了一个迷津测验，并降低了整个测验的难度。蓝本为 WISC-R，城市和农村儿童共用一个版本。WISC-CR 共有 12 个分测验，属言语量表的分测验有常识、类同、算术、词汇、理解和背数，其中背数为备用分测验；属操作量表的分测验有填图、图片排列、积木图案、物体拼凑、译码和迷津，其中迷津是备用测验。备用测验智能在某一同类测验因故失效时使用，以背数替代言语量表中的任一分测验，或以迷津替代操作量表中的任一分测验。通常备用测验的分数不用于计算智商。

WISC-CR 的实施顺序是先做一个言语测验，再做一个操作测验，交替进行，以维持儿童的兴趣，避免疲劳和厌倦。其记分基本上和成人智力量表类似，首先将原始分数转化为标准分数（量表分），然后依据各分测验的量表分分别查出 VIO、PIQ 和 FIQ。与成人智力量表不同的是，每个分测验的原始分在转化为量表分时，是在儿童自己所属的年龄组内进行的。

在此需要提及的是，韦氏成人和幼儿两个中国修订本，都建立了城市和农村两套常模，而 WISC-CR 则只有一套常模，不适合目前中国的城市和农村在经济和教育水平等尚有一定差异的实情。为此，由龚耀先等主持，全国 48 个单位协作再次对 WISC-R 进行修订，称"中国修订韦氏儿童智力量表"，简写成"中国 - 韦氏儿童智力量表"（C-WISC），这个新修订本与上下两个韦氏量表在难度的衔接上有所改善，中国化程度更有提高。

（二）中国 - 韦氏幼儿智力量表（C-WYCSI）

本量表以 WPPSI 为蓝本，但做了很大的更改，适用于 4 岁到 6.5 岁儿童。仿 WAIS-RC 分城市和农村两套常模。

C-WYCSI 的项目和测验形式与其他两个韦氏智力量表相似，是 C-WYCS 向低幼年龄的延伸。它包括言语和操作两个分量表，前者由知识、图片词汇、算术、图片概况和领悟五个分测验组成，但在计算操作智商和全量表智商时实际只用五个操作分测验，视觉分析和几何图形测验任选一个，均可在相应的转换表中查到操作和全量表智商。在 C-WYCSI 中将 WYCSI 的 3 个分测验形式改变：词汇、相似性和动物房子测验分别由图片词汇、图片概况和动物下蛋代替；去掉了句子背诵测验，但增加了视觉分析测验；算术和木块图案测验的记分方法做改动；约 2/3 的测验项目做了更改（表 9-3）。

表 9-3　智商与智力等级

智商	智力等级
130 以上	最优秀
120 ~ 129	优秀
110 ~ 119	聪明（中上）
90 ~ 109	正常（中等）
80 ~ 89	迟钝（中下）
70 ~ 79	边缘（临界状态）
69 及以下	低智

四、盖塞尔智力测试

亦称"耶鲁量表",是婴幼儿智力发展测量工具。由美国耶鲁大学心理学家盖塞尔及其同事1940年编制。适用年龄范围是出生4周至6岁。广泛应用于儿童心理学及医学的儿科研究等实践领域。

该量表主要从五个方面对婴幼儿的行为进行测查:①适应行为:涉及智慧、刺激的组织、关系的知觉、觉醒程度、探究活动、把整体分解为部分以及把部分重新整合等。②大动作行为:包括姿势反应、头的平衡、坐、立、爬和走等。③精细动作行为:包括精确地去接近、抓握和玩弄一个物体时,手及手指的使用。④语言行为:包括听、理解语言和表达能力。⑤个人 – 社会行为:包括儿童对生活在其中的社会文化的个人反应,如对喂食、穿衣、大小便、游戏的反应。

盖塞尔量表给出每个年龄段婴幼儿各种行为的发展常模,且都包括上述五个方面,共计63项。评定的等级用A、B、C字母表示。盖塞尔反对用智力商数的概念,而使用了"发展商数"的概念。他认为一个婴儿可在运动方面得到一个发展商数,而在语言方面得到另一个发展商数,这两者并不一定一致,不能用一个总的分数来概括婴儿的发展水平。把特定个体这五个方面的表现与其常数对照,即可得到其在该方面的成熟年龄以及发展商数(DQ)[发展商数(DQ)=测得的成熟年龄/实际年龄×100]。发展商数对婴幼儿临床诊断有很大价值:运动发展商数可用于鉴定神经运动的整体水平;适应发展商数可表明大脑皮层是否完整无损,是预测智慧潜力的主要指标;社会反应也与神经运动和智力的健全性有关。该量表的特点是诊断较可靠,但测查比较繁杂费时。为满足实践需要,一些研究者从原量表的每个方面抽出1~2项,组成简明扼要的初查表,对儿童较快地做出初步筛选,如有问题再用原量表做正规检查。该量表专业性较强,具有较为可靠的诊断价值,它不但在国际上得到广泛应用,而且成为编制婴幼儿量表的基础(表9-4)。在我国已有北京市儿童保健所等单位完成城市标准化工作,并向全国推广。

表9-4 发育商与智力等级

发育商	智力等级
> 130	上
116 ~ 130	中上
85 ~ 115	正常
76 ~ 84	临界
56 ~ 75	轻度智力障碍
36 ~ 55	中度智力障碍
21 ~ 35	重度智力障碍
< 20	极重度智力障碍

五、瑞文标准推理测验

瑞文标准推理测验是英国心理学家瑞文(J. C. Raven)1938年设计的非文字智力测验。

瑞文标准推理测验是纯粹的非文字智力测验,属于渐近性矩阵图,整个测验一共由60张图组成,按逐步增加难度的顺序分成A、B、C、D、E五组,每组都有一定的主题,题目的类型略有不同。从直观上看,A组主要测知觉辨别力,图形比较,图形想象力等;B组主要测类同比较,图形组合等;C组主要测比较推理和图形组合;D组主要测系列关系,图形套合,比拟等;E组主要测互换、交错等抽象推理能力。可见,各组要求的思维操作水平也是不同的。测验通过评价被测者这些思维活动来研究他的智力活动能力。每一组中包含有12道题目,也按逐渐增加难度的方式排列。每个题目由一幅缺少一小部分的大图案和作为选项的6~8张小图片组成。测验中要求被测者根据大图案内图形间的某种关系——这正是需要被测者去思考、去发现的,看小图片中的哪一张填入(在头脑中想象)大图案中缺少的部分最合适,主要用于智力的了解和筛选。

Referx采用的标准型推理测验(Standard Progressive Matrices,SPM)是由全国修订协作组(张厚粲教授等)于1985年修订后的中国城市版。

施测时间建议：测验一般没有时间限制，但在必要时也可限制时间，在个别测验时，如果记录下测试所用时间，并分析其错误的特性，可以有助于了解被试者的气质、性格和情绪等方面的特点，一般人完成瑞文标准推理测验大约需要半小时，最好在 45 分钟之内完成。

适用年龄范围：6 ～ 70 岁。

适用人员的范围：不同的职业、国家和地区、文化背景的人都可以用，甚至聋哑人及丧失某种语言机能的患者、具有心理障碍的人也可以用。

六、希内学习能力测验

该测验 1984 年由澳大利亚心理学家 Collins 教授介绍到我国。最初是为了满足对各型克汀病患者测查智力的需要。经过 4 年多 3 个主修单位和全国 20 个省、直辖市、自治区，29 个医疗、聋教及康复机构通力合作，完成了这套为听力语言残疾这一特殊人群设置的智力测量表及常模，适用于测查 3 ～ 18 岁正常儿童及青少年的学习能力和动手能力。该套测验共有 12 个分测验，具体内容包括穿珠、记颜色、辨认图画、看图联想、折纸、短视觉记忆力、摆方木、完成图画、记数字、迷方、图画类推、空间推理。希内测验分为聋哑儿童和正常儿童两套，施测方式与内容有所不同。但都是测量儿童学习能力和动手能力的工具，实际上该测验得出的结果不是"智商"，而是一种"学习能力商数"。

七、贝利（Bayley）智力测试

Bayley 婴幼儿发育量表的适用年龄为 0 ～ 2.5 岁，分智力量表、运动量表和婴幼儿行为记录三部分。智力量表评价感知、记忆和学习能力，语言表达和接受以及解决问题的能力。对小婴儿来说主要是评价其对感知觉刺激的反应，以后逐渐过渡到探索物体的感觉运动阶段和有恒定目标的发展阶段，最后以更概念化的任务为主。这些概念化的任务是抽象思维的萌芽，它们接近于用于学龄前儿童智力测查的起始任务。运动量表评价儿童坐、立、爬、行走等粗大运动以及手和手指的精细运动的发育。智力及运动量表分别产生智力发育指数和运动发育指数。婴幼儿行为记录是对在智力和运动测查期间儿童的行为特征进行定性描述，包括目标定向、注意力、适应性、动力性、耐力和一般情绪基调等，这些都是定量评价儿童发育水平之外的内容，但又是与残疾儿童功能缺损的程度高度相关的因素。

八、Griffith 智力测试

该测试 1954 年最初由英国心理学家 Ruth Griffith 编制，目前使用的量表由山西医科大学依据 1984 年版量表修订。量表为诊断量表，包括六个分测验，①运动：测查大运动的协调能力及有目的地应用大肌肉的能力，每个项目均为相应年龄儿童运动发展的关键年龄；②个人与社会：测查儿童对外环境的应答、适应及生活自理能力，包括吃、穿、社会交往及社会适应等；③听力与语言：测查儿童理解和应用语言的能力；④手眼协调：通过手工操作细小物件反映精细动作的协调能力及手的灵活性；⑤操作：测量有目的使用工具、完成精细操作的能力，同时也能反映感知觉能力；⑥推理：评定儿童对实际生活中各种事物的理解能力，抽象概念以及对形态、长度、时间概念的形成与应用。

Griffith 智力测验的量表和常模是合在一起的，测查表既是量表，也是常模。量表的内容以儿童月龄排列，从儿童出生之日算起，2 岁之内每 1 月龄有 2 个项目，2 岁以上每 2 个月龄有 1 个项目，推理一项仅在 3 岁以后方才测查。所有测试项目都是作者经过对正常儿童发育过程精细观察、精心筛选后设计而成，依据发展的顺序逐次排列，因此量表可以看作是儿童从出生开始按月排列，可以观察到的生长发育指标体系。

九、社会适应能力评定

AAMD 对"适应社会的能力"提出具体标准，认为适应性行为指的是个体参与社会职能的满意程度，主要表现在 10 个方面：交流和沟通、生活自理、家居情况、社会交往技巧、社区参与、自律能力、保证健康和安全的能力、学业水平、空闲时间、就业（工作）情况。在以上的 10 项适应能力中，至少两项有缺陷，才认为有适应行为能力的缺陷。常用量表如下：

1. AAMD 适应行为量表（Adaptive Behavior Scale，ABS）

包括两个部分，一个是个体在独立、个人与社会的责任等9个行为领域的能力；二是个体不良适应行为。1994 年完成了国内标准化工作，并在全国推广。

2. 文阑适应行为量表（VABS）

用于 0 ~ 30 岁，以儿童为主。量表包括 8 个行为领域：一般、饮食、穿着、运动、作业、自我指导、社会化及实际能力。此量表适用于干预效果的评估。

3. 巴尔萨泽适应行为量表（BABS）

用于重度智力低下儿童的行为评定。包括生活自理能力和生活行为能力两部分。

4. 婴儿 – 初中学生社会生活能力量表

即采用日本 S–M 社会生活能力检查（修订表），包括 6 个行为领域：独立生活能力、运动能力、作业、交往、参加集体活动和自我管理。适用于 6 个月到 14 ~ 15 岁儿童。

5. 新生儿行为神经评定法（NBNA）

全国协作组已确定新生儿正常范围，正在开展临床应用。

表 9-5　标准分与社会适应行为分级

标准分	评定结果
≤ 5	极重度低下
6	重度低下
7	中度低下
8	轻度低下
9	边缘
10	正常
11	高常
12	优秀
≥ 13	非常优秀

十、早期评价

明确的智力障碍及中度智力障碍暂且不提，外因性及原因不详智力障碍在生后数个月诊断比较困难，此点与脑瘫相似。1 岁半到 2 岁轻症病例，由双亲注意到智力障碍者极为罕见。

智力障碍儿童的早期表现：

（1）2 月龄未出现微笑，不注意别人说话，伴有运动发育落后。

（2）视觉功能发育不良，超过 3 月龄还不注视周围，常被误诊为盲。

（3）超过 2 月龄对声音缺乏反应，又常误诊为耳聋。

（4）吞咽和咀嚼能力差，以致喂养困难，当给固体食物时，出现吞咽障碍并可引起呕吐。

（5）6 个月后，注视手的动作持续存在。

（6）1 岁后扶走时双腿呈剪刀样步态（也常是脑性瘫痪的表现）。

（7）用口的动作持续存在，有时到 1 岁半后还常将积木等玩具放进口中。

（8）1 岁半后还常乱扔东西，没兴趣玩玩具。

（9）1 岁半后还淌口水。

（10）在清醒时，智障的孩子可见磨牙动作，这是正常孩子所没有的。

（11）需反复或持续刺激后才能引起啼哭，有时哭声无力。经常发喉音、哭声尖锐或呈尖叫，哭声无正常的音调变化。

（12）缺乏兴趣及精神不集中是两个很重要的特点。缺乏兴趣表现在对周围事物无兴趣，对玩具兴趣也很短暂，反应迟钝。

（13）智障儿童在婴儿期常表现为多睡和无目的的多动。

第三节　语言发育迟缓的康复治疗

（一）语言发育迟缓的定义

语言发育迟缓是指在语言发育期的儿童因各种原因所致在预期的时期内，不能够与正常同龄儿童同样用语言符号进行语言理解与表达，与他人的日常生活语言交流也不能与正常同龄儿童同样进行，即儿童的语言理解及表达能力明显落后于相应年龄所应达到的标准，是儿童常见的语言障碍之一。这种发育的异常开始于发育早期，呈持续性发展。它不仅影响儿童的社会交往能力，阻碍儿童社会适应能力的发展，同时还影响儿童的神经心理的发育。语言发育迟缓是许多疾病或功能失调所表现的症状，其表现为语言理解和表达能力明显落后于相应年龄所应达到的标准，所以语言发育迟缓可以说是发育迟缓的第二表现。语言发育迟缓的症状有：①言语表达障碍；②交流障碍；③对事物或口语理解障碍。语言发展是一个复杂的过程，脑发育不良、听力障碍、脑瘫、癫痫、孤独症等儿童都会有言语信息的输入、理解和输出的困难。

（二）语言发育迟缓的原因与临床类型

1. 病因

（1）遗传因素：在语言表达障碍的儿童中，部分患儿有明显的家族遗传性，他们的父母或同胞在儿童早期也有语言发育迟缓。临床观察表明，大约 85% 语言延迟的儿童为男孩。

（2）听力障碍：听觉是语言感受的一个重要的通道，当儿童听力受损害后，不管是传导性的还是感觉神经性的，都不能正确地察觉声音传导，产生不同程度的语言发育迟缓，其迟缓严重度受多种因素的影响，诸如听力损害的程度、发生的年龄、矫治听力的年龄、矫治的合适性等。传导性听力障碍伴有反复和长期的中耳炎，这对早期言语和语言发育可产生不良的影响。长期中耳有渗出的儿童早期可引起语言表达延迟，在学龄初期出现语言问题。此外，也有研究表明，听知觉和听觉辨认对语言获得有重要的影响，如中枢性的听觉信息处理问题使儿童对听觉刺激的辨认、分析和储存出现困难，特别在有相似音时更觉困难。

（3）精神发育迟滞：智力低下是导致儿童语言发育迟缓的最常见原因。虽然其语言发育进程同于正常儿童，但其速度比正常儿童慢，当环境沟通需要增加时，这类问题导致的语言障碍则更为明显。某些染色体和遗传性疾病常伴有语言障碍，如唐氏综合征（21- 三体综合征）的儿童有程度不等的语言障碍，脆性 X 综合征儿童的语言障碍表现为韵律和语言内容上有特别的形式。

（4）自闭症：这类儿童典型特征之一即语言沟通障碍，并伴有社交困难和刻板的重复性动作。其语言障碍可表现为完全不理解，没有语言，或言语过于刻板，并有夸张的韵律。语言应用也出现问题，出现回声样语言或非语言的交流，几乎没有眼神交往，面部表情和姿势也很有限。

（5）神经系统的损伤：许多语言发育迟缓的儿童均有围生期脑损伤的病史，部分儿童还存在脑电图异常、CT 检查发现阳性表现；部分则具有神经系统体征或母亲孕期有吸毒和饮酒的现象；有些患儿体内血铅水平增高，从而支持神经系统损害与语言发育迟缓的发病有关。其中脑瘫患儿系其中最有代表性。脑瘫儿童因神经运动通路的阻断而影响说话，常出现构音障碍，他们对语言的感受能力比表达好得多，儿童左侧大脑的病变对语言、阅读、书写的影响较右侧大脑病变的影响更大，临床上一些左脑病变的儿童往往保存了原有的语言能力，这是因为右脑代替了左脑的功能，这说明右脑的功能具有可塑性。大脑的损伤或肿瘤使儿童产生获得性失语症，即在儿童发展了说话成句的语言能力后，因为大脑的病灶致语言损害。临床上出现不同类型的失语症。例如，儿童听觉理解障碍但言语流利的，称为感觉性失语症；对目标物不能命名的称为命名性失语症；难以找到适当词语表达的称为传导性失语症；言语不流利且费力的称为运动型失语症。近年来，一些少见的神经学因素所致的语言障碍引起人们的关注，这就是获得性失语综合征伴抽搐障碍，或称为 Landau-Kleffner 综合征。该综合征即原来语言能力正常的患儿出现语言感受或（和）表达的倒退现象，其严重度可达到完全的听觉失认，即不能辨认环境的声音。患儿脑电图表现异常，有两侧的尖慢波，至少 2/3 患儿有各种类型的癫痫。有些患儿的语言能力可恢复，但 50% 的仍有严重语言缺陷。有些脑积水病史儿童也存在特殊性语言问题，如使用长的复合句，词汇较老练，但没有实质性意义。

（6）行为障碍因素：语言障碍和行为问题之间有密切的关系，两者可以互为因果。从原因方面来看，明显的情绪创伤或心理社会的不良因素可影响儿童语言发育或引起语言障碍。

（7）环境因素：语言发育迟缓的发生虽然主要不是由环境因素引起，但是对在发育过程中有语言神经机制异常的儿童，不良的语言环境可以促进与加重语言障碍的出现。特别是在语言获得的关键期，语言刺激不够，没有足够的语言交流环境，儿童不能从环境中模仿而进行语言的学习，这将明显地影响语言的发展。而且最近不少研究表明儿童的语言发育与环境密切相关。父母在与孩子交往中所使用的词汇量，在言语交流中如何重复和扩展词汇直接关系到儿童词汇量的增长和语言发育的速度。儿童语言能力的良好发展并非来自电视或广播，如果儿童生活在缺乏语言刺激的环境中则可造成语言发育迟缓，而当给予这些儿童干预性治疗后，其语言功能出现了明显的改善。

（8）其他因素：包括有心理因素影响，以致造成语言发育迟缓。表面与环境因素有关，实际根源是心理障碍问题。还有报道称耳垢所致的重听，也有时成为语言发育迟缓的原因。此外，还有微小脑损伤及学习障碍导致的语言发育迟缓的报道。

2. 临床类型

根据导致语言发育迟缓的原因、临床表现的特征及伴随症状，结合语言发育的评估及预后，语言发育迟缓大致分为以下几类：特发性语言发育迟缓、心理性语言发育迟缓、听觉性语言发育迟缓、重听性语言发育迟缓、微小脑损伤的语言发育迟缓、自闭症所致的语言发育迟缓、精神发育迟滞性语言发育迟缓、脑性瘫痪性语言发育迟缓、构音器官发育异常性语言发育迟缓。

（三）语言发育迟缓的诊断与鉴别诊断

1. 诊断

1 岁半至 2 岁半是发现语言发育迟缓的最佳时期。在对语言发育迟缓进行诊断时，资料的收集必须包括下列步骤：详细了解生长发育史、语言发展史、社会交往能力以及家庭环境与儿童抚养情况，细致的体格检查、神经系统检查与精神状况检查，进行言语能力测验判断语言发育水平，进行智力测验了解智力水平以及言语智商和操作智商水平，完善脑电图、CT、听力等检查。根据上述资料判断儿童是否存在语言发育迟缓，结合病史以及临床特征，最后分辨属于哪种类型的语言发育迟缓。

（1）特发性语言发育迟缓：从长远预后来看，特发性语言发育迟缓绝大部分是良好的，多发生在男孩，常在家族中存在语言发育迟缓者。又详细分为表达性语言障碍、感受性语言障碍、发育性发音障碍，三者均不是由于听力缺陷、口腔疾病、神经系统疾病以及精神发育迟滞和广泛性发育障碍所引起。①表达性语言障碍者言语表达能力明显低于实际年龄应有的水平。2 岁时不会说单词，3 岁不会说两个单词以上的短句，稍大后仍有词汇量少、讲话过短、句法错误等，其语言理解能力正常，标准化测验所得总智商在正常水平。②感受性语言障碍者言语理解能力低于实际年龄应有的水平。1 岁时对熟悉的名称无反应，2 岁时仍不能听懂日常简单的指令，以后又出现不能理解语法结构，不了解语调、手势语等，多伴有语言表达能力和发音的异常，而非言语性智力测试所得智商在正常范围。③发育性发音障碍者则发音困难，讲话时发音错误，导致别人很难听懂，有语音的省略、歪曲或代替，其语言表达、理解能力和智力正常。

（2）心理性语言发育迟缓：心理性语言发育迟缓的病例，往往有养育环境的问题，其极端的病例是"被虐待儿综合征"及"爱剥夺综合征"。亦有因母子关系发育障碍导致继发性交流障碍，缺乏语言环境等，以至于造成语言发育迟缓。

（3）听觉性语言发育迟缓：这是由听力障碍所引起的继发性语言发育迟缓。一般来说，婴儿的听力发育，到生后 2 个月前，不是 60 分贝以上的强音刺激常常不出现反应。有反应者对强的声音则诱发 Moro 样反应。4 个月左右，听觉反应阈值降到 30 分贝，1 岁左右在 20 分贝的声音刺激就会出现反应。研究证实，儿童听觉功能在 10 岁左右与成人的感度相同。伴有听力障碍的语言发育迟缓的特征是构音不清晰，语音单调，缺乏抑扬顿挫感，有意义的初始语言延迟，语言的思考能力低下等。

由于听力障碍程度的不同，所导致的语言发育障碍的程度亦显著不同。一般说来，重听的程度越高，其对语言发育的影响越大。当重听超过 80 分贝时就不能听清楚亲人的声音。如果对这样的婴幼儿置之不管，就会形成所谓的聋哑状态。但是，近年来中度至重度的听力障碍早期被发现，并能够早期开始致力于听力的指导，使复活残余听力成为可能，那种严重的聋哑病例在逐渐地减少。

听力障碍与已经叙述过的高危因素的关系比较大，有报告称，新生儿期有 NICU 既往史者发生听力障碍者为 2% ~ 12%。因此，确认这样的既往史是非常重要的。

轻度听力障碍的筛查非常困难，即使通过脑干听觉诱发电位检查，大部分诊断仍较困难，需结合病史、临床症状等资料以指导诊治。

（4）重听性语言发育迟缓：大部分的重听性语言发育迟缓均是耳垢所致，其语言理解、认知及智力水平均正常，与平素日常生活习惯、个人卫生情况密切有关。故在发现语言发育迟缓时，必须排除是否存在客观物理因素的影响。

（5）微小脑损伤的语言发育迟缓：这类患儿智能发育正常，没有听觉障碍，粗大运动发育也看不到异常，但是有精细运动功能障碍及注意力缺陷。近年来，伴有学习障碍的语言能力障碍已成为人们关注的问题。但是，在 1 岁 6 个月阶段，微小脑损伤及学习障碍所致的语言发育迟缓的诊断，实际上是很困难的。

（6）自闭症所致的语言发育迟缓：这是以自闭症为基础的语言发育迟缓。美国精神医学会所制定的 DSM- Ⅳ 对自闭症的诊断标准为：①社会交往有实质性的损伤（满足 2 个或以上）：a. 使用多种非语言行为有明显的障碍；b. 与同伴间的关系未达到该年龄段儿童应具有的水平；c. 不会自发地与同伴分享欢乐和兴趣；d. 缺乏社会交往或情感交流。②语言交流严重影响（满足 1 个或以上）：a. 口语发展迟缓或完全丧失；b. 独处时有一定的言语能力，但严重缺乏与人进行交谈的能力；c. 刻板或重复地使用某些语言或鹦鹉学舌式的语言；d. 缺乏与其发展水平相当的各种角色游戏和模仿性游戏能力。③行为、兴趣及活动模式呈局限性、刻板性和重复性：a. 专注于一种或几种刻板的有限的兴趣模式，这种专注在强度和注意点上是不正常的；b. 固执地坚持某些古怪的、无关紧要的动作和行为；c. 刻板的或重复性的动作；d. 固执地专注物体的某些部分。④在 3 岁以前，以语言交流为主的社会交往或象征游戏及想象性游戏发展迟缓或不正常。⑤无法用瑞特失调或儿童分离失调解释的障碍。

自闭症的原因是多种多样的。现在认为是与脑的某种器质性障碍有关的综合征。近年来报告，脑神经细胞的突触发育障碍是该病的基本病理所见。神经心理学上认知功能的障碍是其基础。有报告称，70% ~ 80% 具有智能障碍。自闭症所致的语言发育特征为反响性语言、代名词颠倒等。

（7）精神发育迟滞性语言发育迟缓：这类型的语言发育迟缓是整个疾病的一部分表现而已，语言功能发育为全面延迟、语言理解困难、表达能力差，同时伴有社会适应能力困难、智商低于 70，且不伴有听力障碍、口腔疾病或神经系统疾病。

（8）脑性瘫痪性语言发育迟缓：脑性瘫痪的语言障碍是由运动障碍所引起，呼吸、摄食及发声－构音运动障碍是其特征。由于有脑损伤，常常合并有精神发育迟滞，这也是造成语言发育障碍的另一原因。由于脑瘫类型的不同，发生语言障碍的频率也不同。在痉挛型中，偏瘫及单瘫极少发生构音性语言障碍；截瘫者，即使有呼吸功能障碍，也不至于影响语言的发育，不发生构音性语言障碍；双瘫者，多数没有构音性语言障碍，少数可有韵律性语言障碍或构音性语言障碍，特别是在上肢损害明显者；四肢瘫者几乎都有构音性语言障碍，但程度可有不同，轻度构音的发育比较好，重度几乎看不到语言发育。手足徐动型几乎都有语言障碍，从轻度到重度，富于变化性，是典型的构音性语言障碍。共济失调型语言障碍的特点是说话的速度减慢，常常不清晰，也是构音性语言障碍。在合并有精神发育迟滞、视觉或听觉障碍及身体感觉障碍者，也常常引起语言发育障碍。值得注意的是，脑瘫患者部分合并有失语型语言障碍，不应与构音性语言障碍相混淆。

（9）构音器官发育异常性语言发育迟缓：这类语言发育迟缓通过仔细体格检查可辨别。临床以构音障碍为主要特征，其认知、智力水平及言语功能发育正常，无听觉障碍、神经系统疾病或广泛性发育障碍。例如舌系带过短或唇裂、腭裂等均可引起语言发育迟缓。

2. 鉴别诊断

（1）癫痫性获得性失语：这是一种与癫痫相联系的语言障碍。患儿原来已经发展了语言功能，在癫痫发作一段时间后出现语言的表达与理解障碍。他们的非语言功能不受影响，听力正常，脑电图检查有一侧或双侧颞叶阵发性的异常。这种语言障碍的机制仍未明确。

（2）环境不良所致语言发育障碍：语言的获得必须以大脑的正常发育为基础，同时又依赖正常的语言环境。大脑内在的语言加工机制对语言的加工必须要有语言材料，而语言材料又必须是从与人接触中的"听－说"联系中获得。当环境中的语言刺激不够时，会影响语言的发展，若错过了语言发展的关键时期就会出现语言发育迟缓。当儿童的语言环境完全剥夺时，则没有语言的发育。如国外报道的"狼孩"即是如此。当语言环境部分剥夺时，儿童可以获得语言，但是语言的理解及表达均较同龄儿童延迟，患儿的语言能力处于正常儿童的低水平，词汇量较少，句子长度较短，语法的应用常常不当，一般语言的表达比理解发育更差。例如从小生活在孤儿院的儿童，或那些由患有精神疾病、人格障碍父母抚育的儿童，由于语言环境差，语言刺激不够，常常出现语言发育的延迟。

（四）语言发育迟缓的康复治疗

1. 语言治疗

现代康复医学中，语言治疗的方针是提高各器官可动性，同时将这些构音运动协调起来，使之统合为系统的功能活动。第一，发音－构音系统的独立是语言治疗的基础，躯干及颈部稳定而正确的姿势是发出语音的最基本要求。肩膀和躯干的伴随运动及过度紧张能够阻碍发音所必需的呼吸运动及姿势，特别是颈部的动摇妨碍了喉头的调节，从而影响了圆滑的声调、声音的持续、高低强弱变化等功能。因此，完善语言功能，必须努力使发声－构音系统独立。首先是肩和躯干的分离，其次是躯干和颈部的分离，再次是躯干的稳定及颈部的固定和控制等。这是持续训练的基础，甚至是前提，因此从早期开始的身体功能训练是重要的。第二，改善人体内器官可动性及协调功能。①进行呼吸运动训练，以养成呼气的持续力或持久力。②发声训练的目的在于使声调圆滑，声音开闭的变换能力、持续力、声域及声量的增强和扩大。③鼻咽腔闭锁功能的训练，目的在于熟练呼气及声音导入口腔的动作。实际上是用吹气动作的训练，这对颌与口唇的协调运动有很多意义。④进行下颌、口唇及舌头的运动训练能够使各自的运动功能提高并使运动协调，以除去原始反射，改善知觉的异常。而且能够促进颌、口唇及舌头等的协调，以及作为构音运动基础的摄食动作，即所谓的前语言发育（咀嚼、吞咽、吸吮）的提高。其次，下颌的开闭，颌位的保持，口唇的闭合、收拢及突出，舌的上下前后运动，对于构音都是不可缺少的运动，这些均应作为训练的内容。但是，促进这种随意运动的训练，原则上是尽可能在身体各器官彼此间相互影响中断时进行，以达到使各器官相互独立的同时，增大运动功能，这便能为各器官协调运动奠定基础。以上均是发声－构音的准备训练，对于任何类型的语言障碍均是必需的。紧接的便是语音的训练。实际上，训练的重点是在训练发声及构音的同时，要着力控制各器官的运动。对构音起主要作用的舌是其中的重点。要进行准确的构音训练，要做到能够分别或连续产生元音及辅音，那需要反复练习舌的构音运动。当然要发出声音，促进其自主地控制舌的运动，熟练构音方法，并且可以利用视觉的反馈功能（例如镜子）来进行构音的训练。努力把发声－构音作为中心课题，并将同时产生的不必要的伴随想象加以抑制，使整个发声－构音系统的全体器官都能圆滑地动作。此外，还可以通过各种仪器来检测发声及构音器官的活动，并进行反馈，以使发声及构音训练更为科学。这种仪器可观察到舌向软硬腭接触的运动情况，显示动态软硬腭活动图，以便研究构音的方式。也就是说，将舌的形态、运动方向、范围及速度等各种语音所特有的接触变化图像模式如实地显示出来。这种仪器称为软腭动态描记图仪。其他器官的控制也很重要。在舌的构音过程中，对其他必要的器官也同时进行训练。保持躯干及颈部固定的同时，为抑制下颌的前后左右及过度的开口运动，可以戴上带有下颌托的钢盔。当然，治疗师也可以用手来加以控制，不用钢盔。还要抑制口唇及面颊等面部活动。但是，这不仅是单独的抑制活动，在舌运动时，还应积极地诱发使下颌产生协调运动。例如，发"t"音训练开始的初期，随着舌的运动，下颌会产生不必要的运动，抑制这些不必要的运动后，舌的运动则受到制约。所以，要根据情况的不同，训练应有所侧重。总之，解除下颌与舌的不分离状态，使其作为相互独立的器官，重新建立起自主协调的关系尤其重要。

2. 脑瘫儿童的语言训练

语言训练由于年龄、疾病及对训练适应程度等多种因素的不同而有显著差异。脑瘫患儿的语言障碍主要是由于异常姿势、肌张力的改变所造成的。肌张力增高、降低及不恒定，甚至出现刺激性紧张、不随意运动等，使呼吸运动模式出现异常，呼吸不规则，出现浅而快的呼吸，经口呼吸及经鼻呼吸不能分离，缺乏随意的呼吸运动，特别是呼气不能持久，这就使声音的能源不足或不稳定，造成发声的障碍及说话的异常。其次，引起口腔各器官运动模式的异常，吸吮、吞咽及咀嚼等功能的异常，以及缺乏进食动作、流涎。这就使舌头、软腭、口唇、下颌及颊部等构音器官的分离及协调运动出现障碍，引起构音异常。此外，颜面表情肌的痉挛或不随意运动，如在手足徐动型患儿出现的"挤眉弄眼面"，使颜面表情出现异常，影响语言的准确表达。以上这些就是造成语言发育迟缓的根本原因。因此，在治疗脑瘫患儿的语言障碍时，抑制异常姿势，改善肌张力，解除发声－构音器官的运动障碍十分重要。治疗脑瘫患儿的语言障碍应制订长期的治疗计划。这包括4个方面：①进食训练及呼吸训练，改善吸吮、咀嚼及吞咽功能，即所谓的前语言发育，这是语言发育的基础。呼吸训练，特别是持续的呼气，是产生语言的基本条件。②语言发育训练，要对患儿进行与其年龄相应的语言指导，既要有阶段性，又要有连续性。③发声－构音训练，使各构音器官的运动相互分离，又相互协调，产生圆润而准确的发音和语言。④交流手段的开发，通过图片或玩具，创造场景，进行多方位的语言开发。在进行语言训练过程中，由于年龄的不同，其训练的重点亦有不同。1岁以内的婴儿，主要进行进食训练及呼吸功能训练。要进行与其年龄相应的语言训练，探讨通过怎样的刺激和游戏促进其语言理解能力的发育。1岁的幼儿，要制订语言训练计划，根据其语言发育的情况制订相应的语言开发计划，重点是促进其语言的表达，促进其说话的能力，使其形成肯定和否定的概念等。2～3岁的幼儿，重点是发声－构音训练及说话的训练，导入声音语言以外的记号（如文字等）体系。在这一时期，还要判断是否有失语症的语言障碍，并进行相应的处理。4～6岁是语言发育的充实期，因而要强化上述的训练治疗。7～10岁仍然需要继续进行语言训练。对于入学读书者，要与学校教师协作，对其进行语言开发并要定期检查，发现问题，及时解决。在脑瘫患儿的语言障碍治疗中，前语言发育的训练及发声－构音训练，是语言训练的基础，必须予以足够的重视。同时，在语言训练中，正确坐位姿势及放松的心理状态也十分重要，这也是使语言训练达到最佳治疗效果的前提。

3. 自闭症儿童的语言训练

自闭症患儿的语言与正常人的语言在逻辑、内容、形式上可以称为互不相容的两个系统。有人称自闭症的内在世界精彩纷呈，但与正常人的内心世界互不相通，形容自闭症儿童的思维活动是"关起门来唱大戏"，表面平静，内在世界活动很激烈。这种语言的不相容性导致自闭症儿童的行为在我们看来是古怪、不可理解的。找出自闭症儿童与正常儿童语言的"切入点"是解决其语言障碍的一个途径。因此，针对自闭症患儿的语言发育迟缓，其治疗的重点是寻找"切入点"，从而使开展有针对性的言语训练成为可能，以改善交流，达到提高语言功能的目的。

4. 听力障碍儿童的语言训练

听力障碍患儿的治疗是在语言康复训练的基础上，主要配合助听器的佩戴或人工耳蜗的植入。选配助听器必须首先明确其听力障碍的类型，是传导性，还是感音神经性，或是混合性；是单耳，还是双耳；同时要了解听力障碍确诊的时间，这些都对助听器的验配有影响。目前主张单耳或即使是轻度的听力障碍均应配戴助听器，重度或极重度听力障碍患儿可先选配助听器，后植入人工耳蜗。选配时间则越早越好。选配机型方面，气导助听器是通过空气将声音传送至耳内的，对于耳部解剖结构发育正常的婴幼儿首选此类助听器。对于外耳严重畸形或伴有严重中耳炎的儿童则无法使用气导助听器，可以考虑使用骨导助听器。此外，由于婴幼儿处于一个快速生长发育的阶段，外耳道在不断扩大，若选配耳内机或耳道机将很快出现助听器与耳道大小不相适应的情况。目前多主张使用耳背式助听器，随着其生长发育只需定期更换耳模即可。婴幼儿宜选用软耳模，这样可密闭外耳道，避免尖叫，同时也可改善助听器的听觉效果。对于单耳听力障碍或轻度听力障碍的婴幼儿也主张进行听力矫正，这是由于双耳聆听有利于辨别声源方向，提高听觉的整体效果，从而达到提高语言功能的目的。在佩戴初期，每2～3周需测量一次听力，同时对其语言发育情况进行评估，在专业技术人员的指导下对助听器进行精细调节；在2年内至少每3个月随访一次，2年后每4～6个月随访调试一次。对于重度、极重度或全聋、病变位于耳蜗的患儿，则可以选择植入人工耳蜗。人工耳蜗是人体仿生感觉器官，是一种电子装置，它能把声音信号通过言语处理器转变为电信号直接刺激听神经纤维，从而产生听觉。人工耳蜗植入前要进行术前评估，包括听力学评估、影像学检查及心理学筛查。听力学评估主要是评估听觉灵敏度，判断听觉传导系统是否完整并初步判断病变部位。影像学检查确定患儿是否可植入人工耳蜗。通常术前行 CT 或 MRI 检查以确定是否有耳蜗骨化，评估耳蜗神经的直径及判断是否存在内耳畸形等情况。心理学筛查，其目的是确认患儿的智力、心理发育水平及家庭对手术的期望值。患儿智力水平低下会直接影响术后的康复进展；而家长的过高期望也易出现训练时的操之过急，影响康复效果。人工耳蜗植入术的成功与否与术中的听力学评估关系密切。

5. 药物治疗

药物治疗主要是治疗伴随症状，有注意力障碍的儿童可以使用兴奋剂治疗；有明显情绪障碍的儿童可以应用调整情绪的药物；语言障碍明显的儿童，可以使用一些促进脑代谢的药物，尤其是对于有明显脑电图异常的儿童应该用一些这类药物。

6. 心理治疗

心理治疗包括支持性心理治疗与行为治疗等方法，主要是帮助处理情绪问题与行为问题，为儿童树立自信心。也可以直接采用行为治疗来训练提高语言能力。

7. 音乐治疗

音乐治疗是新兴的边缘学科，它以心理治疗的理论和方法为基础，运用音乐特有的生理、心理效应，使患者在音乐治疗师的共同参与下，通过各种专门设计的音乐行为，经历音乐体验，达到消除心理障碍，恢复或增进身心健康的目的。音乐治疗大体可分为感受型和参与型。感受型是指音乐治疗师利用音乐对人的生理、心理、行为的不同影响原理以"诱导""暗示""支持""共情"等方式引导人产生各种心理、生理体验。参与型是指被患者不仅仅听而且要亲自参与各种音乐活动。如创作、歌唱、弹奏乐器、表演戏剧、舞蹈，让患者获得成功感，增强自尊心和自信心；体现自我，表达自我，宣泄情绪与他人和谐相处，增进相互理解，从而改善人际关系及相互交流。音乐活动如何促进语言的发展？音乐治疗为何在语言障碍治疗中的地位越来越高呢？第一，音乐活动提供了一种与语言符号相似的韵律特征，而且音乐演奏的过程和大部分语言中口语阅读的过程也十分相同。第二，音乐活动要求语言以多种形式介入其中，或者改编音乐活动来适应患者的个别语言训练，为促进其语言发展提供良好的训练形式。音乐和语言训练相结合可以有效避免重复操练的厌倦情绪，符合语言障碍儿童的认知行为特征。结合以上所述，那怎样的音乐治疗形式才是最有效的呢？研究表明，以音乐为背景的语言诱导的治疗效果要好于单纯音乐治疗。其原因包括：①克服了单纯音乐治疗中音乐语言难以理解的特点，提高了患者对音乐的理解性。②克服了单纯音乐治疗非理性的特点。以音乐为背景进行语言诱导，用语言帮助患者展开想象，进入主动心理接受状态，能更有效地发挥主动配合训练的作用。③克服了单纯音乐单一性的特点。以音乐为背景的语言诱导可以与多种常规的心理治疗方法相结合，如暗示、催眠等，发挥综合治疗的特点。④克服了单纯音乐治疗被动性的特点。以音乐为背景的语言诱导，患者想象、思维、回忆等心理活动均在治疗师主动的引导下进行，这样更有利于对患者的掌握，从而提高治疗效果。近期有文章报道探讨诗词配合音乐治疗的可行性。原因在于中国传统的诗词和音乐有两个共同点：一是通过营造意境来传情达意，二是通过节奏韵律来创造形象、制造气氛、表达情感、刺激气机、调动情绪。音乐意境把人从现实世界带进虚拟空间，借助旋律和节奏的作用，令人进入或神清气爽，或愁肠百转，或慷慨激昂，或辽阔宽广，或热烈欢快，或轻松活泼的境界。而文学语言的介入能帮助更快地理解和营造意境。文学语言结合音乐语言，能同时调动人脑的左右两半球，激活人体器官的同步共振，使气机的升降出入更易与音乐趋向协调，使患者能较快进入到最佳的治疗状态。如能将其与目前主流音乐治疗相结合，对于治疗效果，尤其是语言发育迟缓的患儿将会有很大程度上的飞跃。

第十章　小儿脑性瘫痪的康复

第一节　概述

一、小儿脑性瘫痪的定义和主要障碍

小儿脑性瘫痪（cerebral-palsy，CP）简称脑瘫，是指小儿从出生前到出生后的 1 个月内，因各种致病因素所致的非进行性脑损伤综合征。主要表现为中枢性运动障碍及姿势异常，同时经常伴有不同程度的智力障碍、语言障碍、癫痫及视觉、听觉、行为和感知异常等多种障碍。从这一定义中可以看出脑瘫有以下特点：首先脑瘫发生于生命早期，一部分是在尚未出生前，胎儿脑的发育就有了异常，另一部分则是在出生过程中或是在出生后 1 个月内发生的，这个阶段正是人脑生长与发育最快的时期；其次，脑瘫本身是非进行性的疾患，但是，如果患儿没有接受适当的康复治疗与训练，则一系列症状可变化加重，如关节挛缩畸形，髋关节脱位，甚至出现心理障碍等继发障碍，但这并非是由脑部病变加重所致；最后，脑瘫的主要障碍是运动障碍及姿势异常，但由于脑损伤经常为广泛性，所以不但运动功能受损，其他功能也受影响，因而临床表现为多功能障碍的综合征。所以，脑瘫是一种异源性的临床综合征，它不是一种疾病或由疾病引起的病原学实体。1862 年英国矫形外科医师 Little 对脑瘫的定义为：脑瘫是由非进行性脑发育失调而导致的一种持续不变的运动障碍和生命早期出现的姿势失调。另外，对脑瘫的定义随着医学的发展和对它的进一步认识也在不断修订。于 2004 年全国小儿脑性瘫痪专题研讨会讨论通过的定义：出生前到出生后 1 个月内由各种原因所引起的脑损伤或发育缺陷所致的运动障碍及姿势异常。于 2008 年第十届全国小儿脑瘫学术研讨会上将定义中脑损伤时间从胎儿期修订至婴儿期。

二、小儿脑瘫的发病率及患病率

脑瘫是当代患病数最多的小儿运动功能障碍性疾患之一。1993 年 WHO 报道，目前发达国家每产下 1 000 个活婴中就有 2 ～ 3 例患脑瘫。据美国 1985 年统计全国脑瘫患儿近 75 万。我国脑瘫发病率尚缺乏全国资料报道，据不同地区流行病学调查，为每年 1.5‰ ～ 5.0‰。关于我国脑瘫儿的患病率于 1998 年"九五攻关课题"报道，我国 0 ～ 6 岁儿童的脑瘫患病率为 1.86‰，我国目前有 31 万 0 ～ 6 岁脑瘫患儿，并且每年新增 4.6 万例。

三、小儿脑瘫的病因

脑瘫的脑损伤可发生在胚胎至新生儿整个过程中，致病因素多种，现将常见因素归纳如下（表 10-1 ）。

表 10-1　脑瘫致病因素

妊娠期（占 20% ~ 30%）	围生期（占 70% ~ 80%）	新生儿期（约占 10%）
子宫内感染（巨细胞病毒、弓形虫病、风疹）	窒息、缺氧	脑炎
胎儿期中毒（CO、汞）	产伤	脑膜炎
胎儿期脑损伤	急产、早产、过期产、剖宫产	脑外伤
妊娠期中重症疾病（心脏病、贫血）	胎头吸引	败血症、麻疹、流感
染色体异常等遗传病	胎盘早剥、前置胎盘、胎盘功能不全	CO 中毒
母亲吸烟、嗜酒或精神受刺激	低体重儿	中毒肺炎
先兆流产	颅内出血	营养不良
母亲糖尿病等内分泌疾病	核黄疸	

（一）产前因素（妊娠期）

1. 感染

风疹病毒感染除对心血管有影响外，也多累及中枢神经系统，如视、听觉损害及小头畸形和严重的精神运动发育迟缓等。在孕期感染越早胎儿畸形率越高越严重。中国康复研究中心在北京地区检测有高危因素 123 例母婴血样，只有 1 例患儿风疹病毒抗体阳性，追踪至现在为正常儿。巨细胞病毒属神经毒性病毒，在子宫内传递，感染发生率为全部活婴的 0.2% ~ 2.2%。妊娠晚期可引起胎儿多器官畸形，如脑积水、小头畸形、心肺畸形、先天白内障、聋哑等。出生后如发现感觉、运动、听力丧失，脑室周围钙化是重要的诊断依据之一。先天弓形虫感染在怀孕头 3 个月，病原体可经胎盘感染给胎儿，此种情况较为严重，但较少见。1993—1994 年中国康复研究中心检验了 123 份有致病因素的母婴血样，其中只有 1 例母亲为弓形虫抗体强阳性，婴儿为阴性。经胎盘感染的患儿可出现小头畸形、脑积水和中枢神经系统异常。

2. 胎儿循环和血管疾病

例如，急性血容量过少，由于前置胎盘母亲大量出血、双胎时急性弥散性血管内凝血、母亲贫血、凝血功能障碍、妊娠中毒症等均可造成胎儿脑血供失调。

3. 中毒

妊娠期间服用各种药物、饮酒、吸烟，母亲或胎儿患代谢性疾病，如糖尿病、苯丙酮尿症等都会直接或间接影响胎儿的中枢神经系统发育，发生胎盘早剥、低体重儿及脑发育畸形等。

（二）围生期因素

1. 窒息

围生期因素与产前因素不可截然分割，大多数脑瘫小儿可能早在出生前，脑的发育即受到损伤，使之对出生时的反应更加脆弱，从而成为致残原因。有报道，1% 的脑瘫病例可能与出生窒息有关，中国康复研究中心于 1993 年报道住院 220 例脑瘫患儿，有窒息（宫内、产后）致病因素者占 37.27%。

2. 颅内出血

窒息缺氧为新生儿颅内出血最主要的原因，其中早产儿发生率高于足月儿，说明早产也是导致颅内出血的重要因素，特别是胎龄 < 32 周，体重低于 1 500 g 的极低体重的新生儿更易发生，且多为脑室管膜下和脑室内出血，约占 90%。颅内出血有时还因产伤，尤其是具有难产史同时伴有围生期缺氧史的新生儿更易发生。缺血和缺氧导致的颅内出血和窒息互为因果关系，而且是围生期脑瘫的主要致病因素。

3. 早产

中国康复研究中心报道入院脑瘫患儿 220 例中，有 79 例早产儿，占 35.91%。早产原因至今尚不十分明确，有学者研究表明，胎儿合并感染时细胞毒素介导可使血、羊水中前列腺素 F（PGF）水平增高，而诱发不可避免的早产。早产儿出现脑病变者可见脑室周围脑白质营养不良，而且多在双侧侧脑室附近。足月儿脑病变主要在皮质和基底核。

4. 核黄疸

因为严重黄疸造成核黄疸，其增高的血胆红素沉积于脑干和基底核，其病变导致出现手足徐动和听力丧失等临床表现，一般多在生后 48 h 到 4 d 内发生。

（三）出生后因素

出生后因素约占脑瘫致病因素的 10%，多因感染如脑炎、脑膜炎，一氧化碳、汞等中毒，各种原因造成的外伤等因素所致。

四、小儿脑瘫的病理

前面已述脑瘫是出生前到出生后 1 个月内发育时期的非进行性脑损伤所致的综合征，主要表现为中枢性运动障碍和姿势异常。尽管脑瘫随年龄增长脑的不断发育在临床症状上可有变化，但中枢神经系统的病变是很少变化的。所以它不是独立疾病，而是由多种原因引起的脑损伤所遗留的后遗症。

脑缺血、缺氧是构成围产儿脑损伤的主要原因。脑缺血、缺氧性脑病早期脑组织可有脑水肿、脑组织坏死、脑内出血等。围产儿脑组织对缺氧缺血敏感性除与妊娠时间有关外，还与脑局部解剖结构与生理特点有关。如大脑白质发育不良多发生在妊娠前 6 个月，病变主要是在大脑的颞极前缘，作一切面，在冠状切面上，此处正是大脑的侧脑室前角端。正常新生儿此切面的灰质与白质的比例约 8 ∶ 7，在白质发育不良时此比例可为 4 ∶ 1。此处还可见两大脑半球外观呈球形，额叶比正常小，脑室相对扩大，脑桥与延髓锥体变细小。

未成熟儿经常发生室管膜下出血，是由于在未成熟儿的局部解剖、生理特点上，加之缺血缺氧、血压和血流量波动，致使所损伤的毛细血管发生破裂出血。部位多在尾状核头部或尾状丘脑沟，或侧脑室颞角顶和枕角的外侧壁上，可见灶性出血，严重者可形成小血肿。少数部位在第三、第四脑室周围和脊髓中央管周围，病情严重者发生脑室内出血，也是未成熟儿最常见的病变，据统计 80% 以上来自室管膜下出血。当出血量多不能完全被吸收时则机化，特别是发生在第四脑室的血肿机化或蛛网膜下隙机化粘连，均可引起急慢性脑积水。

脑室周围白质软化也占一定比例，患儿多伴宫内发育迟缓、低血糖或先天性心脏病。其病变大多发生在脑室周围的深部白质，尤其多见于侧脑室前角（额叶）附近白质和后角附近白质，严重者室管膜也可破坏，特别是在侧脑室枕角壁处，以后局部形成胶质瘢痕或形成囊腔。

另外，各种先天脑发育畸形，如无脑、孔洞脑、多囊脑、巨脑回等疾病也会造成小儿脑瘫。

分娩过程中机械性损伤与脑瘫关系较密切主要是硬膜下血肿及脑缺血性梗死。硬膜下血肿多发生在大脑半球背外侧。面先露难产、颅骨重叠、产程过长等均易发生大脑缺血性坏死。

当高胆红素血症时，胆红素通过血脑屏障可损害脑基底核、海马、下丘脑部、齿状核等被染成黄色或深黄色，神经细胞可有不同程度的变性，神经元大量丢失，神经胶质细胞增生替代。

各种先天性感染，如先天性风疹病毒感染、先天性弓形虫感染、巨细胞病毒感染、单纯性疱疹病毒感染等，中枢神经系统是最常受累部位，可引起脑实质、大脑皮质和基底神经核坏死，表现出小头畸形等。

如前所述，小儿脑瘫是多种致病因素造成的中枢性瘫痪，是多种障碍的综合征，不是一个独立的疾病，因此其病理变化没有固定表现。一般来说 1/3 病理肉眼可见病变，如脑广泛萎缩、皮质下白质囊腔形成、脑软化、脑瘢痕、脑积水及皮质变薄等。另 2/3 病理仅镜下改变，如大脑皮质萎缩、神经细胞丢失、变性、神经元异位、白质萎缩、深部脑组织胶原细胞增生、苍白球、下丘脑可见对称性脱髓鞘改变。另外，从头部的 CT 或者 MRI 检查可发现脑的结构改变，如中国康复研究中心（对）给入院脑瘫患儿 220 例做头部 CT，结果异常率为 66%；张振俊对 164 例临床诊断脑瘫的头部 MRI 表现的研究，异常率为 93%；全国第二届小儿脑瘫座谈会纪要中报道，小儿脑瘫头部 CT 异常率在 57.5% ～ 78.7%。主要异常表现为脑发育不全，脑室外间隙增宽，脑室扩大变形，脑白质丧失，脑实质内低密度区，脑室周围脑白质软化，脑容量减少，先天性脑畸形等。因此显示了头部 CT 或 MRI 检查对脑瘫的诊断价值。

脑瘫患儿神经电生理检查中脑电图异常率也相当高，大约为 35%。主要异常表现为低电压、两侧不对称、睡眠纺锤波消失，棘波多在枕部、顶部、颞部，低波幅快波或快波缺如等不同程度节律紊乱波形。

目前应用24 h动态脑电图仪，且能与电视录像相结合，大大提高了癫痫波的检出率。脑电图在与计算机结合后使异常波的量化与区域化称为脑电地形图（BEAM），可补充常规脑电图的不足。

脑干诱发电位也常用于脑瘫的常规检查中。它分脑干听觉诱发电位（BAEP）、视觉诱发电位（VEP）、体感诱发电位（SEP），检出异常有助于早期诊断出缺血、缺氧性脑病，核黄疸等。事件相关诱发电位（ERP）可分析大脑认知、记忆方面等障碍，在脑瘫临床上也常用。

脑CT及MRI在脑瘫的诊断上已普遍应用。MRI较CT分辨力更高，皮质白质分辨更清楚，对颅底、中线结构、颅后窝、大脑内侧面等处病变的检出率更高。对微细胞结构异常更容易检出，如巨脑回、小脑回、局限性脑萎缩或脑发育不全、灰质移位、胼胝体和透明隔发育不全、髓鞘发育不良、蛛网膜囊肿等。由于MRI可横断、冠状、矢状三维立体成像，使脑部病变得以清晰显示。其他如正电子发射断层扫描（PET）、单光子发射计算机断层扫描（SPECT）及放射性核素脑扫描等先进神经影像学检查现正在脑瘫临床中应用。

以上的客观检查均可进一步协助了解小儿脑瘫的脑的病理生理变化。

关于脑瘫的发病机制至今还不是很清楚，患儿异常的姿势和运动控制之间仍未证明它们之间的关系。只有少数患儿有明确的大脑损伤，而大部分患儿表现为一组脑功能障碍阻碍了正常的运动学习过程的建立。这个时期小儿都有冲击性的变化，此时为这些特殊的小儿引入干预措施和全面综合性的计划是非常重要的。

第二节　小儿脑瘫的临床表现与诊断

一、小儿脑瘫的诊断

1. 早期表现

脑瘫的早期表现一般是指患儿在0～6个月或0～9个月间表现出来的临床症状。

（1）易于激惹，持续哭闹或过分安静，哭声微弱，哺乳吞咽困难，易吐，体重增加不良。

（2）肌张力低下，自发运动减少。

（3）身体发硬，姿势异常，动作不协调。

（4）反应迟钝，不认人，不会哭。

（5）大运动发育落后，如不会翻身，不会爬，双手握拳不会抓握。

（6）经常有痉挛发作。

2. 诊断要点

（1）在出生前至出生后1个月内有致脑损伤的高危因素。

（2）在婴儿期出现脑损伤的早期症状。

（3）有脑损伤的神经学异常，例如，中枢性运动障碍及姿势和反射异常。

（4）常伴有智力低下、言语障碍、惊厥、感知觉等障碍及其他异常。

（5）需除外进行性疾病所致的中枢性瘫痪及正常儿的一过性运动发育滞后。

二、小儿脑瘫的分型表现

小儿脑瘫的主要障碍是运动功能障碍及姿势异常，但因致病因素复杂，损伤部位及程度的不同，临床表现可多种多样，现以不同分型加以说明。

（一）分型表现

1. 根据运动障碍的性质分型

（1）痉挛型：这是临床中最常见的型别，约占脑瘫中的2/3。病变部位主要在锥体束系统。表现为肌张力增高，肢体主动活动受限，被动运动阻力增高，有折刀样痉挛，腱反射亢进，病理反射阳性。此类患儿常常采取"W"样坐姿，步行时出现双下肢交叉样剪刀式步态。

（2）手足徐动型：此型临床也经常见到，病变主要在脑的基底核部位，主要表现为肌张力变化不定，在肌张力过低和过高之间波动，运动意愿和运动结果之间不一致，有不随意运动，病理反射一般为阴性，常伴有构音障碍。智力较少受到影响。此类患儿经常是异常的姿势突然出现或突然消失，进而平衡能力和肢体的对称性难以保持。

（3）共济失调型：此型较少见，病变主要在小脑。表现为平衡功能差，随意运动的协调性差，伴有意向性震颤，在运动中表现为低张力性，病理反射一般也为阴性。站立行走时足间距加宽，身体摇摆不定，精细动作准确性差，智力一般不受影响。

（4）混合型：即具有两种类型特点者，常常是锥体系和锥体外系或小脑均受累引起，也为临床常见类型。

（5）其他型别：较少见，例如弛缓型以肌张力低下为主，一般为脑瘫早期的一过性表现；强直型表现运动阻力明显增高呈铅管样强直；震颤型以肌肉出现静止震颤为主。

2. 根据肢体障碍的情况分型

（1）单肢瘫：单个肢体受累，此型较少见。

（2）偏瘫：一侧上下肢及躯干受累，经常上肢损害较明显。

（3）三肢瘫：三个肢体受累。

（4）四肢瘫：四肢及躯干均受累，四肢受累严重程度类似。

（5）截瘫：双下肢受累，躯干及双上肢正常。

（6）双瘫：四肢均受累，双上肢及躯干较轻，双下肢受累较重。

（7）双重性偏瘫：四肢均受累，但双上肢重，有时左右侧严重程度亦不一致。

3. 根据病情程度分型

（1）轻型：生活完全自理。

（2）中型：生活部分自理。

（3）重型：生活全部不能自理。

在儿童发育阶段，一些患儿可以从一种类型转为另一种类型；另外，当一种痉挛被抑制时，一些高张力的患儿能有低张力的表现，波动的张力能与运动失调相混淆，所以临床上要认真地评定、动态地观察来分型。

中华医学会儿科学分会神经学组于2004年10月"全国小儿脑瘫专题研讨会"讨论通过的有关脑瘫的临床分型：①痉挛型；②不随意运动型（表现为手足徐动、舞蹈样动作、肌张力不全、震颤等）；③共济失调型；④肌张力低下型；⑤混合型。按瘫痪部位分型为单瘫、双瘫、三肢瘫、偏瘫、四肢瘫。

（二）并发症及继发症

除以上主要障碍外，还经常伴有并发症（相关缺陷）及继发症。常见并发症有智力低下，约占75%，语言障碍占30%～70%，癫痫占14%～75%，听力缺陷占5%～8%，视力障碍占50%～60%，其他还有感知觉、行为等障碍。继发症主要有关节的挛缩变形、肩、髋、桡骨小头等的脱位，骨质疏松，骨折，变形性颈椎病，脊椎侧弯等。

第三节　小儿脑瘫的评定与康复

一、小儿脑瘫的评定

脑瘫以康复治疗为主，而康复评定是康复治疗的依据，也是衡量康复疗效的尺度。康复评定至少应在治疗前、治疗中和治疗后各进行1次，通过评定可全面地了解患儿运动功能异常的种类和程度、评定治疗的效果，指导制订下一疗程的治疗计划。

脑瘫的功能障碍是多方面的，除运动障碍外，对语言、视听觉、认知、心理、行为、进食、排泄等功能障碍，以及骨关节畸形、肌腱挛缩等所致的二次残疾也需评定。因此对脑瘫儿的评定应掌握以下原则：要把患儿看成是一个整体来进行全面的评定，不仅评定运动功能障碍的情况，而且要评定患儿整体发育、智能、语言等方面的表现；不仅评定其存在的缺陷，而且要注意患儿现有的能力和潜能；要结合患儿所处的家庭状况和社区情况对患儿进行综合评定，因为社会环境因素对患儿各个方面起着重要作用。小儿脑瘫的评定包括以下各个方面。

（一）运动功能障碍的评定

1. 体格发育及运动发育

如头围、身长、体重、胸围、腹围、皮下脂肪、肢体周径等的测量。测量标准值采用 2005 年《实用儿科学》第 7 版中正常小儿的体格发育标准。针对发育水平的评价还可采用 Gesell、Bayley 量表等。针对运动功能的以粗大运动发育专项评估的方法有 GMFM 粗大运动功能评定量表与 PDMS-GM 粗大运动发育量表。

GMFM 量表是专门针对脑瘫的粗大运动评估方法。评估分 5 个能区，包括 88 个评估项目，每项采用 4 级评分法。通过评估可以得出每个能区的原始分和百分数，相加后得出总的百分比。每项采用 4 级评分法能够较好地反映出粗大运动发育的细微变化，5 个能区的设定方法对康复训练也有指导意义。2002 年在此基础上又推出 66 项评估版本。

PDMS-GM 评估 0 ~ 6 岁段总计 4 个能区 151 项，每项采用 3 级评分法，通过评估可以得出各个能区的原始分、相对月龄和标准分，最终还能得出粗大运动发育商和百分位。对康复诊断和疗效判断都有很好的临床意义。

其他尚有运动发育指数（MQ）、脑瘫儿童精细运动评估量表（FMFM）、儿童残疾评估（PEDI）及儿童功能独立性测量表 WeeFIM。

20 世纪 90 年代 Prechtl 提出了一种新的评价技术——全身性自发运动（GMs）评价法，其对婴儿神经发育结局的预测价值得到了研究者们的广泛认可，被证明是早期识别婴儿脑损伤行之有效的方法。这种方法建立在对婴儿自发运动性质评价的基础上，简单、快速、经济而无创伤，我国目前已有单位采用。GMs 的检查和评价方法最简单的方式是直接通过肉眼观察，当场评价，然而考虑到婴儿状态和外界环境的干扰性等因素，通常主张通过录像记录的方式，保存在磁带中供日后评价。所以有必要将 GMs 应用于常规的婴儿神经系统检查中，为预防高危婴儿的不良预后提供新的手段。

在体格发育及运动发育的评定中，量表的使用原则应该是根据量表的敏感性选择 1 种或 2 种同时使用，互为补充。

2. 肌张力测定

年龄小的患儿常做以下检查。

（1）静止时肌张力：肌张力增高时肌肉硬度增加，被动活动时有发紧发硬的感觉。肌张力低下时触之松软，被动活动时无抵抗。

（2）摆动度：固定肢体近位端，使远端关节及肢体摆动，观察肢体摆动幅度，肌张力增高时摆动度小，肌张力低下时无抵抗，摆动度大。

（3）关节伸展度：被动伸屈关节时观察伸展、屈曲角度。肌张力升高时关节伸屈受限，肌张力低下时关节伸屈过度。关节伸展角度正常标准参照表 10-2。

表 10-2 正常小儿关节活动度

	1 ~ 3 个月	4 ~ 6 个月	7 ~ 9 个月	10 ~ 12 个月
内收肌角（外展角）	40° ~ 80°	70° ~ 110°	100° ~ 140°	130° ~ 150°
腘窝角	80° ~ 100°	90° ~ 120°	110° ~ 160°	150° ~ 170°
足背屈角	60° ~ 70°	60° ~ 70°	60° ~ 70°	60° ~ 70°
足跟耳试验	80° ~ 100°	90° ~ 130°	120° ~ 150°	140° ~ 170°

①内收肌角（外展角）：小儿呈仰卧位，检查者握住小儿膝部，使两下肢伸直并向外展开观察两大腿之间的角度。

②腘窝角：小儿呈仰卧位，使一侧下肢屈曲，股部贴近腹部，伸直膝关节，观察小腿与股部之间的角度。

③足背屈角：检查者用手按压小儿足部，使其尽量向小腿方向背屈，观察足部与小腿之间的角度。

④足跟耳试验：小儿仰卧位，检查者拉扯小儿一侧足，使其尽量向同侧耳部靠拢，观察足跟与臀部连线与桌面形成的角度。

正常小儿各关节活动范围如表10-2所示，若大于表中内收肌角、腘窝角及足跟耳角度，提示肌张力偏低；小于表中所示角度，提示肌张力偏高。足背屈角相反，> 60° ～ 70° 为肌力增高，< 60° ～ 70° 为肌张力减低。

（4）痉挛评定法（Ashworth）：在姿势变化、自发运动及各种反射中，靠检查者的观察和感觉做出判断。年龄大些患儿还可采用修改的 Ash-worth 痉挛评定法。

3. 关节活动度的评定

关节活动度是指关节向各个方向所能活动的幅度。如果是患儿自己活动所达到的范围称为主动关节活动范围；如果是由检查者活动患儿的关节所达到的范围则称为被动关节活动范围。关节活动范围的测量用测角器进行。

4. 肌力的评定

脑瘫患儿肌力评定一般较困难。因为有肌张力变化、智力情况和年龄大小等不配合等因素的影响。能配合检查的患儿应按 MMT 分级法划分。

5. 协调功能评定

（1）共济运动检查：注意观察小儿体位、站立、步态、取物、玩耍等情况，了解四肢的共济运动情况。客观检查有以下几种方法：①指鼻试验。患儿与检查者对坐，用示指尖触自己鼻，睁眼和闭眼皆试；也可于任何体位，患儿将臂伸直，再用示指触鼻尖，反复操作，观察准确度。②轮替动作。快速反复地手掌旋前、旋后交替动作。③跟膝胫试验。患儿平卧，抬高一腿，将足跟准确地落在另一膝盖上，然后沿胫骨向下移动。④闭目难立征。双臂前伸，指分开，先睁眼后闭眼，睁眼时难立提示为小脑性共济失调，闭眼时难立为脊髓性共济失调。由此也可观察有无震颤、舞蹈、手足徐动现象。

（2）不随意运动检查：注意观察手足徐动患儿常出现迟缓重复的手指、足趾不规则的蠕动样或扭曲动作和快速、粗大、冲动性、不规则的舞蹈样动作；扭转痉挛经常是围绕躯干和肢体的缓慢旋转性不自主运动；失调型经常可见到手部或唇部肌肉的有节奏性的反复收缩；另外痉挛型患儿经常可观察到肌肉阵发性的不自主收缩等。此类患儿均存在姿势控制能力及平衡功能障碍，可应用以下量表评定（表10-3）。

表10-3 Berg 平衡功能量表

检查序号	检查内容	得分（0～4分）
1	从坐位站起	
2	无支持站立	
3	无支持坐位	
4	从站立位坐下	
5	转移	
6	闭目站立	
7	双脚并拢站立	
8	上肢向前伸展并伸手向前转移	
9	从地面拾起物品	
10	转身向后看	
11	转身360°	
12	将一只足放在凳子上	
13	两足一前一后站立	
14	单足站立	
总分		

姿势控制评定标准如下：

0级：在被动运动的情况下也不能完成规定的体位。

1级：被动运动可做到规定体位，但不能保持。

2级：被动运动稍可维持规定体位。

3级：无外力帮助勉强可完成规定体位。

4级：用近似正常运动模式完成并维持规定体位。

5级：正常。

6. 原始反射与自动反应评定

（1）原始反射：①紧张性迷路反射（TLR）。使小儿俯卧位时头稍前屈，则四肢屈曲，两腿屈曲于腹下；使小儿仰卧位时，被动屈曲肢体，伸肌占优势。正常4个月消失，痉挛型脑瘫此反应可增强延长。②非对称性紧张性颈反射（ATNR）。仰卧位使小儿头部转向一侧，可见颜面侧上下肢伸直，枕侧上下肢屈曲，正常2～3个月消失，过早消失可能有肌张力不全，反应强或持续存在可能有锥体束或锥体外系的病变，可阻碍小儿翻身动作的完成。③拥抱反射（Moro反射）。拉手将小儿两肩拉起，使头背屈，但不离床，突然松手，出现拥抱相，即双上肢外展，拇指、示指末端屈曲，各指扇形展开，肩和上肢内收、屈曲，呈现连续的拥抱样动作。下肢亦伸展，足趾展开，小儿多有惊吓状，正常0～3个月消失。伸展相：两上肢突然向外伸展，迅速落在床上，正常3～6个月消失。肌张力过高或过低或早产儿等经常呈阴性，骨折、神经损伤、偏瘫等反射呈不对称。④握持反射。包括手握持反射，刺激小儿尺侧手掌，引起小儿手屈曲握物，正常2～3个月消失，过强反射或持续存在可见于痉挛性瘫或手足徐动型，不对称见于偏瘫、脑外伤；足握持反射，仰卧位触碰婴儿足趾球部，见足趾屈曲，正常12个月后消失，该反射缺如提示有脑损伤，会走之前反射消失。⑤交叉伸展反射。仰卧位使一侧下肢屈曲、内旋并向床面压迫，可见对侧下肢伸展，当使屈曲侧的下肢伸展，可见对侧伸展的下肢屈曲，正常1～2个月消失，此反应延长表示有脑损伤。⑥躯干侧弯反射。小儿呈直立位或俯卧位，手划小儿侧腰部，可引起躯干向刺激侧弯曲，正常3～6个月后消失，偏瘫时一侧减弱或消失，手足徐动型脑瘫往往亢进或持续存在。

（2）自动反应：①翻正反应。颈翻正反应，仰卧位头向一侧回旋，可见整个身体也一起回旋为阳性反应，正常6个月后消失；躯干翻正反应，仰卧位使下肢和骨盆向一侧回旋，小儿主动将头抬起，翻至侧身位后，由于皮肤的非对称性刺激，身体又主动回到仰卧位，正常5岁后消失。②平衡反应。倾斜反应，将小儿仰卧或俯卧于平衡板上左右倾斜，小儿头直立，一侧上下肢屈曲，一侧上下肢伸直，正常6个月出现，侧方平衡7个月出现，后方平衡10个月出现；立位反应，使立位小儿前后左右倾斜，此时小儿主动前后迈步，一侧下肢向另一侧伸出，支持身体保持不倒，正常时前方平衡12个月出现，侧方平衡18个月出现，后方平衡24个月出现。③保护性伸展反应。又称降落伞反应，支撑小儿腋下，使头向下由高处接近床面，小儿出现两上肢对床成支撑反应，正常时6个月出现，维持终身，6个月仍未出现可能为四肢瘫或痴呆。

（二）特殊感觉障碍评定

1. 视觉评定

首先临床粗查有无斜视、弱视、屈光不正等。进一步请眼科检查除外视觉的其他障碍，如视神经萎缩、先天畸形等，或视觉诱发电位（VEP）客观检查。

2. 听觉评定

利用一般的声音反应动作来观察和检查，必要时客观测听——电反应测听（ERA）或脑干听觉诱发电位（BAEP）检查，发现问题，请专科医师诊断。

（三）智能障碍的评定

智力测验是评定智力水平的一种科学手段，是发育诊断的具体方法，可得知智力发育水平，作为对了解脑瘫患儿是否并发智力障碍客观指标的参考，以便为康复教育和防治提供客观依据，及早开展特殊教育。

1. 智商测试

智力评定所应用的智力量表分筛查与诊断两种，最常用的筛查量表是丹佛发育筛选测验（DDST），此法适用于从出生至6岁儿童；诊断性测验是我国修订的格塞尔（Gesell）量表、韦氏儿童智力量表（WISC）、韦氏学龄前智力量表（WPPST）等。

2. 适应行为测试

我国一般采用湖南医科大学第二医院的适应行为量表或婴儿－初中学生社会生活能力测试表，根据以上测试结果，结合智力低下的诊断标准，做出患儿智力水平的判断。

（四）言语功能障碍的评定

首先要了解言语的正常发育，包括言语前期的发育、言语接受期的发育、言语表达期的发育等。脑瘫患儿约2/3有不同类型的言语障碍，主要表现为"言语发育迟缓"。它是指在发育过程中的儿童其言语发育没有到达与其年龄相应的水平，呈现言语发育迟缓的儿童多数具有精神发育迟缓或异常。评定时可采用根据汉语特点修订研制成的中国版S–S检查法。另外，常见的障碍为"运动性构音障碍"，它是由于参与构音的诸器官（包括肺、声带、软腭、舌、下颌、口唇）的肌肉系统及神经系统的疾病所致的运动功能障碍，其结果使构音出现各种症状，如语音欠清晰、鼻音重、语速减慢、发音困难等。评定时可采用河北省人民医院康复中心修订的Frenchay构音障碍评定法。详细评定请语言专科医师进行。

（五）日常生活活动综合能力评定

由于儿童在各个年龄段的运动、认知等能力均不尽相同，如用统一规定的ADL动作去评定不同年龄的小儿时，年幼者可能因发育未达到该阶段而完不成，从而不能反映真实的情况。因此，最好制定不同年龄阶段小儿用的ADL评定表。日常生活活动是在独立生活中反复进行的最必要的基本活动，从实用角度来进行评定是对患儿综合活动能力的测试，应包括以下方面：个人卫生动作，进食动作，更衣动作，排便动作，转移动作，移动动作（包括行走、上下楼梯），认知交流能力。其评定方法有国际通用的"WEEFIM"和我国研制的"残疾患儿综合功能评定法"等。

"WEEFIM"是1983年美国物理医学与康复学会和美国康复学会提出的统一数据系统中的重要内容。它不仅评定了躯体功能，还评定了言语、认知和社会功能。在美国已大量应用于脑损伤病儿，在我国也在逐渐推广应用中。它包括患儿一般情况了解表及FIM评定表。它的疗效评定标准如下。

WEEFIM的等级：FIM评分最少为18分，最高为126分，根据评定情况，可以做以下分级。

Ⅰ级：独立——126分

Ⅱ级：基本独立——108～125分

Ⅲ级：轻度或有条件的依赖——90～107分

Ⅳ级：轻度依赖——72～89分

Ⅴ级：中度依赖——54～71分

Ⅵ级：重度依赖——36～53分

Ⅶ级：极重度依赖——19～35分

Ⅷ级：完全依赖——18分

WEEFIM疗效评定原则：

显著有效：治疗后评分上升1级或2级，但达不到独立或基本独立2级的。

基本恢复：治疗后评分上升达到基本独立或独立级的。

有效：治疗后评分虽有上升但达不到升级标准的。

无效：治疗后评分无变化者。

恶化：治疗后评分减少者。

"残疾患儿综合功能评定法"是中国康复研究中心儿童康复科研制的。此方法以表格形式包括了5个方面内容：①认知功能：通过画片、实物、语言来进行认知功能评定。②言语功能：通过言语理解与表达来评定。③运动能力：对粗大运动和精细动作进行评定。④自理能力：在清洁、进食、穿脱衣、如厕等基本自理动作方面进行评定。⑤社会适应：主要通过表达与言语来了解适应家庭和社会环境的情况

（表 10-4）。

表 10-4　残疾患儿综合功能评定表

项目	分数 月　日	项目	分数 月　日
一、认知功能		6. 站	
1. 认识常见形状		7. 走	
2. 分辨常见概念		8. 上下楼梯	
3. 基本空间概念		9. 伸手取物	
4. 认识四种颜色		10. 拇示指取物	
5. 认识画上的东西		合计	
6. 能画圆、竖、横、斜线		四、自理动作	
7. 注意力可集中瞬间		1. 开水龙头	
8. 对经历事情的记忆		2. 洗脸、洗手	
9. 寻求帮助表达意愿		3. 刷牙	
10. 能数数和加减法		4. 端碗	
合计		5. 用手或勺进食	
二、言语功能		6. 脱穿上衣	
1. 理解如冷、热、饿		7. 脱穿裤子	
2. 有沟通的愿望		8. 脱穿鞋袜	
3. 能理解别人的表情动作		9. 解系扣子	
4. 能表达自己的需求		10. 便前、便后处理	
5. 能说 2～3 个字的句子		合计	
6. 能模仿口部动作		五、社会适应	
7. 能发 b，p，a，o，ao 等音		1. 认识家庭成员	
8. 遵守简单指令		2. 尊敬别人，见人打招呼	
9. 能简单复述		3. 参与集体性游戏	
10. 能看图说简单的话		4. 自我称谓和所有关系	
合计		5. 能与母亲离开	
三、运动能力		6. 知道注意安全不动电火	
1. 头部控制		7. 认识成长环境	
2. 翻身		8. 能否与家人亲近	
3. 坐		9. 懂得健康和生病	
4. 爬		10. 能简单回答社会性问题	
5. 跪		合计	
总分： 功能状态总评：			

评分标准（采用百分制）：

（1）每项完成：2 分；总分 100 分。

（2）每项大部分完成：1.5 分；总分：75 分。

（3）每项完成一半：1 分；总分：50 分。

（4）每项小部分完成：0.5 分；总分 25 分。

（5）不能完成：0 分；总分：0 分。

二、小儿脑瘫的康复

（一）康复的目的和原则

1. 康复的目的

脑瘫儿童和正常儿童一样，是作为一个整体而存在于社会中的，是由躯体和心理（包括语言、智力、意志、性格、动机等）两个方面有机地相互作用而组成。因此，小儿脑瘫康复治疗的目的是针对致残因素造成的后果，即针对脑瘫儿的主要障碍、并发症、继发症等障碍，除尽最大努力改善其躯体残疾、提高运动能力、语言能力和生活自理能力外，还要满足他们作为一个整体儿童的基本需求，争取帮助他们获得作为家庭和社会一员而应具备的满意的心理、教育及社会方面的环境适应能力，以达到生活自立、回归社会。

2. 康复的原则

（1）早期发现、早期康复治疗，争取达到最理想效果：脑瘫患儿脑的病损是静止的，但所造成的神经功能缺陷并非永远固定不变。婴儿的脑组织可塑性大、代偿能力强，若早期发现及时康复治疗，可获得最佳疗效。其机制有以下几方面，人类大脑神经细胞在一生中并未全部使用，正常情况下只有部分神经突触经常受到刺激，阈值较低，呈易被使用的活化状态。而相当一部分突触的阈值很大，不易被使用，处于休眠状态。若受到反复刺激后，这些突触的阈值即可渐渐降低、被活化和使用，并可形成新的突触和神经环路，重组一个神经细胞功能集团的网络系统。另外，脑组织具有多重功能特性和许多神经环路，一旦承担某种活动的主要脑区受损，其功能可由未受损的其他区域替代和代偿。婴幼儿的神经系统尚处于未成熟阶段，脑组织各部位的功能尚未专一化，这一特点奠定了早期康复能取得更好疗效的基础和可能。早期干预的时间最好在2周岁内。

（2）康复治疗要与有效药物和必要手术相结合：虽然目前还没有一种有效药物能治疗脑瘫，但目前对脑瘫的康复治疗，大多采用在多种手段、全面康复的原则下，从医疗角度致力于恢复脑损伤，改善脑生理、生化功能障碍，而药物治疗的研究也应占有重要地位。而且对于并发症，如癫痫等治疗也离不开药物。手术不能治疗脑瘫本身，但可解决部分痉挛和痉挛造成的肌腱缩短、变形等继发障碍，协助改善功能，提高疗效。

（3）中西医结合，如中医针灸、按摩、中药等治疗：中医治疗脑瘫在两千多年前就有记载，方法亦很多，是脑瘫康复的重要手段之一，有它特有的疗效。因此，在我国脑瘫的康复治疗，既要借鉴国外现代康复技术，又要弘扬传统医学的特长，采用中西医结合的方法，才能取得脑瘫的更好疗效。

（4）康复治疗要与游戏玩耍相结合，与教育相结合：每一个儿童无不是从玩游戏开始，对各种事物进行学习、对外界环境进行适应的。游戏是儿童正常成长发育过程中不可缺少的部分，游戏对脑瘫儿童同样也是基本需求之一。游戏本身又是儿童多种技能的综合体现，通过游戏可以促进儿童多方面技能的发展，包括运动能力、自理能力、交流能力等。因此应将游戏作为一种康复训练的手段，将游戏活动贯穿于各种康复训练治疗中，使这些训练很有趣，从而提高患儿的参与兴趣，最大限度地恢复他们的娱乐自由。训练与娱乐融为一体，在游戏活动中得到训练和教育，使疗效更好。

（5）采用综合手段，全面康复：全面康复包括医疗康复，即以功能性活动为中心，并应把运动控制、运动学习、心理学与其他基础科学和行为科学的知识融合在脑瘫康复训练的研究和实践中；教育康复，即在脑瘫患儿康复中，应把使脑瘫患儿上学受教育作为康复中最优先的事项来考虑；职业康复是研究对脑瘫未来就业水平和成就的预测，以及分析有关因素；社会康复，即重返社会不仅取决于肢体能力和智力水平，更取决于本人一系列心理、社会素质的培养。实践证明，脑瘫的康复是一个系统工程，既要采用综合手段，训练内容又要因人而异个体化，并要长期坚持全面康复。

（6）康复训练患儿的同时与训练家长相结合：脑瘫的康复是一个长期的、不间断的过程。因此，需要家长与医师密切配合，家长需要在医师指导下共同参与，才能取得最好的康复疗效。

（二）康复的方法

1. 必要的药物和手术治疗

（1）常用的药物：有促进脑神经细胞代谢的药物，如脑活素、神经节苷脂、神经生长因子、γ-氨酪酸、B族维生素等；肌松弛药常用巴氯芬、乙哌立松、地西泮等；抗震颤麻痹药（如美多巴、左旋多巴）；抗胆碱能药（如苯海索等）；自由基清除药（如维生素C、维生素B、维生素E等）；其他如抗癫痫药以及中药等。近年来美国和加拿大通过使用一种灌注泵进行持续鞘内巴氯芬给药来改善患儿痉挛的方法。此疗法有一定效果，但费用较为昂贵，广泛应用尚有一定困难。

（2）手术治疗：发生继发障碍时，有时需做矫形手术，如常做肌腱切断、肌腱延长、肌腱松解、肌腱移位等手术；神经手术，如神经的肌支部分切断，选择性脊神经部分切断、颈总动脉交感神经网剥离术、CRW立体定向手术系统，对脑内病变定位毁损术；骨性手术如截骨术、关节融合术等。手术的目的主要是降低患儿的肌张力、纠正负重力线、改善四肢功能。近年来我国对痉挛型脑瘫开展的A型肉毒素神经阻滞疗法，对缓解痉挛也有一定的疗效。

2. 运动疗法（physical therapy，PT）

运动疗法是徒手或借助器械，利用物理学的力学原理来预防和治疗的方法，是小儿脑瘫常用的行之有效的方法。运动疗法中除应用增强肌力、维持关节活动度和恢复协调能力的传统运动疗法外，小儿脑瘫主要是采用运动疗法中的易化技术。这一技术主要采用刺激本体感觉神经或其他感受器，经感觉运动中枢整合后，使神经肌肉兴奋性提高或降低的过程，以改善肌张力，促使主动运动困难或不协调的肌群容易完成某项活动。其代表方法有Bobath法，其原理亦是利用反射性抑制肢位，抑制异常姿势和运动，促进正确的运动感觉和运动模式。基本手技有抑制性手技、促进性手技、掌握关键点及各种叩击性手技。其次还有Vojta诱导疗法。其要点是通过治疗师用手指按压脑瘫患儿身体某特定部位，可使患儿产生反射性翻身和匍匐爬行两种基本动作模式，他将这种爬行称为人体所有协调运动的先导。以上的方法不单纯是被动接受治疗，而更重要的是促进、诱发和转变成主动运动而到达康复的目的。

Bobath法是最早用于脑瘫的康复技术，他又提出按婴幼儿运动发育规律进行训练，使患儿逐步学会抬头－翻身－坐－爬－跪－站－走等功能。治疗师可根据患儿运动障碍评定情况，参照具体训练方法进行训练。举例如下。

（1）维持正常肌张力所常用的活动模式。

①完全屈曲或半伸屈上下肢，左右摆动，可选择仰卧位置，利用屈曲模式抑制过强的伸肌痉挛模式，见图10-1。

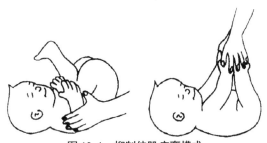

图10-1 抑制伸肌痉挛模式

②坐在训练者腿上分开患儿股部，见图10-2。

③坐在圆滚垫上，让患儿双脚着地持重，还可左右、前后摆动，降低下肢肌张力，促进双下肢屈曲外展，见图10 3。

④仰卧在训练球上轻轻弹上弹落或前后摆动、伸直上肢、屈曲下肢以抑制痉挛模式，见图10-4。

⑤俯卧在训练球上加压或慢慢摆动，来抑制屈曲痉挛模式，促进伸展模式，见图10-5。

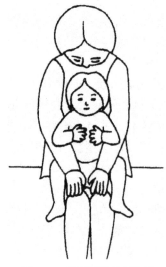

图 10-2　下肢屈曲外展训练

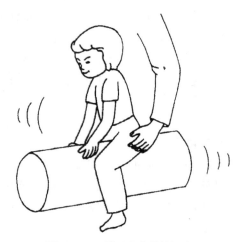

图 10-3　下肢肌张力放松训练

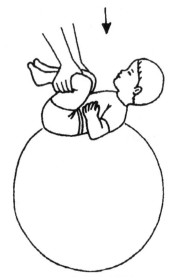

图 10-4　抑制痉挛模式

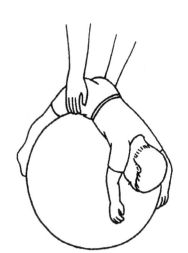

图 10-5　抑制痉挛和促进伸展模式

（2）控制关键点：一般关键点有头、肩、骨盆、髋关节、肘关节、腕关节、膝关节、足踝关节等。

①头部。

a. 前倾：抑制痉挛，促进肢体较易屈曲，见图 10-6。

b. 后倾：促进肢体较易伸展，见图 10-7。

c. 抬高头时将它转向一边，促进爬行，见图 10-8。

②上肢连肩部。

a. 将上肢外展外旋：肘关节伸直，前臂外旋，达到抑制前胸肌和颈肌的屈曲痉挛，促进手掌和手指自然张开，促进上肢外展、伸直和外旋，见图 10-9。

b. 将上肢外旋：达到抑制上肢和肩部的屈曲痉挛，见图 10-10。

c. 将上肢抬高和外旋：达到抑制上肢和肩部的屈曲痉挛和内收；俯卧位时，尚可促进腰部、髋关节及下肢伸展，见图 10-11。

d. 将上肢斜向后方伸直和外旋：达到促进头、颈、躯干的伸展和手指的自然张开，见图 10-12。

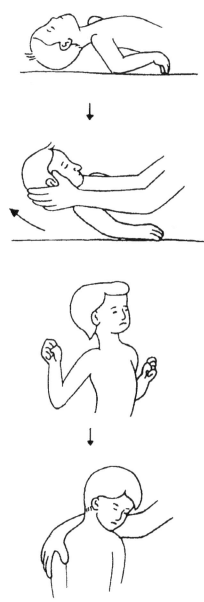

图 10-6 头前倾抑制痉挛

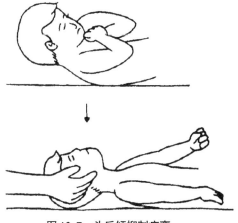

图 10-7 头后倾抑制痉挛

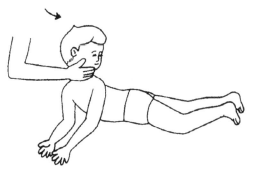

图 10-8 抬高头促进爬行

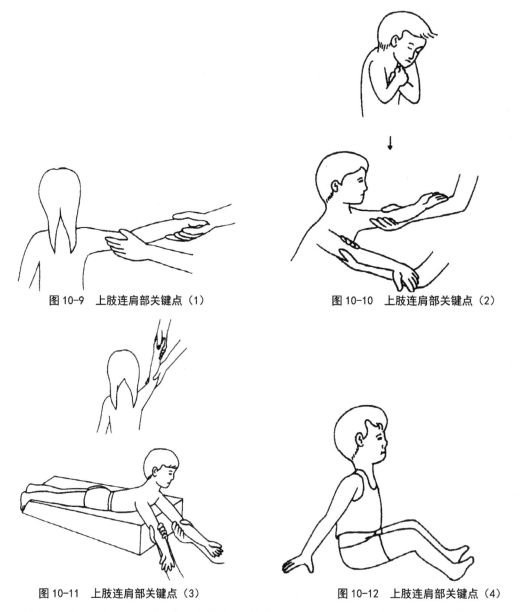

图 10-9　上肢连肩部关键点（1）　　　　　图 10-10　上肢连肩部关键点（2）

图 10-11　上肢连肩部关键点（3）　　　　　图 10-12　上肢连肩部关键点（4）

　　e. 用双手抓住患儿的肩：以大拇指顶在背部，使肩往后用力，达到将头抬起和保持正中位置，见图 10-13。

　　③下肢连骨盆。

　　a. 屈曲下肢：达到促进下肢外展和足背屈，见图 10-14。

　　b. 控制膝关节伸直和外展：达到促进下肢外展和足背屈，见图 10-15。

　　c. 俯卧头抬高：上肢伸展过头，躯干伸直，达到促进下肢及髋关节伸直。

　　d. 转动肩及上肢：达到促进翻身，见图 10-16。

　　e. 仰卧位将下肢外展并向腹部屈曲，同时向下压，达到促进上肢向前伸至中线，见图 10-17。

　　f. 仰卧将骨盆转向一边，达到促进翻身动作，见图 10-18。

　　g. 长坐位屈曲髋关节，躯干微向前倾，双下肢外展，达到躯干伸直、头抬起，见图 10-19。

　　h. 跪位将患儿一只手保持在伸直外旋位置，然后将其身推向相反方向，达到保护性伸展平衡反应，见图 10-20。

　　i. 站立上肢伸展、外旋和微微斜向后面，对痉挛型——达到抑制躯干、髋关节及下肢的屈曲痉挛；对徐动型——达到促进腰部、髋关节及下肢伸直、外展和外旋，见图 10-21。

j. 伸直和内旋上肢，屈曲腰部，对痉挛型——达到促进髋和膝关节屈曲；对徐动型——达到抑制痉挛和髋、膝关节的过分伸直，见图 10-22。

k. 四点跪将一只腿轻轻抬起，然后将患儿身体向前后摇荡，达到促进平衡反应，见图 10-23。

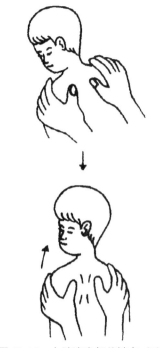

图 10-13　上肢连肩部关键点（5）

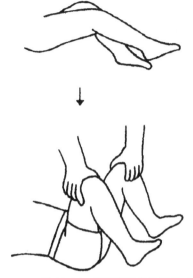

图 10-14　下肢连骨盆关键点（1）

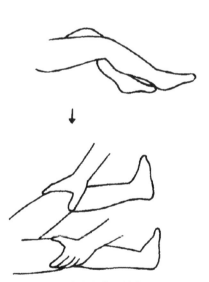

图 10-15　下肢连骨盆关键点（2）

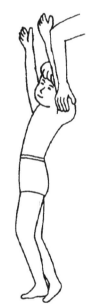

图 10-16　下肢连骨盆关键点（3）

以上是 Bobath 法的训练方法举例，采用哪种方法是因人而异的，关键是要掌握正常小儿运动发育规律及对技术治疗的理解。在此基础上根据不同类型的脑瘫儿特点及存在的主要问题，结合治疗原则、目的，边训练，边评价，边调整训练方法，以达到理想效果。

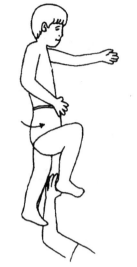

图 10-17 下肢连骨盆关键点（4）

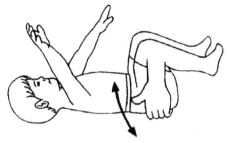

图 10-18 下肢连骨盆关键点（5）

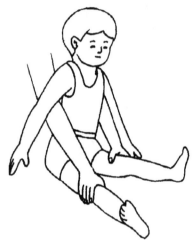

图 10-19 下肢连骨盆关键点（6）

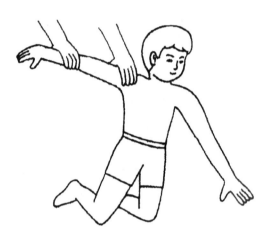

图 10-20 下肢连骨盆关键点（7）

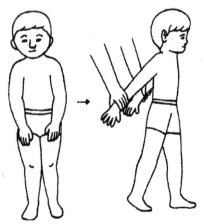

图 10-21 下肢连骨盆关键点（8）

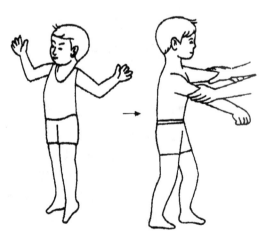

图 10-22 下肢连骨盆关键点（9）

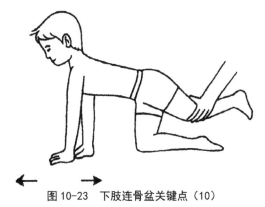

图 10-23　下肢连骨盆关键点（10）

3．作业疗法（occupational therapy，OT）

作业疗法的内容十分广泛，对脑瘫儿童主要训练目的是促进上肢功能的改善，加强手眼协调能力和手的精细动作，使患儿达到生活自理能力以及能接受教育的条件。

（1）进食训练：针对患儿在进食中经常出现的问题给以不同的指导训练。例如，进食时首先要摆正进食的位置，以放松和减轻痉挛；控制患儿的下颌，加强患儿的咀嚼能力；在餐具和食品上也要加以改造，以便适合脑瘫儿，例如，最好选用硬塑料餐具，勺面要浅平，盘和碗要带有把手和防滑功能等。训练时要有耐心，可把进食动作分解成几个连贯的小动作，分头训练，以后再将其连贯起来。训练时要注意在保证患儿进食量的基础上，每日 3 餐都要训练，见图 10-24。

（2）穿脱衣训练：由于脑瘫型别、程度、年龄等原因，训练方法有所不同。开始训练时要从简单穿衣裤开始，首先让患儿了解穿脱衣的顺序，脱衣时先脱健侧，后脱患侧；穿衣时先穿患侧，再穿健侧；先给予辅助，后逐渐减少辅助，使其学会自己独立穿衣、脱衣，见图 10-25。

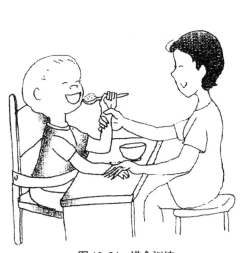

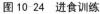

图 10-24　进食训练

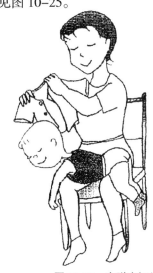

图 10-25　穿脱衣训练

（3）大小便训练：一般情况可从 2 岁开始训练，便盆的前面或两旁最好带有把手，以便给患儿一个稳定的姿势和位置。另外还要养成定时大小便的习惯，学会控制大小便，每日每次大小便都要给以训练机会。大小便的训练亦是综合能力的训练，例如，包括了穿脱裤子、站起、坐下等平衡训练，甚至蹲起训练等，便后处理又可训练患儿手的功能等，见图 10-26。

（4）清洁等其他生活动作训练：清洁、整容、社交、使用器具动作、床上动作、站立动作等训练，都要根据患儿的患病程度、性别、年龄等的不同制订出切实可行的计划，耐心地按照脑瘫儿康复训练的原则进行，见图 10-27。

作业疗法除以上自理动作的训练外，还有不良姿势的改善、坐位平衡能力的训练、上肢的协调性与双手灵巧性等功能训练以及认知、语言能力提高的训练等。

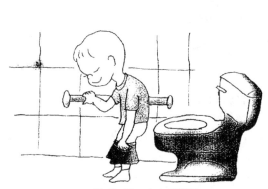
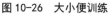

图 10-26 大小便训练

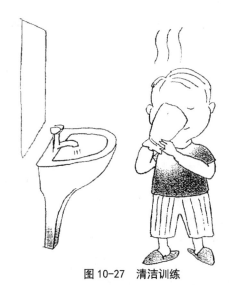

图 10-27 清洁训练

4. 语言治疗

脑瘫患儿大部分都伴有不同程度的语言障碍，因此，语言治疗是脑瘫儿全面康复的一项重要内容，应与其他治疗同时进行。语言治疗不仅要对那些有言语障碍的患儿进行有声的言语治疗，还要帮助不能使用言语进行交流的患儿建立一种代偿性的交流方式。目的是提高语言刺激，激发患儿对语言运用的兴趣，提高交往技能的运用能力，以应付日常生活及学习上的需要。语言治疗要在严格的评定基础上进行，常做的治疗训练举例如下。

（1）接受语言能力的训练：如在提示下让患儿停止进行中的活动，听到叫自己姓名时能聆听教师指示等；符号理解训练，如对实物的理解能力，对玩具的理解能力等；语言理解训练，如环境适应，理解单字或双字词的意义；与交往技能有关的训练，如视觉、听觉和其他知觉的训练。

（2）表达语言能力训练：包括口语前训练，如动作或手势、模仿能力训练等；语言表达能力训练，如单词、双词、简单短句的训练；非语言表达能力训练，如手势或动作训练、沟通板训练等。

（3）构音障碍训练：包括基础性训练，如改善下颌及上唇的控制、改善舌的控制、控制不随意运动、促进协调运动、改善口腔的知觉等；构音障碍应参照构音检查的结果对患儿进行训练，一般先由构音容易的音开始（双唇音），然后向较难的音（软腭音、齿音、舌齿音等）方向进展。

5. 矫形器、拐杖、轮椅等助行器的应用

脑瘫患儿应用矫形器的目的是帮助患肢负重，保持良好肢位，起到局部稳定作用，预防和纠正肢体挛缩变形，辅助肢体功能，控制不随意运动等作用。矫形器包括对尖足、外翻扁平足、内翻足、膝部屈曲或过伸、双髋内收、腕和手指畸形的协助矫正作用。其他，保持站立位的装置、保持坐位装置等亦常用。行走困难的患儿重要的移动工具是轮椅，借助轮椅移动可达到代步的目的。必要时可在轮椅上配备适当的托板及靠垫矫正其异常姿势。拐杖、步行器的应用可使患儿身体的支撑面增大，重心摆幅减少，增加身体的稳定性，从而达到辅助站立和行走的目的。随着对康复专业的重视和发展，其应用越来越广泛。实践证明，如果拥有必备的基础设施和辅助器具，残疾儿就可以从童年开始融入社会。

6. 心理治疗及教育康复

（1）脑瘫儿童由于运动功能障碍、动作受限、活动范围缩小，往往又伴随智力低下，因而，经常导致心理上的异常发展。异常心理往往又导致异常行为，进一步限制了患儿的运动、语言等能力的发展。例如，脑瘫患儿经常出现的过度依赖与胆小、情绪极不稳定、自我控制能力低下、敏感、自卑、注意力分散、对环境适应能力差、自伤或他伤等异常，应由专科心理治疗师担当。主要方法是首先对患儿心理进行评定，然后进行个别心理疗法、集体疗法、行为疗法、家庭疗法及其他文体音乐疗法等，循序渐进、学用结合地加强正面教育，多给以鼓励，创造正常的心理环境，要在躯体和智力康复的同时注意心理康复。

（2）脑瘫儿既然是社会中的一分子，就应该像其他儿童一样享受义务教育，使他们能根据其本身的能力，接受知识灌输，学习理解事物、交流信息及学习文化，为将来社会自立做好准备。由于脑瘫儿在运动和智能上受限制，一般学校的环境不适用，应该根据他们的特殊能力和需要的设备，制定特别的课程和采用不同的教学方法进行特殊教育。

目前国际上流行的、国内也正在推广的引导式教育，也是一种非常好的脑瘫康复形式。它是由引导员组成的以小组形式、对脑瘫儿进行训练和教育的方法。目的是使儿童从生理到心理得到综合完整的发展，使患儿获得能作为社会上一个有用的成员所需要达到的适应水平。引导式教育的特点是 24 h 的集体疗育，引导员是在运动的课题中实施教育的专家，重视给予患儿以动机、节律性意向、教育的间接支援和各种各样的促通方法等。引导式教育的关键在于众多训练的统一，儿童在任何时候都应被视为一个整体。在脑瘫的康复中我们应实施以引导式教育为主的综合的全面的脑瘫康复方法。

在教育模式中，音乐治疗也占有重要地位，因为目前音乐心理学和音乐治疗心理学的研究新进展，提示音乐治疗对身心障碍儿作用的原理，因而对脑瘫儿的音乐治疗，实际上是一种音乐教育，或者叫特殊音乐教育。对患儿来说音乐也是一种最好的交流手段。脑瘫儿的音乐治疗效果是长期而逐渐地累积起来的。音乐治疗要制定流程，进行评价，评定音乐治疗目标，拟定音乐治疗策略，制订音乐治疗计划、实施计划，评估治疗效果等，在制订计划时与其他康复手段密切相结合一起。

第四节　不同类型的小儿脑瘫推拿治疗方法

一、痉挛型脑瘫

推拿治疗痉挛型脑瘫时，可根据其牵张反射亢进、持续性肌紧张引起运动功能障碍两个特征进行治疗。痉挛型双瘫，侧重于治疗双下肢、腰腹部；痉挛型偏瘫，侧重于治疗偏瘫侧的上下肢体及对侧头顶颞部。在缓解痉挛肌治疗时，要对其弱化的拮抗肌采用不同的推拿治疗手法，增加肌张力和肌力，同时进行治疗。痉挛型脑瘫推拿治疗手法Ⅰ与手法Ⅱ，可按疗程交替使用，也可选择性应用或增加新的治疗手法。推拿治疗与其他疗法共同综合治疗，效果显著。

（一）治疗原则

疏通经络、行气活血、理筋整复、缓解痉挛。

（二）操作

推拿治疗手法Ⅰ：

1. 头部

1）取穴及部位。

百会、四神聪、神庭、印堂、顶颞前斜线、顶颞后斜线、顶旁 1 线、顶旁 2 线。

2）主要手法。

一指禅推法、按揉法、梳法。

3）操作方法。

仰卧位或坐位。

（1）用一指禅推法，从印堂穴向上经神庭穴推至百会穴，反复操作 3 遍。

（2）用拇指螺纹面按揉以上腧穴，每穴约半分钟，以酸麻胀得气为宜。同时配合用五指叩点或散点作用于腧穴及腧穴周围刺激区。

（3）用一指禅推法，推以上头部四条标准线，从上向下，反复操作 3 遍。

（4）用五指梳法，从前发际梳至后发际。用双手五指梳法从顶部分梳至耳部，反复操作 5 遍。

2. 上肢部

1）取穴及部位。

肩髃、曲池、臂中、外关、合谷，肩及上肢部。

2）主要手法。

按揉、拿捏、摇。

3）操作方法。

（1）患儿仰卧位，术者坐在侧方，用单手或双手拿捏肩关节周围及上肢的软组织，从上向下，反复操作3～5遍。以痉挛肌为重点。

（2）仰卧位，术者一手固定患儿的上肢，另一手以拇指螺纹面按揉以上的腧穴，每穴约半分钟，以酸麻胀得气为宜。

（3）仰卧位，术者一手扶持患儿的上肢，另一手轻摇患儿的肩、肘、腕、指各关节。同时配合做肩关节外展、外旋，肘关节伸屈，腕关节背伸桡偏，拇指外展，指间关节伸展等被动运动。

（4）患儿俯卧位，术者一手扶持患儿，另一手用指揉法或掌揉法、鱼际揉法作用于肩胛周围及颈项两侧3～5遍，同时配合做上肢外旋、上举，肩关节外展等被动运动。

3. 腰背骶部及下肢后侧部

1）取穴及部位。

脾俞、肝俞、肾俞、环跳、承扶、委中、承山，腰背骶部，下肢后侧部。

2）主要手法。

按揉、拍打、推。

3）操作方法。

患儿俯卧位。

（1）术者用双手掌或双手掌根部，施"八字推法"，推患儿背部的督脉及双侧的足太阳膀胱经络。从上向下，从颈部推至骶尾部。反复操作2～3遍。如果患儿短小，可用单手操作。推力要平稳着实。

（2）用拇指螺纹面按揉以上腧穴，每穴约半分钟，以酸麻胀得气为宜。

（3）用单手掌根部或大小鱼际部，按揉患儿的腰背骶部，下肢后侧的软组织，从上向下，反复操作2～3遍。

（4）用双手虚掌或单手虚掌轻快拍打腰背骶部、臀部、双下肢后侧部，从上向下，反复操作2～3遍。重点拍打腰部、臀部、双侧大腿的后部。同时配合做腰后伸、后屈小腿等被动运动。

4. 下肢前侧及内外侧部

1）取穴及部位。

髀关、伏兔、风市、足三里、阳陵泉、解溪，下肢前侧及内外侧部。

2）主要手法。

按揉、拿捏、摇。

3）操作方法。

患儿仰卧位。

（1）术者坐在患儿的侧方，用单手或双手按揉或拿捏患儿大小腿部的软组织，反复操作3～5遍，以痉挛肌为重点。

（2）术者一手固定患儿的下肢，另一手以拇指螺纹面按揉以上的腧穴，每穴约半分钟，以酸麻胀得气为宜。

（3）术者一手扶持患儿下肢，另一手轻摇髋、膝、踝、趾各关节。同时配合做髋关节外展、外旋，膝关节伸屈，踝、趾关节背伸等被动运动。

推拿治疗手法Ⅱ：

1. 头部

参照推拿治疗手法Ⅰ。

2. 上肢部

1）取穴及部位。

臂臑、曲池、肘髎、外关、合谷，肩部，上肢部。

2）主要手法。

按揉、搓、抖、搓、捻。

3）操作方法。

仰卧位。

（1）术者坐于患儿的侧方，用掌搓法或拳搓法作用于患儿的肩关节周围及整个上肢的软组织，从上向下，反复操作 3 ~ 5 遍。以内侧屈肌为重点。

（2）术者一手固定患儿的上肢，另一手以拇指螺纹面按揉以上的腧穴，每穴约半分钟，以酸麻胀得气为宜。

（3）用双手掌挟持患儿上肢，从上向下搓揉患儿的上肢 2 ~ 3 遍。同时配合做肩关节外展、外旋，肘关节伸屈，腕关节背伸桡偏，拇指外展，指间关节伸展等被动运动。

（4）术者一手扶持患儿肩部，另一手握住腕部用抖法，抖患儿上肢 2 ~ 3 遍，最后用拇指、示指捻患儿五指。

3. 腰背骶部及下肢后侧部

1）取穴及部位。

八谬、环跳、殷门、委中、承山、脾俞、肝俞、肾俞，腰背部，下肢后侧部。

2）主要手法。

按揉、拿捏、叩击、搓。

3）操作方法。

俯卧位。

（1）术者用掌搓法或拳搓法，作用于患儿背部的双侧足太阳膀胱经络及双侧华佗夹脊穴，从上向下，反复操作 2 ~ 3 遍。以同样的手法，从患儿的臀部向下搓到股后部、小腿后部最后至跟腱部，从上向下，反复操作 3 ~ 5 遍。重点做痉挛的小腿三头肌。

（2）用拇指螺纹面，按揉以上腧穴，每穴约半分钟，以酸麻胀得气为宜。

（3）用单手或双手拿捏患儿的双下肢后部，从上向下，反复操作 3 ~ 5 遍。同时配合做腰、髋后伸，屈小腿等被动活动。

（4）用单手或双手空拳叩击患儿的腰背骶部、臀部及大腿后侧部，从上至下，反复操作 2 ~ 3 遍。

4. 下肢前侧及内外侧部

1）取穴及部位。

髀关、阴市、梁丘、足三里、阴陵泉、三阴交，下肢前侧及内外侧部。

2）主要手法。

按揉、搓、抖、搓、捻。

3）操作方法。

仰卧位。

（1）术者坐在患儿的侧方，用掌搓法或拳搓法作用于患儿的下肢前侧（从髀关穴至髌骨上缘）、内侧（从腹股沟至股骨内侧髁）、外侧（从髀关穴到膝部至外踝部），从上向下，反复操作 3 ~ 5 遍，重点做大腿内侧的内收肌群。

（2）术者一手固定患儿的下肢，另一手以拇指螺纹面按揉以上腧穴，每穴约半分钟，以酸麻胀得气为宜。

（3）用双手掌挟持患儿下肢，搓揉患儿的下肢 2 ~ 3 遍。同时配合做髋关节外展、外旋，膝关节伸屈，踝、趾关节背伸等被动运动。

（4）用一手或双手握住患儿下肢踝部，用抖法，抖下肢 2 ~ 3 遍，最后用拇指、示指捻患儿五趾。

二、紧张性不随意运动型脑瘫

紧张性不随意运动型脑瘫，既有不随意运动特点，又有痉挛型特点。身体呈非对称姿势。因为肌紧张亢进，所以不随意运动相对不明显。痉挛多发生在身体的近端，不随意运动多发生在身体的远端。重者出现角弓反张。

（一）治疗原则

舒筋通络、行气活血、缓解肌痉挛。

（二）操作

1. 头部

1）取穴及部位。

百会、风府、天柱、大椎，双侧舞蹈震颤区。

2）主要手法。

按揉、拿捏、梳、擦法。

3）操作方法。

仰卧位或坐位。

（1）左手扶持头部，右手用五指梳法，从前发际梳至后发际，用双手五指梳法，从头顶部梳至头侧部。反复操作 3 ~ 5 遍。

（2）一手扶持头部，另一手用擦法，擦双侧舞蹈震颤区，微热为止。

（3）用拇指螺纹面，按揉以上腧穴，每穴约半分钟，以酸麻胀得气为宜。

（4）拿捏颈项部 3 ~ 5 遍。仰卧位，头前屈 5 ~ 10 遍。

2. 上肢部

1）取穴及部位。

肩髎、肘髎、臂中、合谷、中渚。

2）主要手法。

按揉、滚、摇、搓、抖、捻法。

3）操作方法。

仰卧位。

（1）按揉肩关节周围及上肢软组织，从肩到腕，反复操作 3 ~ 5 遍。

（2）术者一手固定患儿的上肢，另一手用滚法，从肩到腕，滚上肢 3 ~ 5 遍。重点滚上肢内侧肌群。

（3）用拇指螺纹面点揉以上腧穴，每穴约半分钟，以酸麻胀得气为宜。

（4）轻摇肩、肘、腕、指关节。同时配合做肩关节外旋、内收，肘关节伸屈，腕关节背伸，拇指外展，指间关节伸展等被动运动。

（5）搓揉上肢，捻五指各 3 ~ 5 遍。

3. 颈、胸、腰背骶部及下肢后侧部

1）取穴及部位。

肝俞、脾俞、肾俞、环跳、承山、足太阳膀胱经第一条侧线，华佗夹脊穴，腰背骶部，下肢后侧部。

2）主要手法。

按揉、滚、按压法。

3）操作方法。

俯卧位。

（1）用掌或大小鱼际按揉背部双侧足太阳膀胱经第一条侧线，华佗夹脊穴及臀部，股后部，小腿后侧部，从上向下，反复操作 3 ~ 5 遍。重点做华佗夹脊穴。

（2）用拇指螺纹面按揉肝俞、脾俞、肾俞、环跳、承山穴，每穴约半分钟，以酸麻胀得气为宜。

（3）用掌滚法或拳滚法作用于胸、腰背骶部、臀部、股后部及小腿后侧部至跟腱止，从上向下，反复操作 3 ~ 5 遍。

（4）用双掌按压或按推两侧肩胛带 3 ~ 5 遍。

4. 下肢前侧，内外侧部

1）取穴及部位。

髀关、伏兔、足三里、阳陵泉、解溪、太冲。

2）主要手法。

按揉、滚、摇。

3）操作方法。

仰卧位。

（1）用按揉法、滚法作用于下肢前侧（从腹股沟至髌骨上缘）、内侧（从腹股沟至股骨内侧髁）、外侧（从髀关穴经足三里穴至解溪穴），从上向下，反复操作各 3～5 遍。

（2）用拇指螺纹面按揉以上腧穴，每穴约半分钟，以酸麻胀得气为宜。

（3）双侧下肢屈髋屈膝，摇髋、膝、踝关节及腰部 3～5 遍，同时配合做下肢各关节的被动运动。

三、非紧张性不随意运动型脑瘫

非紧张性不随意运动型脑瘫，肌紧张多在随意运动时，从低到高来回变化，表现为明显的动摇性。不随意运动由近端到远端是本型的最大特点。本型头部调节差，呈非对称性姿势，眼与手协调障碍，有意向性震颤与姿势震颤，推拿时要注意控制全身的稳定性。

（一）治疗原则

调整脏腑、疏通经络、行气活血、抑制不随意运动。

（二）操作

1. 头部

1）取穴及部位。

百会、四神聪、风池、气海、双侧舞蹈震颤区。

2）主要手法。

按揉、按压、一指禅推法、叩法。

3）操作方法。

仰卧位。

（1）术者用右掌心按压百会穴，左手掌按压气海穴，然后右手掌逐渐用力，使掌力由颈椎直达腰骶，可促进头部稳定。

（2）用一指禅推法，从上向下，推双侧舞蹈震颤区 3 遍。

（3）用拇指螺纹面，按揉百会、四神聪、风池穴，每穴约半分钟，以酸麻胀得气为宜。

（4）用五指叩点或散点作用于头部百会、四神聪、风池穴及周围刺激区、双侧舞蹈震颤区。

2. 上肢部

1）取穴及部位。

臂臑、曲池、手三里、外关、八邪。

2）主要手法。

拿捏、推、拍、叩、擦法。

3）操作方法。

仰卧位。

（1）拿捏或推揉肩关节周围及上肢，从肩至腕，反复操作 3～5 遍。

（2）用拇指指端点按以上腧穴，每穴约半分钟，以酸麻胀得气为宜。

（3）用拍法或叩法作用于肩关节周围及上肢，从上向下，反复操作 3～5 遍。同时配合做双上肢对称前伸、上举、交叉等对称性被动运动。

（4）用掌擦法，擦肩关节周围及上肢，温热为度。

3. 颈、胸、腰背骶部及下肢后侧部

1) 取穴及部位。

肝俞、胃俞、肾俞、腰阳关、委中、承筋、督脉、华佗夹脊穴，颈胸腰背骶部，下肢后侧部。

2) 主要手法。

推法、拍打、叩击、擦法。

3) 操作方法。

俯卧位。

（1）用八字推法或掌根推法，推督脉及双侧华佗夹脊穴，从颈部推至骶尾部，从环跳穴推至跟腱处，反复操作 3～5 遍，重点推华佗夹脊穴。

（2）用拇指指端点按以上腧穴，每穴约半分钟，以酸麻胀得气为宜。

（3）轻快拍打或叩击腰背骶部、臀部及下肢后侧部，自上向下，反复操作 3～5 遍。

（4）用掌擦法，擦腰背骶部、臀部及下肢后侧部，温热为度。

4. 下肢前侧、内外侧部

1) 取穴及部位。

风市、阴市、鹤顶、膝眼、飞扬、三阴交，下肢前侧，内外侧部。

2) 主要手法。

推、拍打、叩击、擦法。

3) 操作方法。

仰卧位。

（1）用拳推法或掌根推法作用于下肢前侧、内外侧，从上向下，反复操作各 3～5 遍。

（2）用拇指指端点按以上腧穴，每穴约半分钟，以酸麻胀得气为宜。

（3）轻快拍打或叩击下肢前、内外侧部，自上而下，反复操作各 3～5 遍。

（4）用掌擦法作用于下肢前、内外侧部，温热为度。

四、肌张力低下型脑瘫

肌张力低下型脑瘫的主要特点是肌张力低下，抗重力肌发育障碍自主活动的能力低下，呈瘫软状态。推拿时宜给予稍强手法刺激如快速牵拉、挤压、推压、拍打、叩击擦刷等，以提高肌张力。

（一）治疗原则

补益肝肾，健脾和胃，强筋壮骨，活血生肌。

（二）操作

1. 上肢部

1) 取穴及部位。

肩髃、臂臑、曲池、尺泽、手三里、外关、列缺、合谷穴，肩及上肢部。

2) 主要手法。

拿捏、推揉、挤压、按压、拍打、叩、擦法。

3) 操作方法。

仰卧位。

（1）用拿捏法或推揉法作用于肩及上肢部的手三阴经络、手三阳经络。反复操作 3～5 遍，同时配合做稍快速的上肢各关节被动运动。

（2）推压或挤压肩、肘、腕关节各半分钟。

（3）用指按压以上腧穴，每穴约半分钟，以酸麻胀得气为宜。

（4）用拍打法或叩法，作用于上肢，从上向下，反复操作 3～5 遍。

（5）用掌擦肩部及上肢部，以透热为宜，推压、捻五指。

2. 胸腹部

1）取穴及部位。

中府、膻中、中脘、气海、关元，腹部。

2）主要手法。

按揉、摩法。

3）操作方法。

仰卧位。

（1）顺时针按揉腹部约 1 分钟。掌摩或指摩腹部约 3 分钟。

（2）用指按揉以上腧穴，每穴约半分钟，以酸麻胀得气为宜。

3. 腰背部，下肢后侧部

1）取穴及部位。

肺俞、肝俞、胃俞、脾俞、命门、腰阳关、八髎、环跳、居髎、承扶、委中、承山、飞扬，督脉，足太阳膀胱经第一条侧线，下肢后侧部。

2）主要手法。

按压、拿捏、拍打、叩击、推、擦法。

3）操作方法。

俯卧位。

（1）用双手或单手掌根部推督脉及足太阳膀胱经第一条侧线，下肢后侧部，从上向下，反复操作 3～5 遍，按压以上部位从上向下，反复操作 3～5 遍。

（2）拿捏下肢后侧部，从上向下，反复操作 3～5 遍。

（3）用指按压以上腧穴，每穴约半分钟，以酸麻胀得气为宜。

（4）用拍法或叩法，作用于腰背部及下肢后侧部，从上向下，反复操作 3～5 遍。

（5）用掌擦法作用于督脉及足太阳膀胱经第一条侧线、下肢后侧部，以透热为宜。

（6）做小儿捏脊疗法。

4. 下肢前、内外侧部

1）取穴及部位。

髀关、鹤顶、膝眼、阳陵泉、足三里、三阴交，下肢前、内外侧部。

2）主要手法。

拿捏、推揉、挤压、按压、拍打、擦法。

3）操作方法。

仰卧位。

（1）用拿捏法或推揉法作用于下肢足三阳经络及足三阴经络，反复操作 3～5 遍，同时配合做下肢各关节的被动运动，速度频率可稍快。

（2）挤压或推压髋、膝、踝关节各半分钟。

（3）用指按压以上腧穴，每穴约半分钟，以酸麻胀得气为宜。

（4）用拍打法作用于下肢，从上向下，反复操作 3～5 遍。

（5）用掌擦下肢前侧、内外侧部，以透热为宜，最后推压、捻五趾。

五、强直型脑瘫

单纯的强直型脑瘫十分少见，多与痉挛型混合。其特点是全身肌张力显著增高，躯干四肢异常僵硬，主动运动减少。在被动运动时抵抗是均匀一致的、双向的，在缓慢运动时最大。推拿治疗手法 I 与推拿治疗手法 II，根据病情可按疗程交替使用，也可选择性综合使用，以缓解肌张力。

（一）治疗原则

疏通经络，行气活血，整筋理复，滑利关节。

（二）操作

推拿治疗手法Ⅰ：

1. 头部

参照痉挛型脑瘫，头部推拿治疗手法。

2. 上肢部

1）取穴及部位。

大陵、曲池、臂中、外关、合谷，肩及上肢部。

2）主要手法。

按揉、拿捏、搓、抖、捻。

3）操作方法。

仰卧位。

（1）用掌或大小鱼际按揉肩关节周围及整个上肢软组织，从上向下，反复操作3～5遍。

（2）用拇指螺纹面按揉以上腧穴，每穴约半分钟，以酸麻胀得气为宜。

（3）拿捏肩关节周围及整个上肢软组织，从上向下，反复操作3～5遍。

（4）用双手掌相对用力，由上向下搓上肢3～5遍。用双手或单手握住腕部，抖上肢3～5遍。搓法与抖法交替进行，最后捻五指。

3. 胸腰背部及下肢后侧部

1）取穴及部位。

肝俞、脾俞、肾俞、环跳、委中、承山，督脉，双侧足太阳膀胱经第一条侧线，双侧华佗夹脊穴，下肢后侧部。

2）主要手法。

按揉，拿捏。

3）操作方法。

俯卧位。

（1）用单掌或大小鱼际，按揉督脉，双侧足太阳膀胱经，双侧华佗夹脊。按揉臀部及双下肢后侧部，从上向下，反复操作3～5遍。

（2）用拇指螺纹面按揉以上腧穴，每穴约半分钟，以酸麻胀得气为宜，同时配合做髋后伸、屈小腿等被动运动。

（3）拿捏双侧下肢后侧部软组织，从上向下，反复操作3～5遍。

4. 下肢前侧及内外侧部

1）取穴及部位。

髀关、伏兔、足三里、阳陵泉、解溪、太冲，下肢前、内外侧。

2）主要手法。

按揉、拿捏、抖法、捻法。

3）操作方法。

仰卧位。

（1）用掌根或大小鱼际按揉大腿的前内、外侧及小腿的前外侧，从上向下，反复操作3～5遍，重点按揉肌张力高的肌群。

（2）用拇指螺纹面按揉以上腧穴，每穴约半分钟，以酸麻胀得气为宜，同时配合做下肢各关节的主被动运动。

（3）拿捏下肢前，内外侧软组织。从上向下反复操作3～5遍。

（4）用单手或双手握住踝部，抖下肢3～5遍，最后捻五趾。

推拿治疗手法Ⅱ：

1. 头部

参照痉挛型脑瘫，头部推拿治疗手法。

2. 上肢部

1）取穴及部位。

臂臑、曲池、臂中、外关、中渚，肩及上肢部。

2）主要手法。

按揉、摇、滚法。

3）操作方法。

仰卧位。

（1）用掌滚法作用于肩关节周围及整个上肢，从上向下，反复操作3～5遍。

（2）用拇指螺纹面按揉以上腧穴，每穴约半分钟，以酸麻胀得气为宜。

（3）施摇法作用于肩、肘、腕、指关节，同时配合做上肢各关节的被动运动。手法宜轻，幅度由小到大。

3. 胸腰背部及下肢后侧部

1）取穴及部位。

胃俞、肾俞、腰阳关、承扶、承筋、昆仑，双侧足太阳膀胱经第一条侧线，双侧华佗夹脊，下肢后侧部。

2）主要手法。

按揉、摇、滚法。

3）操作方法。

俯卧位。

（1）用掌滚法或拳滚法作用于脊柱棘突两侧的足太阳膀胱经及华佗夹脊穴。向下滚臀部及下肢后侧部，从上向下，反复操作3～5遍。

（2）用拇指螺纹面按揉以上腧穴，每穴约半分钟，以酸麻胀得气为宜，同时配合做髋后伸、屈小腿等被动运动。

（3）做摇双下肢的髋、膝、踝关节手法，2～3分钟。

4. 下肢前、内外侧部

1）取穴及部位。

阴市、膝阳关、阴陵泉、上巨虚、丘墟、三阴交，下肢前侧、内外侧。

2）主要手法。

按揉、摇、滚法。

3）操作方法。

仰卧位。

（1）用掌滚法或拳滚法，作用于大腿的前侧，内外侧及小腿的前外侧，从上向下，反复操作3～5遍。重点做肌张力高的肌群。

（2）用拇指螺纹面按揉以上腧穴，每穴约半分钟，以酸麻胀得气为宜。

（3）用摇法作用于髋、膝、踝、趾关节，同时配合做下肢各关节的主被动运动。手法宜轻，幅度由小到大，速度需适宜。

六、共济失调型脑瘫

单纯的共济失调型脑瘫，临床上十分罕见，主要表现为平衡感觉障碍可引起不协调远动和辨距障碍。肌张力低下，但腱反射正常。推拿手法治疗，可根据患儿病情及具体情况，选择性地应用。

（一）治疗原则

调整脏腑，疏通经络，行气活血，荣筋养肌。

（二）操作

1. 头部

1）取穴及部位。

百会、风池、脑户、风府、枕下旁线，枕部。

2）主要手法。

按揉、梳法、推法、叩法。

3）操作方法。

俯卧位。

（1）用五指梳法，从百会穴向后梳至后发际，反复操作 3～5 遍。

（2）用拇指螺纹面按揉以上腧穴，每穴约半分钟，以酸麻胀得气为宜。

（3）用拇指平推法，从上向下推双侧枕下旁线，反复操作 3～5 遍。

（4）用拳推法，从上向下推枕部 3～5 遍，同时配合用五指端叩点枕部。

2. 上肢部

1）取穴及部位。

肩贞、曲池、少海、手三里、外关、合谷，肩及上肢部。

2）主要手法。

拿捏、拍打、擦法。

3）操作方法。

仰卧位。

（1）拿捏肩及上肢部，从上向下，反复操作 3～5 遍。

（2）用拇指螺纹面按揉以上腧穴，每穴约半分钟，以酸麻胀得气为宜。

（3）轻快拍打肩及上肢部，从上向下，反复操作 3～5 遍。

（4）用掌擦肩部及上肢部，温热为度。

3. 腰背部，下肢后侧部

1）取穴及部位。

大椎、肝俞、脾俞、肾俞、腰阳关、承扶、委中、悬钟、阳陵泉，督脉，足太阳膀胱经第一条侧线，腰背部及下肢后侧部。

2）主要手法。

按压、点压、拍打、推法。

3）操作方法。

俯卧位。

（1）用双手叠掌或单手掌按压督脉及足太阳膀胱经，下肢后侧部，从上向下，反复操作 3～5 遍。

（2）用单手掌根推足太阳膀胱经及下肢后侧部，从上向下，反复操作 3～5 遍。

（3）用拇指螺纹面按揉以上腧穴，每穴约半分钟，以酸麻胀得气为宜。

（4）轻快拍打或叩击腰背骶部、臀部及双下肢后侧部至跟腱处，从上向下，反复操作 3～5 遍。

4. 下肢前侧及内外侧部

1）取穴及部位。

阴市、足三里、梁丘、鹤顶、膝眼、飞扬，下肢前内外侧部。

2）主要手法。

拿捏、推揉、点压、拍打、叩击法。

3）操作方法。

仰卧位。

（1）施拿捏或推揉法，作用于下肢前内外侧部，从上向下，反复操作 3～5 遍。

（2）用拇指螺纹面按揉以上腧穴，每穴约半分钟，以酸麻胀得气为宜。

（3）轻快拍打或叩击下肢前内外侧部，从上向下，反复操作 3 ~ 5 遍。

七、混合型脑瘫

根据混合型脑瘫的特征，参阅以上各型脑瘫的推拿治疗手法，选择性地综合采用。

第五节　小儿脑瘫常见的合并障碍推拿治疗

一、智力障碍

智力障碍是脑瘫患儿最常见的合并障碍，脑瘫患儿智商的高低，直接影响患儿的预后。引起智能低下的主要原因有先天因素。父母禀赋不足，胎儿始生，禀受父精母血化生，若精薄血弱，阴阳二气俱为不足，失去胎养，则心脑发育不全而痴呆。后天因素主要是分娩难产，窒息缺氧，颅脑损伤出血，脑部感染等。治宜补益心肾，固本培元，填精益髓，补先天不足；健脾和胃，益气培土，固后天之本。以下推拿治疗手法及二组腧穴，可根据病情按疗程交替使用，也可选择性综合采用。

（一）治疗原则

补益心肾，健脾和胃，补气补血，增智健脑。

（二）取穴及部位

一组：百会、四神聪、神庭、本神、风府、足三里、三阴交、悬钟、内关。

二组：上星、头维、风池、大椎、照海、大钟、间使、脊三穴。（脊三穴：哑门穴下 1 寸，旁开 0.5 寸；第二胸椎棘突旁开 0.5 寸，十七椎穴旁开 0.5 寸。）

共用腧穴：肾俞、命门、关元、气海。

（三）主要手法

按揉、拿揉、一指禅推法、推、摩、抹、梳。

（四）操作方法

（1）用五指梳法，从前发际梳至后发际，反复操作 5 ~ 10 遍。

（2）用双手分推或分抹前额部及顶部，从中间向两边操作，反复操作 5 ~ 10 遍。

（3）用一指禅推法，从印堂穴向上推至百会穴；从大椎穴向上推至风府穴，反复操作 3 ~ 5 遍。

（4）用拇指螺纹面按揉以上腧穴，每穴约半分钟，以酸麻胀得气为宜。（用拇指、示指按揉风池穴、脊三穴）。

（5）用五指扣点或散点以上头部腧穴及周围刺激区 2 ~ 3 分钟。

（6）用双拇指螺纹面按揉双侧肾俞穴 1 分钟，擦命门穴，以微热为宜。

（7）顺时针摩腹 1 ~ 3 分钟，按揉关元穴，气海穴 1 分钟。

（8）拿揉颈项部，从上向下，反复操作 3 ~ 5 遍。

（9）按揉或掌推督脉及足太阳膀胱经第　条侧线，从上向下，反复操作 3 -- 5 遍。

二、言语障碍

脑瘫患儿约有 3/4 都伴有轻重不同的言语障碍。主要是言语发育迟缓，发音器官肌肉麻痹，造成运动性构音障碍及失语症。言语障碍严重地影响患儿的语言交流、感情交流及日常活动与学习。以下推拿治疗手法，分两组腧穴，可根据病情按疗程交替使用，也可选择性综合采用。

（一）治疗原则

利喉开音，醒脑开窍。

（二）取穴及部位

一组：百会、廉泉、哑门、通里、鱼际、合谷、肾俞。

二组：风府、上廉泉、天突、曲池、郄门、内关、肺俞。

共用特定线：双侧运动区下 2/5 处、语言二区、语言三区、颞前线、咽喉部三条侧线（第一条侧线为喉结旁开 1 分处直下，第二条侧线在喉结旁开 1.5 寸直下，第三条侧线在前两条侧线中间直下）。

（三）主要手法

按揉、拿揉、一指禅推法。

（四）操作方法

（1）用拇指、示指拿揉咽喉部三条侧线及两侧胸锁乳突肌，往返数次，手法宜轻快柔和。

（2）用一指禅推法，推双侧运动区下 2/5 处，语言二区，语言三区，颞前线往返数次。

（3）用拇指螺纹面按揉以上腧穴，每穴约半分钟，以酸麻胀得气为宜。

（4）用拇指、示指捏住患者喉部，左右活动，同时配合做语言练习。按五音配五脏，选择性发角、徵、宫、商、羽音，以调动相应脏腑经络功能。

（5）按揉口腔周围的肌肉，着重在地仓、迎香、人中、承浆、颊车穴周围部操作。同时配合做口唇闭锁、下颌开合、舌肌运动等训练，重点做舌徐徐前伸回缩运动。

三、视觉障碍

脑瘫患儿中有视觉障碍也较多，多为视网膜发育不良或枕叶视中枢及视神经变性、视觉传导路损伤所造成。主要有斜视、弱视、近视、远视、屈光不正、失明等眼部疾病，其中斜视、弱视多见，严重地影响患儿的日常生活和学习。中医学认为多为先天禀赋不足，后天发育不良，致使睛珠形态异常。肝开窍于目，肝肾亏虚、脾胃虚弱、正气不足是主要病因。以下推拿治疗手法，可根据患儿病情，辨证加减，选择性地采用。

（一）治疗原则

滋补肝肾，健脾和胃，疏通经络，解痉明目。

（二）取穴及部位

太阳、阳白、睛明、承泣、瞳子髎、球后、攒竹、鱼腰、丝竹空、风池、养老、光明、合谷、足三里、三阴交、肝俞、肾俞、脾俞、命门，枕下旁线、枕上旁线、枕上正中线。

（三）主要手法

按揉、一指禅推法、点按、指按、拿、擦、抹。

（四）操作方法

（1）患者仰卧位，双目微闭，术者用一指禅推法从右侧太阳穴处开始，缓慢地推向右侧阳白穴，然后经过印堂、左侧阳白穴，推到左侧太阳穴为止。再从左侧太阳穴开始经左侧阳白、印堂、右侧阳白穴，到右侧太阳穴为止。反复操作 3 ~ 5 遍。

（2）用双手拇指或中指端，轻轻按揉睛明、承泣、瞳子髎、球后、攒竹、鱼腰、丝竹空、太阳穴，每穴约半分钟，以酸麻胀得气为宜。

（3）用双手拇指指腹各抹上下眼眶，从内向外，反复各抹 3 ~ 5 遍。

（4）用一指禅推法或指推法，从上向下推枕下旁线、枕上旁线、枕上正中线，反复操作 3 ~ 5 遍。

（5）用拇指指端按揉或点按养老、光明、合谷、足三里、三阴交、肝俞、肾俞、脾俞穴，每穴约半分钟，以酸麻胀为度。

（6）拿风池、合谷穴，3 ~ 5 遍。横擦肾俞，命门穴以透热为度。

（7）内斜视者，重点按揉睛明、承泣穴；外斜视者按揉瞳子髎；上斜视者按揉球后、鱼腰穴；下斜视者按揉鱼腰、承泣穴；上睑下垂按揉阳白、鱼腰穴。

四、听觉障碍

听觉障碍多由核黄疸造成耳蜗蜗壳病变引起，多为高音区耳聋。不随意运动型脑瘫听觉障碍最多，也有一部分脑瘫患儿患有中枢性耳聋。由于听力障碍而引起言语障碍，严重影响患儿语言交流及日常生活与学习。推拿治疗主要根据"肾开窍于耳"及近部选穴的原则，疏调耳部及舌本经气，分两组腧穴，可根据病情辩证地按疗程交替使用，也可选择性综合采用。

（一）治疗原则

补肾益精，疏通经络，行气活血，通利耳窍。

（二）取穴及部位

一组：哑门、风池、听宫、听会、四渎、外关、支沟、合谷。

二组：翳风、耳门、上关、中渚、三阳络、会宗。

共用特定线及腧穴：颞后线、肾俞、命门。

（三）主要手法

按揉、推揉、一指禅推法、按压、擦。

（四）操作方法

（1）用指按揉或推揉耳部周围的循行经络、腧穴3～5分钟。

（2）用一指禅推法，推双侧颞后线3～5遍。

（3）用拇指或示指指面按揉以上腧穴，每穴约1分钟，以酸麻胀得气为宜。

（4）用双手拇指或示指按揉，按压双侧肾俞穴约1分钟，得气为宜，掌擦命门穴，微热为宜。

（5）双手掌捂紧双耳，突然松开，反复进行5～10遍，同时配合进行听力训练。

第十一章　常见疾病的针灸治疗

第一节　三叉神经痛

在三叉神经分布区内反复发作的阵发性、短暂性的剧烈疼痛，称为三叉神经痛。本病多发于面部一侧的额部、上颌部或下颌部。本病常反复发作，表现为慢性疾病，常于40岁后起病，女性多见。本病有原发性与继发性之别。原发性三叉神经痛的病因与发病机制尚未完全明确，多数人认为三叉神经根受到机械性牵拉和压迫是原发性三叉神经痛最可能的发病原因。继发性三叉神经痛常由颅内疾病和神经系统损害引起。本病属于中医学"头风""面痛"范畴。

本病多与外感风邪、情志不调、外伤等因素有关。风寒之邪侵袭面部阳明、太阳经脉，寒性收引，经脉凝滞，气血痹阻；或因风热毒邪侵袭面部，经脉气血壅滞，运行不畅；外伤或情志不调，或久病入络，使气血瘀滞。面部经络气血痹阻，经脉不通，产生面痛。眼部痛主要属足太阳经病证；上下颌部痛主要属手、足阳明和手太阳经病证。

一、临床表现

一侧面部三叉神经一支或几支分布区内突然发生剧烈疼痛，疼痛呈电击、刀割、撕裂或烧灼样，可伴有反射性面肌抽搐。每次发作历时数秒至2 min骤然停止，间歇期正常，无任何不适。一天可发作数次。发作常呈周期性，持续数天至数周，可自行缓解数月或更长时间，称为静止期。病程初期发作较少，静止期较长，随病情进展，发作加频，缓解期缩短。

疼痛常因说话、呵欠等张口动作，刷牙、洗脸等面部刺激，以及进食等诱发。通常疼痛发作自一侧的上颌支或下颌支开始，随病情发展而影响到同侧的其他分支。

二、诊断要点

（1）以三叉神经分布区反复发作性短暂的剧烈疼痛为主症。

（2）间歇期触压"扳机点"，如上下唇、鼻翼外侧、舌侧缘、颊黏膜、眼眶上缘等诱发区，常可引起疼痛发作。

（3）排除颅内占位性病变。

三、辨证施治

1. 辨证分型

（1）风寒证：有感受风寒史，面痛遇寒则甚，得热则轻，鼻流清涕。舌苔白，脉浮紧。

（2）风热证：痛处有灼热感，流涎，目赤流泪。舌苔薄黄，脉浮数。

（3）气血瘀滞：多有外伤史，或病程日久，痛点多固定不移。舌质暗或有瘀斑，脉涩。

2. 针灸治疗

治法：疏通经络、祛风止痛，以针刺为主，用泻法。以足太阳及手足阳明经穴为主。

主穴：攒竹、四白、下关、合谷、地仓、内庭、太冲。

方义：攒竹、四白、地仓、下关均为局部取穴，旨在疏通局部经络气血；合谷为手阳明经原穴，"面口合谷收"，与太冲相配可祛风定痉、通经止痛；内庭可清泄阳明风热。

加减：眼支痛者，加丝竹空、阳白；上颌支痛者，加颧髎、迎香；下颌支痛者，加承浆、颊车、翳风；风寒者，加列缺，风热者，加曲池、外关；气血瘀滞者，加内关、三阴交。

操作：针刺时宜先取远端穴。面部诸穴均宜深刺透刺，但刺激强度不宜过大。风寒证酌情加用灸法，每日 1 次，10 次为一疗程。

四、其他疗法

1. 耳针疗法

处方：额、颌、面颊、神门、交感。

操作：每次选 3 ~ 5 穴，毫针强刺激，留针 30 min，约隔 5 min 捻针 1 次。缓解期用弱刺激或压丸法，隔日 1 次，10 次为一疗程。

2. 腧穴注射疗法

处方：眼支痛，取攒竹；上颌支痛，取四白；下颌支痛，取下关。

药物：2% 盐酸普鲁卡因注射液或维生素 B_{12} 注射液。

操作：选上述任一种药液，按发病部位注入上述患侧腧穴，每隔 2 ~ 3 d 注射一次。

3. 皮内针疗法

操作：在面部寻找"扳机点"，将揿针刺入，以胶布固定，2 ~ 3 d 更换一次。

4. 刺络拔罐疗法

处方：颊车、地仓、颧髎。

操作：三棱针点刺，然后闪罐，拔出血液约 10 mL，隔日 1 次，5 次为一疗程。

五、文献摘要

《针灸大全》：两眉角痛不已，后溪、攒竹、阳白、印堂、合谷、头维。

《针灸甲乙经》：颔痛，刺足阳明曲周动脉见血，立已；不已，按经刺入迎，立已。

《备急千金要方》：攒竹、龈交、玉枕，主面赤、颊肿痛。

六、小结

针灸治疗本病有较好的疗效，尤其是对原发性三叉神经痛有较好的止痛效果。对于继发性三叉神经痛，如颅内疾病及神经系统损害引起者，疼痛多呈持续性而阵发性加剧，则应治疗其原发病。应注意排除脑部占位性病变。

第二节　特发性面神经麻痹

特发性面神经麻痹是指茎乳孔内面神经非特异性炎症所导致的周围性面瘫，又称贝尔麻痹或面神经炎。目前本病的病因尚不明了。近年对本病患者进行检查，发现其中 1/3 以上患者有一项或多项病毒抗体效价明显增高，提示与病毒感染有关。一般认为茎乳孔内的病毒感染，引起组织水肿或骨膜炎以压迫面神经，或因局部营养血管痉挛，导致神经组织缺血、水肿、受压而麻痹；亦有人认为局部组织水肿可能是免疫反应所致。本病可发于任何年龄，20 ~ 50 岁最多，男性略多于女性，常为单侧，起病急。本病属于中医学"口僻""口眼㖞斜"范畴。

本病多由劳累过度，正气不足，脉络空虚，卫外不固，风寒或风热之邪乘虚入中面部经络，以致气血阻滞，经筋受病，筋肉失于约束，而致口眼㖞斜。由于足太阳经筋为"目上冈"，足阳明经筋为"目下冈"，故眼睑不能闭合属于足太阳和足阳明经筋功能失调所致；口颊部主要为手太阳、手阳明、足阳明经筋所主，因此，口眼斜主要系该三条经筋功能失调所致。

一、临床表现

起病迅速，常在1～3 d内达到高峰。患者常于晨起刷牙，洗脸时发现口角流涎和㖞斜。部分患者病初可伴有患侧耳后乳突区、耳内或下颌角的疼痛。患者患侧面部表情肌动作完全丧失，不能皱额、蹙眉、闭眼、鼓腮、示齿和吹哨等；额纹消失，眼裂增大，鼻唇沟变浅，口角下垂，口歪向健侧。由于健侧面肌收缩，使患侧症状更为显著。患侧眼睑闭合不全，流泪，流涎。因上下睑不能闭合，形成所谓"兔眼"。鼓气和吹哨时，因口唇不能闭合而漏气。少数患者经久不愈，可后遗患侧面肌痉挛。患者症状迁延不愈，后期可出现口角偏向患侧，患侧的鼻唇沟反而加深，眼睑缩小，称为"倒错"现象。部分患者患侧舌前2/3味觉减退，听觉过敏，唾液分泌减少，角膜反射减退或消失。

本病与中枢性面神经麻痹的主要鉴别要点在于：中枢性面神经麻痹患侧下面部表情肌运动障碍，上面部表情肌运动基本正常，且多伴有偏瘫。

二、诊断要点

（1）多有受风寒病史，部分患者发病前3 d有耳后疼痛先兆。
（2）以突然发生的一侧面部瘫痪、口眼㖞斜为主症。
（3）排除中枢性面神经麻痹。

三、辨证施治

1. 辨证分型
（1）风寒证：见于发病初期，多由面部受凉引起，起病急，常于晨起刷牙、洗脸时发现口角流涎和㖞斜，患侧眼睑闭合不全，额纹消失，眼裂增大，鼻唇沟变浅，口角下垂，口歪向健侧。舌质淡红、苔薄白，脉浮紧。
（2）风热证：见于发病初期，多继发于感冒发热，兼见舌质红、苔薄黄，脉浮数。
（3）气血不足：多见于恢复期或病程较长的患者，兼见肢体困倦无力、面色淡白、头晕等症。

2. 针灸治疗
治法：活血通络、疏调经筋，针灸并用，用平补平泻法。以手足阳明、手足少阳经穴为主。
主穴：阳白、地仓、颊车、四白、翳风、颧髎、合谷。
方义：阳白为足少阳、手足阳明、阳维脉之会，可疏调额部经气。地仓为足阳明、任脉、阳跷脉之会，颊车为足阳明脉气所发，针刺时相互透刺，配合手太阳、手足少阳之会的颧髎穴以疏导面颊部经气。局部腧穴配以翳风，以及手阳明经原穴合谷，可祛风散寒、舒筋活络。
加减：风寒证者，加风池，以祛风散寒；风热证者，加曲池，以疏风泻热；抬眉困难者，加攒竹；鼻唇沟变浅者，加迎香；鼻唇沟㖞斜者，加水沟；颏唇沟歪斜者，加承浆；恢复期加足三里、气海。
操作：诸穴常规针刺。针刺得气后，面部腧穴平补平泻，恢复期可用灸法。急性期，面部腧穴手法不宜过重，肢体远端腧穴行泻法且手法宜重；恢复期，合谷行平补平泻法，足三里、气海用补法。

四、其他疗法

1. 皮肤针疗法
处方：阳白、太阳、地仓、颊车、合谷。
操作：用皮肤针叩刺上述腧穴，以局部微红为度，每日或隔日1次，10次为一疗程。本法适用于恢复期及后遗症期。

2. 腧穴注射疗法

处方：①太阳、翳风、温溜。②地仓、合谷、迎香。

药物：维生素 B$_1$ 注射液。

操作：每次选取 1 组腧穴，每穴注入 1 mL，每日 1 次。

3. 刺络拔罐疗法

处方：阳白、颧髎、地仓、颊车。

操作：先用三棱针点刺，然后拔罐。每周 2 次，适用于恢复期。

4. 电针疗法

处方：颊车、阳白、太阳、地仓。

操作：针刺得气后，接通电针治疗仪，以连续波刺激 10 ~ 20 min，强度以患者感觉适度、面部肌肉跳动为宜。此法不适用于急性期。

五、文献摘要

《针灸甲乙经》：口僻不正，翳风主之。

《铜人腧穴针灸图经》：客主人，治偏风口㖞斜。

《玉龙歌》：口眼㖞斜最可嗟，地仓妙穴连颊车。

《普济方》：口㖞、温溜、偏历、二间、内庭。

《针灸大成》：口眼㖞斜，先刺地仓、颊车、水沟、合谷。如愈后隔一月或半月复发，可针听会、承浆、翳风。

《神应经》：口眼㖞斜，颊车、水沟、太渊、合谷、二间、地仓、丝竹空。

六、小结

针灸治疗本病具有良好效果，是目前治疗本病安全有效的首选方法。患者应注意避免局部受寒吹风，必要时可戴口罩、眼罩防护。因眼睑闭合不全，灰尘容易侵入，每日滴眼药水 2 ~ 3 次，以防感染。

第三节　面肌痉挛

面肌痉挛为半侧面肌的阵发性不自主不规则抽动，通常情况下，仅限于一侧面部，因而又称半面痉挛。多在中年起病，以往认为女性多发，近几年统计表明，发病与性别无关。少数病例发展到最后可出现轻度的面瘫。本病属于中医学"筋惕肉瞤"范畴。

本病外因为风寒之邪客于经脉，经气运行不畅，筋脉收引而致面部肌肉拘紧瞤动；内因与气血亏虚、脾虚湿阻、肝肾阴亏使筋脉失养有关。或气血亏虚，面部肌肉失养，血虚生风而致肌肉瞤动；或素体脾胃虚弱，或因病致虚，脾胃受纳运化功能失常，津液气血生化之源不足，长期导致湿从内生，阻滞经脉气血运行而致面肌瞤动；或年老体弱，肾精不足，阴液亏耗，水不涵木，阴虚阳亢，而致风阳上扰使面肌阵发抽搐。

一、临床表现

病程初期多为一侧眼轮匝肌阵发性不自主的抽搐，此后，逐渐缓慢地向面颊乃至整个半侧面部发展，逆向发展者极为罕见。抽搐的程度轻重不等，可因疲劳、激动、精神紧张、自主运动而加剧，但不能自行模仿或控制，严重时甚至可呈痉挛状态。神经系统检查无阳性体征。少数患者抽搐发作时可伴有轻度面部疼痛。

二、诊断要点

（1）以一侧面部不自主抽动为主症。

（2）排除乳突及颅骨疾患。

三、辨证施治

1. 辨证分型

（1）风寒阻络：患侧面肌拘紧，眼睑瞤动，常因阴雨天气症状加重，舌质淡红、苔薄白，脉缓或弦紧。

（2）气血亏虚：患侧眼睑瞤动，面肌抽搐，伴有心悸眩晕，乏力白汗，面色无华，纳呆，便溏。舌质淡，脉细弱。

（3）脾虚湿盛：患侧眼睑瞤动，面肌抽搐，气短乏力，纳呆神疲，面色不华，伴有胸脘痞闷，食欲不振，头晕目眩。舌质淡、苔白腻，脉弦滑。

（4）肝肾阴亏：患侧眼睑瞤动，面肌抽搐，时发时止，伴有耳鸣健忘，失眠多梦，腰膝酸软。舌质红、少苔，脉细数。

2. 针灸治疗

治法：风寒阻络者，治宜祛风通络，针灸并用，用泻法；气血亏虚者，治宜补气养血，针灸并用，用补法；脾虚湿盛者，治宜健脾化痰，针灸并用，用平补平泻法；肝肾阴亏者，治宜滋肾柔肝，针灸并用，用补法。以手足阳明、足厥阴、足太阳及足少阳经穴为主。

主穴：合谷、太冲、血海、风池、四白、攒竹、地仓。

方义：合谷为手阳明大肠经之原穴，具有疏风解表、调理脏腑气血、活血镇痛的作用。太冲为足厥阴肝经原穴，可平肝熄风、清理头目、理气通络、镇痛止痉，合谷配太冲，有镇痛止痉等作用。血海能够调理血分，进而制止躁动之内风，气血充盈，经脉得以荣养，故内不生风。风池为手足少阳、阳维之会，可疏散风邪；四白、攒竹，可疏通局部经气；地仓，可调理阳明，以推动经气运行，以上各穴相配，起到疏通经络、平肝熄风、理气活血等作用。

加减：风寒阻络者，加外关、列缺、内庭、后溪，以祛风通络；气血亏虚者，加百会、足三里、气海、关元，以补气养血；脾虚湿盛者，加气海、足三里、三阴交、阴陵泉、丰隆、中脘，以健脾化痰；肝肾阴亏者，加太溪、三阴交，以滋肾柔肝。

操作：诸穴常规刺法。四肢部腧穴进针得气后，施以捻转提插补泻手法，促使经气感传，面部穴沿皮浅刺，施以补法或平补平泻法，不可过度提插捻转。留针 20 ～ 30 min。每日或隔日 1 次，10 次为一疗程。

四、其他疗法

1. 腧穴注射疗法

处方：翳风、颊车、四白、太阳、地仓、风池。

药物：地西泮注射液、维生素 B_1 注射液或维生素 B_{12} 注射液。

操作：每次选 2 ～ 3 穴，取上述任一种药液，每穴注入 0.2 ～ 0.5 mL，每日或隔日 1 次，10 次为一疗程。

2. 耳针疗法

处方：面颊、肝、神门、皮质下。

操作：毫针强刺激，留针 1 h，每日 1 次，10 次为一疗程。

3. 皮肤针疗法

处方：主穴取风池、合谷、太冲、阿是穴（抽动点）。病位在眼支分布区配阳白、鱼腰、太阳，病位在上颌支分布区配颧髎、迎香，病位在下颌支分布区配地仓、颊车、承浆。

操作：腧穴常规消毒，先用轻度叩刺法，待患者适应后予以中度叩刺。注意叩刺眼部区域时，嘱患者闭眼，不要转动眼珠。叩刺以面部潮红，患者感受轻度的热、胀痛，表皮少许渗血为度。每次叩刺 5 ～ 10 min，隔日 1 次，10 次为一疗程。

五、文献摘要

《针灸大成》：风动如虫行，迎香。眼睑瞤动，头维、攒竹。

《针灸聚英》：杂病歌，假如唇动如虫行，水沟一穴治之宁。

六、小结

本病是一种比较顽固的疾病。针灸治疗面肌痉挛有一定疗效，但目前仍缺少对此病的规律性把握，且临床疗效有差异，须进一步研究探寻。现代医学对于面肌痉挛的病因尚无明确定论，主要有外周和中枢两大类病因学说。外周因素最常见的是血管压迫学说。其一，长期血管压迫使面神经髓鞘受损，神经纤维暴露，神经冲动短路，产生面肌痉挛；其二，血管搏动直接刺激面神经产生有节律的面肌痉挛。中枢性因素是脑桥的面神经运动核由于炎症等因素的影响，使神经节细胞出现异常的突触联系，产生局灶性癫痫样放电。在治疗方面，尚无更好的方法。

参 考 文 献

［1］王颖. 全科康复医学［M］. 上海：上海交通大学出版社，2018.

［2］郭铁成，黄晓琳，尤春景. 康复医学临床指南［M］. 北京：科学出版社，2016.

［3］陈立典，吴毅. 临床疾病康复学［M］. 北京：科学出版社，2016.

［4］王刚. 临床康复医学［M］. 武汉：湖北科学技术出版社，2017.

［5］沈光宇. 康复医学［M］. 南京：东南大学出版社，2016.

［6］郭华. 常见疾病康复［M］. 北京：人民卫生出版社，2016.

［7］励建安，江钟立. 康复医学［M］. 北京：科学出版社，2016.

［8］余航. 康复医学基础与临床［M］. 北京：科学技术文献出版社，2019.

［9］刘立席. 康复评定技术［M］. 北京：人民卫生出版社，2016.

［10］崔剑平. 中国传统康复技术［M］. 武汉：华中科技大学出版社，2018.

［11］马志刚. 临床康复医学［M］. 长春：吉林科学技术出版社，2016.

［12］欧阳亚涛. 疾病与损伤康复［M］. 北京：华夏出版社，2020.

［13］励建安，张通. 脑卒中康复治疗［M］. 北京：人民卫生出版社，2016.

［14］陈红霞. 神经系统疾病功能障碍［M］. 北京：人民卫生出版社，2016.

［15］张纯伟，赵军，孙建中，等. 常见神经系统疾病诊疗与康复措施［M］. 北京：科学技术文献
出版社，2017.

［16］孙洁. 神经内科疾病诊疗与康复［M］. 长春：吉林科学技术出版社，2019.

［17］宫文良. 神经系统常见疾病诊疗与康复［M］. 哈尔滨：黑龙江科学技术出版社，2020.

［18］李晓捷. 实用儿童康复医学［M］. 北京：人民卫生出版社，2016.

［19］马菁华，卢艳丽，李玉平. 常见疾病诊疗与康复［M］. 长春：吉林科学技术出版社，2019.

［20］梅求安. 临床康复评定与治疗［M］. 长春：吉林科学技术出版社，2019.

［21］王振虎. 常见关节疾病的诊疗与康复［M］. 天津：天津科学技术出版社，2019.

［22］曲超法. 老年常见病的治疗与调养［M］. 上海：上海科学技术文献出版社，2018.

［23］衣春娜. 临床常见疾病中医诊疗与康复［M］. 北京：科学技术文献出版社，2020.

［24］陈庆华. 实用临床疾病中医诊治与康复［M］. 长春：吉林科学技术出版社，2017.